复旦国际关系评论

FUDAN INTERNATIONAL STUDIES REVIEW
Vol.23/2018

《复旦国际关系评论》第二十三辑 / 2018 年
FUDAN INTERNATIONAL STUDIES REVIEW Vol.23/2018
主办单位：复旦大学国际关系与公共事务学院

医学与国际关系

第二十三辑

复旦国际关系评论

中文社会科学引文索引（CSSCI）来源集刊

上海人民出版社

目录

编前语

秦　倩

我们往往不能详尽地了解整个医学史，因为医学领域疾病的概念相当复杂且令人费解，其确切定义不仅因时空变化而暗中偷换，而且不同社会群体对疾病(disease)和病痛(illness)的认识，及其起因和意义均有不同的看法，经数千年时光的淘洗久受浸润至今仍然执守这种信念。古代用以预防病痛的信仰和实践出自特有的文化，并与民众信守的社会、道德和精神理念一脉传来。随着时间的推移，“传统医学”(traditional medicine)这一概念涵盖范围广泛的各种地方性医学，这些地方性的治疗方法和实践在各国、各地区呈现不同的面貌，但都“有着丰富的文化内涵”，与 19 世纪以后插上科学翅膀、重实证的现代西医学判然有别。

实际上，西医学最初也是一个地方性医学，而且与其他社会的民族医学相比，产生更晚。当漫长的中世纪(5—15 世纪)时，欧洲受教会统治，基督教作为“神圣的帷幕”侵入并垄断社会关系，为包括疾病在内的一切领域提供解释。在天主教的大一统下，疾病被视为上帝对人的惩罚，治病疗伤被视为是违背上帝的意志，所以天主教会禁止医学研究。直到 16 世纪文艺复兴时期，欧洲社会才开始摆脱宗教的束缚，推动“人本主义”的兴起与科学的发展。1543 年，维萨里出版《人体之构造》一书，为现代生物医学体系的初创奠定学术基石。17 世纪科学进一步发展，启蒙运动使它广为传播。但此时科学对医学的影响与贡献尚微。指针就这样匆匆指向了 19 世纪，直到这个世纪才是真正的科学时代，西方各大国和各个大学系统性的奖励科学进步和设立科学基金，才使医学和科学紧密结合起来，促使现代西方医学高歌猛进。科学不断向医学领域渗透，细胞病理学说及细菌学的发展对疾病原因提供了更准确的说明,化学研究带来了麻醉药和消毒剂的发明,使得外科手术成为西医的强项,手术所依托的医院开始彻底的现代转制。同时,药理学的发展推动了制药业的进步,听诊器、血压计、体温计以及一系列光学器械的应用推动了临床医学的发展。至今仍在刊行的医学界权威杂志《柳叶刀》(*Lancet*)也在1823年问世。这些合力促使科学医学的体系形成。

19世纪,西医学完成其科学化、系统化之后,随着西方殖民统治与海外贸易、以及基督教传教的带动下,也日趋全球化。诸如早期的英国、西班牙、荷兰,以及后来的美国等在本土之外谋求军事、经济或势力扩张的国家,无一不关心在殖民地或半殖民地流行疾病的影响范围,唯恐这些“热带疾病”害及本国在外的政客、商人和教士。因此,像东印度公司一直设有一个具有相当规模的医疗机构,当英国殖民政府镇压了1857—1858年印度反英暴动(the Indian Mutiny)从而牢固控制印度后,该机构转型为印度医疗服务中心。在这一过程中,“西医”(western medicine)相对亚洲、非洲和美洲等地的传统医学始终保持高度优越感,一些按西医思路设计的医学院和医院得以建立并旨在培养当地居民。而传教士们在东向传教的时候,随身携带的除了《圣经》还有药品甚至显微镜。这些西医传教士初履东土就承担着“宗教”(基督教)与“科学”(医学)两种职能,负有双重的教化使命。而且随着时间的推移,尤其是进入20世纪初期,“宗教”与“科学”双重功能中宗教成分在消退,科学层面却在不断凸显,由此在东方社会创造出了一个“现代医疗殖民”(imperial medicine)的新空间。

换言之,西方医学的传播与西方现代帝国勾画出的政治、经济和文化大规模扩张的路线图之间构成了相互对应关系,这使得原本局限于西方一隅的西医学被持续地输入非西方地区,“欧风美雨,驰而逐东”,冲击并取代各地方性医学,不断建立科学医学的权威地位,全球同此凉热,也因此对世界医学格局及人类健康产生了深远影响。

在这一波西潮挟其威势卷地而来的情况下,出现了跨文化语境下不同医学的对峙。我们知道,医学并不是一门纯粹的科学,它所受到社会人文因素的影响要比自然科学大得多,在其发展过程中,有时被地理环境、社会伦理、文化价值取向等人文因素影响与塑造,由此形成世界范围的疾病认知与治疗实践存在巨大的差异性。在疾病认知上,一种文化中的疾病在另一些文化中可能不被认为是疾病，甚至被视为健康的表现。比如，包括中国在内的很多文化都不把肠道寄生虫看成是疾病，只有当寄生虫引起呕吐、窒息或其他不适时，才需要由医生予以治疗。

在疾病的认知基础上，很多社会关于疾病的发病学原理也有巨大的文化差异。早在《内经》时代，中医学就以阴阳五行学说为基础建立了自身的病因学理论，认为外邪、七情、饮食劳倦诸事都会成为危害人体的致病因素，而先天因素、外伤及寄生虫等也可能是疾病的原因。在《内经》之下，东汉张仲景《金匮要略》将病因分为内所因，外皮肤所中和房事、金刃、虫兽所伤三大类，成为《内经》病因理论之补充。在此基础上，后来宋代陈言《三因极一病证方论》正式提出了著名的"三因论"："凡治病，先须识因，不知其因，病源无目。其因有三：曰内，曰外，曰不内外。内则七情，外则六淫，不内不外，乃背经常。"

显然，中医学除了关注外邪，还把疾病归因于人体正气或情绪的作用，并在病因学解释的基础上，建立了自己相应的疾病预防与治疗体系，这一点与西医学迥然不同，呈现出巨大的跨文化差异。

在跨文化背景下，不同地方性医学各有特色是不言而喻的。新大陆发现后的很长时间内，西方人也承认这一文化差异的存在。当欧洲人看到亚洲的草药治疗、印第安人的萨满仪式等，凡此种种皆与自己当时所持的以体液病理学为主的疾病观完全两异，但也尊重这样一种治疗实践，尚未别尊卑、分贵贱。比如，明末清初早期来华传教的耶稣会士对中国医学就有臧有否。他们对中国医术印象最深的是中国人精细的把脉诊断方法。除了西来的传教士，那些浮海东来的西方医生和博物学家也关注中医典籍的翻译。德国人克莱耶(Andreas Cleyer)作为为东印度公司服务的医生，1682 年出版译著《中国临床》，书中节选了《王叔和脉诀》《脉经》《难经》和《黄帝内经》等中医经典。英国医生福劳业(John Floyer)正是受此书启发，发展出一种结合西方和中国诊脉经验的诊断新方法。大致在这一时期，传教士和受其影响的西方人还是乐于向中医学习的。①

不过到了 19 世纪后期，由于细菌学在欧洲医学上的成功，以及传教士

---

① 陶飞亚：《传教士中医观的变迁》，《历史研究》2010 年第 5 期，第 61—62 页。此类研究亦可参见高晞：《地理大发现后的中医西传》，《文汇报》2015 年 9 月 11 日，第 W10 版。

所持的“文化沙文主义观”,后来者的态度发生重大变化,传统医学成为西方人眼中的“巫术”,甚至可与星相巫祝之流的“迷信”事务并列,西医与传统医学的对比被转换成新与旧、科学与不科学、先进与落后的对立。西方的生物医学挟其话语霸权随着西方殖民统治者和传教士的脚步传播到世界各地。这个过程造出了成批不断流动的西方人,这些东迁的西方人先是在北美大陆、澳大利亚等地,比照本国模式建立起新社会,西医体制也随之移植过来,本土医学的存在空间愈益局促竭蹶。之后欧洲殖民者的风尘足迹更深入非洲、亚洲和南美洲地区,传教行医将治疗躯体疾病与拯救灵魂绾在一起,教堂与教会医院便成为西方文化在非西方国家的标志。①这一过程,梁启超曾语之“莽莽欧风卷亚雨”,可谓描画都尽。

西医的这种“政治正确性”,不仅为西方人所簇拥,甚至支配着很多急欲摆脱殖民和半殖民不堪境遇的东方社会,比如中国。在近代中国社会保国与保种以及民族国家建设的终极目标下,时人多指责中医缺乏“近代政治理念”,不但不能成为救治社会病症的“社会医学”,也有碍科学与民主的传播。按余岩的说法就是:“旧医乃日持其巫祝谶纬之道,以惑民众;政府方以清洁消毒,训导社会,使人知微虫细菌,为疾病之源。而旧医乃日持其冬伤于寒,春必病温,夏伤于暑,秋为痎疟等说,以教病家,提倡地天通,阻遏科学化。”②这种从笔底流泻出来的文字反衬出时人的忧怖交集,似乎中医与西医,不仅关乎“迷信”与“科学”的二元对立,也是“亡国”与“救国”的政治分水岭。因此,对志在收拾时局的人来说,中医必然成为被剪芟的对象,由此而有1929年的第一次“废止中医案”。中医的“存”与“废”,表面上围绕中西医理的分歧争议,中医是“玄学”还是“科学”等等。但其底里毋宁是,“中医”与“西医”、“旧医”与“新医”的核心区别乃在于是否拥有完备的“卫生行政”能力,而总是以分散状态面对病人个体的中医,根本达不到“强种优生”的现代政治目的,换言之,中医不能为现代政治所用。中国的现代政治由是选择在西医的基础上搭建了卫生行政制度,而国家在医疗行政上的现代设计蓝图可以说完全出自西医手笔。在西医的这一天罗罩

① 参见杨念群:《再造病人:中西医冲突下的空间政治(1832—1985)》,中国人民大学出版社2006年版。

② 《中央卫生委员会议议决“废止中医案”原文》,《医界春秋》第34期,1929年4月10日。

下，中医成为屡遭摧锄的对象，转为国家现代卫生权力结构中奄奄无气的一方。其自救、其抗辩、其谋求合法化的种种努力，都很难逃脱中医传统被全盘置于西医控制之下的命运。

这一命运不唯中国的传统医学所是。对于同时期获得殖民独立的新国家之传统医学，大体都经历了类似的丕变。一来，这些新获独立的国家，要“揖美追欧，旧邦新造”，往往选择复刻西方经验，建立以西医的行政化形式配合以国家意识形态加以垄断的现代卫生制度；二来，即便这一卫生行政制度不是自发选择，到了第二次世界大战结束后，20 世纪 50 年代，由西方国家启动的发展援助计划也附加了援助条件，要求获得殖民独立的新国家建立系统的生物医学模式。之后的半个多世纪，西方生物医学进入并取代地方性医学成为医学跨文化传播的主旋律。在全球医学市场形成与发展过程中，生物医学劲气辐辏，风气播染之下被视为普适性医学，由此贴上现代性与进步的标签，拥有“政治正确性”，成为发展中国家戮力追蹑的对象，以生物医学为圭臬，引导本国医学走向药物生产工业化与医疗保健生物医学化。而以此律彼，在相当多的后发国家，生物医学之外的地方性医学被普遍认为仅具文化研究的价值，临床应用意义较少。各种传统的地方性医学作为生物医学的“替代”或“补充”，只在极少的场合使用。①

时势比人强，在二战结束后的 20 余年间，国际社会新生国家大多自上而下建立了西化的现代医疗卫生体制。但这一现代的医疗服务体系，或者说医学—工业复合体，往往需要精心设计的临床试验、庞大的医疗辅助机构以及大量的药物供应，这一切无不意味着高昂的医疗费用。而对于刚获政治独立的国家来说，经济水平普遍低下，高昂的医疗费用如同一种板结的地块，使卫生体制支持下的西医短时间难以惠及社会的大多数人口。于是在整个发展中国家，增加医药的可及性(access)成为最迫切的使命。与此同时，在西方世界，“二战”后的 30 年，高科技医学的发展使得可应用的医学手段大大丰富，但医疗费用和医疗开销也急剧膨胀，以至于 20 世纪 70 年代后期，欧美各国普遍都在寻找限制医疗费用的方法，可以说，

① 张有春:《人类学视野下的民族医学疗效评价》,《中央民族大学学报》(哲学社会科学版)2011 年第 3 期，第 50—56 页。

决定西方世界下一时期医学政策的关键，是高科技医学的费用问题。①而在社会层面，医学反文化(medical counter-culture)思潮的兴起和涌荡也使得科学医学的机构和权力都受到了攻击。

因此，无论在先进还是后进社会，西医在现代卫生体制中的垄断地位都没能彻底吞噬传统医学的存在和力量。在不同社会，于是逐渐生发出“两种特别的现象，一种是新的来了好久之后而旧的又回复过来，即是反复；一种是新的来了好久之后而旧的并不废去，即是羼杂”。②新医与旧医、西医与传统医学的“反复”和“羼杂”浮现在不同国家的社会土壤上，反映了新的历史条件下传统医学的山重水复。

由此，我们可以说医学的全球化传播历史，凸显了医学与国际关系的复杂历史纠葛。在这一背景下，复旦大学国际关系与公共事务学院联合复旦大学中西医结合研究院、上海高校智库复旦大学宗教与中国国家安全研究中心、上海中医药大学中医药国际化发展研究中心，于2017年11月17日至18日召开“医学与中国外交”学术会议，以及2018年5月11日至12日举行“医学与国际关系”国际会议。两次会上，来自医学、国际关系、公共卫生、法学、历史学以及人类学等不同学科的学者对这一议题进行了自由而有用、有趣的讨论，也由此激发并成就了这期《复旦国际关系评论》的主题。应该说，围绕医学与国际关系，无论是历史还是当代，有太多有待探索的领域与课题。

本辑的出版和一些相关课题的研究，除了所刊论文专门论及之外，还得到复旦大学国际关系与公共事务学院的资助。对上述单位和项目资助方，本刊编辑部在此表示衷心感谢。

---

① 罗伊·波特(Roy Porter):《剑桥插图医学史》，张大庆译，山东画报出版社2010年版，第217—221页。

② 鲁迅:《中国小说的历史变迁》，人民文学出版社1979年版，第414页。

16—17 世纪欧洲科学家视野下的中国医学*

高　晞**

【内容提要】 17 世纪中医西传,曾引起世界著名科学家如波义耳和胡克等人对中医技术的关注与研究。在欧洲科学家视野下的中医是一门怎样的知识与技术?是新术还是旧技?他们是如何理解东西方医学间差异的?他们是如何在既存的知识框架下阐述中医的?发生在 17 世纪的东西方医学对话,对今天中医走向世界有何启示意义?

【关键词】 中医西传,波义耳,胡克

【Abstract】 The westward spread of Chinese medicine in the 17th century has attracted the attention of the world famous scientists such as Boyle and Hooke. What kind of knowledge and technology was Chinese medicine in the vision of European scientists? Was it new or old? How did they understand the differences between Eastern and Western medicine? How did they elaborate traditional Chinese medicine within the framework of their existing knowledge? What is the significance of the dialogue between Eastern and Western medicine in the seventeenth century to the internationalization of Chinese medicine today?

【Key Words】 Westward Spread of Chinese Medicine, Boyle, Hooke

---

* 本文系国家社会科学专项基金项目“十九世纪前欧洲科学家和汉学家视野下的中医西传研究”(项目编号:2018VJX066)的阶段性成果。

** 高晞,复旦大学历史系教授,博士生导师。

引　言

16世纪由欧洲传教士、旅行者和商人开启的东西方文化交流，一度引起欧洲知识界对中国历史文化的强烈好奇心，他们称东方为“异趣之地”，将中国的事物视为“奇趣异闻”。在他们从中国带回欧洲的各种异域珍宝如茶叶、瓷器、药物和植物标本等物品之外，还有诸多大部头多卷本的汉文书籍。1575年西班牙奥古斯丁会修士马丁·德·拉达（Martín de Rada，1553—1578）访问福建后写下《记大明的中国事情》：“我们得到各种出版的学术书籍，既有占星学也有天文学的，还有相术、手相术、算学、法律、医学、剑术，各种游戏，及谈他们的神的。”[①]1586年，西班牙奥古斯丁会另一位修士门多萨（Juan González de Mendoza，1545—1618）在《中华大帝国史》中谈到拉达返欧洲时带了数量可观的汉籍，其中有“许多医书和本草书籍，包括上古和后世医家的著作，内容涉及他们如何观察疾病、治疗病人的疾病，以及如何制造药剂对付疾病和人体虚弱。”[②]此外，当时主宰东西方贸易的荷兰东印度公司会留给员工一个小金库，让他们购买少许东方物品回到欧洲交易，作为补贴。当船回到阿姆斯特丹港时，员工会将其在福建购买的书籍，在当地出售，这类图书被称为“阿姆斯特丹论文集”，分散在欧洲各图书馆和私人收藏中，其中有一大部分被牛津大学博德利安图书馆（Bodleian Library）收藏。因为语言的障碍，西方图书馆馆员根本无法甄别这些是什么书。1687年整个夏天，一位来自南京的中国人沈福宗受牛津大学博德利安馆馆长、东方学者托马斯·海德（Thomas Hyde）[③]之邀在牛津大学整理该馆所收之中国书籍，编写目录。沈福宗发

① 博克舍编：《十六世纪中国南部行纪》，何高济译，中华书局2002年版，第211—212页。

② Edit by Sir George T. Staunton, Juan González de Mendoza, *The History of the Great and Mighty Kingdom of China and the Situation Thereof*, London; printed for the Hakluyt Society, 1853, p.135.

③ 托马斯·海德（Thomas Hyde，1636—1704），牛津大学博德利安图书馆馆长，精通土耳其语、阿拉伯语、马来西亚语、波斯语、希伯来语，亦通汉语，英国宫廷东方语言翻译，向欧洲介绍围棋和中国象棋。他与沈福宗交往的这段经历最受学者关注，参见 William Poole, “The Letters of Shen Fuzong to Thomas Hyde, 1687—1688,” *The Electronic British Library*（转下页）

现图书馆的中文书中“有一些是儒学著作，但大多数是医学书籍。”[①]据后人统计，17 世纪前牛津大学博德利安图书馆所藏的中医书籍有：《徐氏家传捷法针灸》《编注医学入门》《重广补注黄帝内经素问》《黄帝内经灵枢》《新刊古今医鉴》(万历中金陵书林周日校刊)《医方考》《本草蒙筌》《太医院补遗本草歌诀雷公炮制》《重修政和经史证类备用本草》《新刊万病回春》《增定便考万病回春善本》《补遗雷公制便览》《小儿良方全婴》《丹溪心法附余》《药方》《类编伤寒活人书括指掌图论》等，这些书刊由金陵书林唐少桥刊、金陵书林富春堂刊、建阳书林刊和金陵书林周日校刊等书坊刻印。[②]沈福宗还在巴黎帮助过巴黎皇家图书馆馆员、东方学者、地图绘制者、旅行作家、医生泰弗诺(Melchisédech Thévenot, 1620—1692)整理过该馆所收之中文书籍。[③]1682 年沈福宗抵欧洲时，还随身携带了四十余部汉籍。在罗马教皇召见时，他将这批图书赠送给了梵蒂冈图书馆，成为该馆拥有的早期汉籍藏本。[④]目前该馆所藏中文书籍中有 32 部医学文献，其中 15 部是明末清初的刻本，是否有沈福宗所赠之书，不得而知。[⑤]

显然，无论是商人或是传教士，在选购汉文书籍时，除中国经学文献，他们都偏爱医学书籍。但是这些以中文描绘的知识图景对欧洲学界，尤其是医学家和博物学家来说，却是一个难以进入的世界。所以，在 17 世纪初期欧洲知识界关于中国文化与知识的信息还要依赖于传教士的报道和游行者的游记，以及由欧洲境内传教士根据不同报告编写的中国书籍，其中意大利耶稣会传教士卫匡国(Martino Martini, 1614—1661)的《中国新地图志》(1655 年)、葡萄牙耶稣会传教士曾德昭(F. Alvarez Semedo,

(接上页)*Journal*, 2015 articles, http://www.bl.uk/eblj/2015articles/article9.html，登录时间：2018-05-27。关于沈福宗与欧洲学界的交往研究可参见韩琦：《17、18 世纪欧洲和中国的科学关系——以英国皇家学会和在华耶稣会士的交流为例》，《自然辩证法通讯》1997 年第 3 期，第 47—56 页；潘吉星：《沈福宗在 17 世纪欧洲的学术活动》，《北京教育学院学报》2007 年第 3 期，第 1—8 页。

① Edited by Thomas Birch, Robert Boyle, *The Works*, London, 1772, Vol. VI, pp.574—575.

② David Helliwell, *Chinese Books in Europe in the Seventeenth-century*, 27 June, 2017.

③ Nicholas Dew, *Orientalism in Louis XIV's France*, Oxford, 2009, pp.205—233.

④ 潘吉星：《沈福宗在 17 世纪欧洲的学术活动》。

⑤ 此医籍书单由梵蒂冈图书馆余东女士提供。

1585—1658)《大中国志》(1655 年)和意大利耶稣会传教士基歇尔(Athanasius Kircher, 1601—1680)的《中国图说》(1667 年),他们对中国的描述构成欧洲汉学家、哲学家和博物学家研究中国的基本素材。①

上述著作中多少会涉及一些中国医学的记录,但没有医学专著和译著。明末清初,在东方传教与工作的欧洲人开始着手编译中医书籍,出生于波兰御医家庭的传教士卜弥格(Michel Boym, 1612—1659),被认为是第一个研究并向欧洲介绍中国医学秘密的欧洲人,②1652 年至 1653 年他以拉丁文编写图文并茂的《中国植物志》,1656 年在维也纳出版。这是欧洲出版的第一部中国植物学专著。其中收录 29 种生长在东南亚和中国的动植物,有柿子、榴莲、椰子、槟榔、芭蕉、荔枝、蒲桃、波罗蜜、芒果、枇杷、臭果、胡椒、桂皮树、大黄、茯苓、生姜等植物。对每种植物,卜弥格都仔细描述其葡萄牙或拉丁文和中文名称、生长区域、形质特征、药物制作方法、治疗的疾病和销售情况。1663 年该书被泰弗诺收录在他编辑的法文版《旅行导论》(*Relations de Divers Voyages Curieux*)中。同时卜弥格开始将中国脉学理论、中国最早的舌诊专著——元代《敖氏伤寒金镜录》翻译成拉丁文。1659 年卜弥格不幸病逝于广西,他翻译的医学手稿由比利时传教士柏应理(P. Couplet, 1623—1693)带到欧洲传教士来东方的中转站区——巴达维亚(即今马来西亚的雅加达)。而在此地工作的荷兰东印度公司德国医生、博物学家克莱耶尔(Andreas Cleyer, 1634—1697)自 1670 年代起就一直在编著一部中国药物志(*The Chinese Herbarium*),同时也在撰写关于中医的专著,他邀请柏应理与他合作,柏应理向他展示了卜弥格的手稿。③1671 年一部讲述中医脉学的《中医秘密》(*Les Secrets de la Médecine des Chinois*)在法国横空出世,标题说这是一位法国人从中国带回来的技术,这是在欧洲出版的第一部关于中医的专著,近代学者研究认

① 卫匡国和曾德昭两者曾有中国生活与传教的经验,基歇尔未到过亚洲。但他在 1667 以拉丁文的《中国图说》(*China monumentis, qua sacris qua profanis, nec non variis naturae & artis spectaculis, aliarumque rerum memorabilium argumentis illustrata*)在欧洲影响非常大,1670 年出版法文版,之后有德文版和英文版。

② 黄一农:《锈斑蟳与〈王子畈依记〉》,《科学人》(台北)2002 年第 10 期,第 32 页;张西平:《交错的文化史——早期传教士汉学研究史稿》,学苑出版社 2017 年版,第 412 页。

③ Edited by Jerome Hendricks, C.I.C.M. *Philippe Couplet, S.J.(1623—1693), The Man Who Brought Chinese to Europe*. Steyler Nettetal 1990, p.108, p.117.

为此书内容实来自卜弥格手稿。①1682 年克莱耶尔所著之《中医指南》(*Specimen Medicinae Sinicae*)经德国汉学家门采尔(Christian Mentzel, 1622—1701)帮助在法兰克福出版,该书是全面介绍中医理论、舌诊诊断学、脉学的专著;1683 年在日本的荷兰东印度公司医生瑞恩(Willem ten Rhijne, 1647—1700)编译的《针灸》(*Dissertatio de arthritide*: *Mantissa schematica*: *De acupunctura*: *et orationes tres*)在伦敦出版,东方的针灸术第一次有了西文名称(*acupunctura*);1686 年门采尔在纽伦堡科学年鉴上发表以卜弥格、克莱耶共同署名的《中医钥匙》(*Clavis medica ad Chinarum doctrinam de pulsibus*),一部关于中医脉学的专著。这些著作涉及中医脉学论断、舌诊与针灸治疗。现代学者研究显示,除《针灸》一书之外,上述在欧洲出版的三部中医书或是卜弥格的手稿,或是剽窃卜弥格的著作,但克莱耶尔的《中医指南》出版早,且内容全面,因此影响最深,直至近代,学术将此功记归卜弥格。②

剽窃固然是种极不道德的学术行为,但却从另一个侧面反映那个时期欧洲人对中国医学的好奇心和关注程度。自 17 世纪 60 年代起,欧洲的科学家、博物学和东方学者对东方文化由猎奇转向问题式研究。1662 年成立的英国皇家学会,其两位早期创建人波义耳(Robert Boyle, 1627—1691)和胡克(Robert Hooke, 1635—1703)将他们对中国问题的思考用于他们的科学研究和实验,而其会刊《哲学汇刊》(*Philosophical Transactions*)自 1666 年到 1774 年,先后刊登 34 篇与中国相关的介绍和研究型文章,其中多与地理、气候、天文学、博物学和医学相关。③1684 年 9 月,法国学者交给从中国回到欧洲的柏应理一份清单,提出 34 个关于中国知识的问题:中国历史和历史学家的真实性、中国地理和政区分布、中国科学、中国动物和鸟及与欧洲相比较中国女性的地位、中国宗教、刑法、当地的风土人情和习俗,具体包括:植物、饮料、鸟类、家禽、武器、军队、节日、织物、瓷器、运输、建筑、矿产、妇女、奴隶、法律、刑罚制度、宗教、长城、要

① 伯希和认为此法国人即卡莱耶尔·伯希和:《卜弥格补正》,载冯承钧译:《西域南海史地考证译丛》第 3 卷,商务印书馆 1999 年版,第 234 页。

② 《卜弥格文集》,张西平序,张振辉译,华东师范大学出版社 2013 年版。

③ 韩琦:《17、18 世纪欧洲和中国的科学关系——以英国皇家学会和在华耶稣会士的交流为例》。

塞、国税、气候等,其中科学的部分涉及数学、历学、音乐和医学等。①

17 世纪 80 年代十年间三部西文中医专著的连续问世,以西语将中医切脉术、舌诊术、针灸治疗以及中医方法与理论等专业知识传入欧洲,将欧洲的中国热推到一个小高潮。②关于这时期世纪欧洲科学界对中国科学与文化的研究,以及与中国社会的互动,已有学者作专门研究。③本文仅讨论 17 世纪欧洲科学家对中医的认识,并以英国科学家、化学家波义耳和英国科学家、博物学家胡克对中医的研究与实验为例,分析西方科学家视野下的中国医学。

一　东西各表:东方传教士与欧洲科学家视野下的中医

17 世纪欧洲知识界对中医的理解和认识,必须从东方的传教士和欧洲科学家或博物学家两个层面考察,因为基于不同社会背景、学术旨趣和研究目的,两者视野中的中国医学是有差别的。传教士是中医自东徂西的传播者,他们的中医知识往往建立在亲身经历的经验基础上,甚至可能直接受到中国医生的影响,他们关于中医的叙事会掺杂诸多个人的经历和体验,他们的著作中充满了感性成分,通常以展现中医诊疗的奇迹效果为诉求点。相对而言,尽管欧洲科学家只能依据传教士报道或是卜弥格等人的译著提供的知识信息了解中医,但依然需要考察科学家是在怎样的知识背景和学术框架下讨论与分析中国医学的,中医知识体系中哪个部分最吸引他们?为什么?

当西语的中医专著尚未放到欧洲科学家的桌上时,曾德昭的《大中

① "Questions A Proposer Au R. P. Couplet Sur Le Royaume La Chine(I)," in Virgile Piont, Documents Inédits Relaties a La Connaissance De La Chine en France de 1685 a 1740, Paris, 1932, pp.7—9.

② William Poole, "Vossius, Hooke, and the early Royal Society's Use of Sinology," in John Robertson and Sarah Mortimer(eds.), *The Intellectual Consequences of Religious Heterodoxy 1600—1750*(Leiden, 2012), pp.135—153.

③ 参见上引韩琦论文。

国志》中所介绍的中国医学内容，成为17世纪欧洲学界汲取中医知识的主要素材。①首先，曾德昭给欧洲人树立一个中国的医学情况非常好，欧洲医生的水平不及中国医生的印象，“因为他们有大量的古代医学著作，有自己的学术权威，我们还未达到他们的水平。”其次，中国的治疗术与欧洲的有所不同，

> 他们不放血，不使用放血杯，不使用糖浆、催吐剂和药片，他们很少用烧灼术、流汁和药性很强的药物。他们只用草本药物：植物、根、水果、种子，这些物质都干后使用。

中国医生使用的药材不限于本省，在城市或城镇都有专营药材的市场，可购买到其他地区的药材。当地药店备有充足上好的药材供中医药师使用。涉及药材的使用，曾德昭发现中国人是不开处方的，对每一位来访者，医生直接给来访病人配好的药材，中国医生不使用瓶子或玻璃杯，“医生通常会伴有一个提着药箱的小童，药箱有五个抽屉，每个抽屉又分成超过40小方格，里面盛有磨碾的药材。”

此外，中国医生会：

> 阻止病人喝水，可喝煮过的水或茶，但他们不许病人吃饭，如果病人觉得饿，医生允许他们吃些温和的粥，如果病人不饿就不会让他吃。中国医生说，人生病，他的胃也就不能好好运作了。如果病人的病治不好，就换医生或医生送病人给另一个医生。就如常见的方式，病人会在三四天后痊愈。

耶稣传教士关于中医知识介绍，以及他们与英国《哲学汇刊》的通信，吸引了欧洲学界对中国医学的关注。1666年7月30日，英国皇家学会会员、科学作者比勒(John Beale，1608—1683)致信波义耳：“特别当我看到了《哲学汇刊》第14期第249页第5部分内容后，我感到充满希望。这使我想到，耶稣会传教士(据说他们有驻扎在中国的会员)可以翻译中国有

---

① F. Alvarez Semedo, *The History of the Great and Renowned Monarchy of China*, London, 1655, pp.81—82,下面未出注部分均引自这两页内容。

关本草、植物、金石方面的主要书籍以及医学、化学等方面(旧的或新的)书籍。”①

波义耳是英国皇家学会创建人之一,因其所著之《怀疑派的化学家》一书和“波义耳定律”而著称于世,被誉为近代化学奠基人。在方法论上,波义耳开创了科学史上具有里程碑意义的实验科学研究,作为科学家团体和实验科学的开拓者,波义耳无疑是17世纪欧洲科学界和知识界的代表。在波义耳的科学研究中有一项内容是医学实验,他通过对西方传统医学文献和理论的研究,将其中的方法论应用于他的自然哲学实验探索,另一方面他反过来又将实验方法应用于他的医学研究和医学书籍的写作。②波义耳还一度担任荷兰东印度公司主任,这一经历可能拓展他的科学研究视野,主动从东西方科学与哲学比较角度阐述他的理论,这一特点可从他的科学论文《关于实验自然哲学用途的思考》中得以证实。③

1663年,波义耳在伦敦出版《关于实验自然哲学用途的思考》第一卷。全书分为两个部分,第一部分他由自然哲学角度探讨人类的精神思想,以此阐述他对上帝存在的看法;第两部分转向实验自然哲学在医学的应用,探讨“自然知识对于增强人类力量的益处,诸如康健的身体和美好的未来。”④波义耳从医学生理学、医学病理学、疾病症状学、健康卫生学、治疗学等几方面阐述了他对实验自然哲学之于医学的思考。确切地说,这是一部医学思想史的专著,波义耳以医学理论、疾病治疗和维护健康等可实践的内容为载体,阐述他关于以实验方法研究自然哲学应用的思想,书中既有西方古典医学希波克拉底医学理论、盖伦的学术思想和当时欧洲治疗术的分析,也有对东方国家诸如波斯、印度、中国和日本医学理论和卫生文化习俗的比较研究。关于波义耳与中国科学的关系,已有学者做过充分探讨。⑤前人的

---

① *The Works*, Vol.VI, p.409.

② Lahtinen, Susanna's Dissertation, “Experiments for Knowledge and Health: Robert Boyle and the Use Medical Experiment”, University of Helsinki, Finland, 2015.

③ 该书现收入《波义耳全集》,见 Robert Boyle, “Some Considerations Touching the Usefulness of Experimental Natural Philosophy”, in *The Works*, Vol.II, pp.5—246。

④ *The Works*, Vol.II, p.64.

⑤ 关于波义耳与中国科学的研究,参见曾敬民:《波义耳与中国》,《中国科技史料》1990年第3期;上引韩琦:《17、18世纪欧洲和中国的科学关系——以英国皇家学会和在华耶稣会士的交流为例》。

相关研究为本文探索“欧洲科学家视野下的中国医学”题目提供了极好的线索，本文侧重探讨前面学者未曾深入研究过的波义耳的中医观。

波义耳关于中国医学的论述，在整部书中所占比例并不大，却充分代表了他对中国医学乃至东方医学的看法。如何理解波义耳对中医的认识与评价，自然是从波义耳关于自然哲学的实验应用理论的整体框架下考察，分析他的中医知识来源，他是如何比较东西方医学知识间的差异，他又是从在哪个知识层面，理论还是技术，阐述他对中医的认识？任何单独截取或断章取义波义耳对中医的溢美之词，是难于揭示波义耳的真实思想，也势必割裂波义耳对中医的整体认识。在波义耳的自然哲学框架中，中医是处在实践与应用层面的。在该前三章论述医学理论，即波义耳分析医学哲学和对生命生理认识时，未涉及任何中国医学理论和中医哲学。这一方面是受制于他有限的中医知识，波义耳的中医信息来源主要是曾德昭《大中国志》、卫匡国的《中国新地图志》和卜弥格的《中国植物志》，这三部著作甚少涉及中医理论。另一方面，当时欧洲学界认为中国是一个没有哲学原理的民族，中国医生只有经验。①

中医首次出现是在波义耳讨论“医学中健康卫生学”部分，波义耳在此章中介绍了中国的酿酒技术和饮茶习惯。17 世纪欧洲的卫生健康学概念与今天的卫生和健康并不完全相同，在体液学说理论的影响下，维护身体健康的方式是考虑如何摄入有滋养效果的饮食。波义耳从酿酒、饮茶、食物、饮水和空气等诸方面，解释如何专业地维持健康的身体。一方面他强调“发酵理论”之与健康饮食的意义，探讨了饮料与营养的关系。“发酵”是种传统技术，但其将“发酵理论”与健康医学联系起来，在当时的欧洲还是新兴的理论。波义耳认为“发酵知识”对酿造有滋养效果的饮料非常有用，高质量的酒对病人或是好酒者都有益处，但“现在人们不重视既能有效保存酒质又能酿造出上品好酒的发酵理论。”另一方面，纯天然的和特殊的发酵理论能使人酿制出既无害又能使人愉悦的好酒。②波义耳介绍了印度传统酿酒法，发酵酿酒可用面包、土豆和大米，他分析了欧洲大陆各国的饮酒习俗。曾德昭书中曾记录过中国酿酒史和酿酒技术，波义耳就

---

① *The Works*, Vol.VI, pp.571—572.

② Ibid., p.104.

直接引用了，他介绍说中国人一年四季都能酿酒，用苹果、大麦和特别的米，中国的酒色香味俱全，酒既不烈也不轻，中国人喜在欢庆的时刻聚在一起饮酒，但不好醉酒。中国人也不喝葡萄酒。①

波义耳认为另一种值得赞扬的药用饮料是“茶”。波义耳说自己对此没有多少经验，但知道饮茶最多的是中国人和日本人，在中国很少有人得痛风和结石病，是因为中国人长期饮茶的效果，而欧洲人没有饮茶的卫生习惯，因而波义耳说，欧洲人如果知道了中国没有痛风和结石的困扰，是因为饮茶的缘故，就不必较真茶叶昂贵的价格了。②

波义耳在向欧洲推荐中国酿酒技术和饮茶习俗时，几乎是完全照搬曾德昭的记录，一旦涉及东西方治疗术的比较研究时，波义耳便糅杂进自己的主观见解。波义耳对中医的介绍与分析集中在该书的最后一章“治疗学”。17世纪欧洲治疗学的理论指导依旧沿袭传统的体液学，波义耳发现欧洲医生采纳泄出法治疗诸如疟疾和痛风时，并不完全有效。由此引出他在曾德昭书中读到中国医学，

> 他们的治疗不施行放血术，博学的瓦伦尼(Varenius)说，日本医生也不施行放血术、不用放血杯、他们不用糖浆、催吐和泄下。他们都是用草药的医生，仅用草药、根、果、种子等等。然而曾德昭说，中国的医学状况非常好，阿尔梅达(Almeida)③也告诉我们，在日本医生也很受人尊重。④

东西方医学技术上的差异，在波义耳看来不难理解，问题是，

> 在这个地缘辽阔、高度文明和人口众多的国度里，医生不使用放血术、催吐剂和泄下法，但医生信誉好，疗效佳，这不能不引起我们的重视。

---

① *The Works*, Vol.II, pp.104—105.

② Ibid. p.107.

③ Luís de Almeida(ルイス・デ・アルメイダ 1525—1593)，最早到日本的葡萄牙医生。

④ *The Works*, Vol.II, p.162.

波义耳希望有更多的中国医书能让欧洲医生学习,“中国医生的医案和疗法可能教会我们新的东西,有助于论证我们目前讨论的议题。”于是,波义耳进一步借题发挥:

> 我们也不该只从富有智慧的中国人所著的医书中,寻求在治疗术方面改进我们的医学。假如我们的医生具有更强的好奇心,并且留意观察和实验的话,也许他们所获得的知识,就不会只是微不足道地增加一点而已。这些观察和实验,一部分来自助产士、理发师、老妇人、经验主义医派和其他不识字的行医者的实践——在我们欧洲人的生活中,这些人从事的工作是被认为与医学相关的;另一部分是来自印度人和其他野蛮国家的人们所进行的医学相关实践,也包括我们欧洲的普通大众,他们是没文化和贫穷的,并且他们的生活中无法向正规的医生求治。①

如果将波义耳这段关于中医的论述单独抽离出来,我们会得到一种解释,波义耳对中医充满欣赏之情,这是我们通常希望看到的结果。但若放回到他关于自然哲学实验应用理论的原始语境中考察,可能会得到另一种结论,他对中医技术的考察与评述是与他对欧洲医学技术的发展前景的思考直接相关的,他的诉求目标是希望借助一个“他者”的技术,刺激、鼓励欧洲医生多一点好奇心,对实验多一分兴趣而已。事实上,波义耳虽然相信曾德昭所说的,“在欧洲医生的书还未传到中国之前,中国医生有自己丰富的医学书籍,指导他们的医疗实践”;也读到曾德昭在书中列举的诸多医案,但他仍坚信“欧洲医生比中国医生更有学问”②,而完全无视曾德昭的观点。

同一种治疗技术,在传教士和欧洲科学家的不同知识背景和叙事动机面前,呈现出东西各表的不同阐述和结论。

波义耳对中医学的认识无疑受到资源的局限,不过,有学者认为热衷于炼金术实验的波义耳可能从卫匡国和曾德昭的著作中了解中国炼金

---

①② *The Works*, Vol.II, p.162.

术，甚至从卜弥格的《中国植物志》和中国商人处中获取炼金术的原材料。[①]这或许是波义耳的科学研究在理论与技术层面唯一找到的可以与中国医学的相通之处。

二　脉学西传：旧术与新技的对话

如果说，中医没有体液学说，不用泄出法对付疾病已让欧洲科学家觉得不可思议的话，那么中国切脉术和针灸所表现出的神奇效应，迫使欧洲医生反思自己的传统医学，并尝试从欧洲既有的知识体系和方法论解释切脉术，甚至通过实验展示针灸的疗效，从而在技术层面展开东西方医术的对话。

曾德昭曾用相当长的篇幅介绍中国的脉学，以其经验判断"他们的脉学论断很有名。"但是他本人所有关于脉学的知识或是亲眼所见，或是道听途说，却没有任何中医文本的支撑和理论依据，都是经验之谈。曾德昭的描述如下，

> 中国医生从不向病人询问病情，哪里痛？头、肩或腹部？病人将双手放在脉枕或其他类似的垫物上，医生仅从病人双手上的脉搏感觉病情，或是观察脉搏的移动，好一会儿后，然后告诉病人情况。我并不是说他们对每一位病人所有的判断都是对的，或者医生能做所有的事，他们大多数不做研究或是知道的也不多，但是受过良好教育和优秀的医生很少会出错。江西有位神父因严重针刺而病倒，医生通过把脉就能告诉他疾病的所有变化，他的病情是更严重或有可能缓解。我还从葡萄牙人处听到相同的事例，确认中医把脉的效果。依据把脉的情况，医生配制相应的药物。……医生会给病人写下需要配多少水，怎样煮何时喝，多数情况下依照医生的做法是有效的。

为了神化中医脉诊的效应，曾德昭又列举发生在一位神父身体上的

① 曾敬民：《波义耳与中国》。

故事，以此见证他所言之可信度，

> 我讲一件发生在南京神父身上的事，他在监狱中生病，先后有两位医生来治疗，效果不佳，于是找第三位颇有名望的医生，但医生不太愿意来监狱治疗，但最后还是来了监狱。他给病人切脉后，并施行了基本检查，病人胸前有许多斑点，事实上是麻疹。他开三帖药，第一帖早上喝，第二帖午后一小时喝，第三帖晚上喝。晚上神父的状态出现了变化，他说不了话了，甚至认为自己要死了。但第二天早上突然康复，中医来切脉后发现病人没有热病了，告知他已治愈，在完全康复前应该可以吃一些温和的东西，正如医生所言，神父很快就康复了。①

其实，被曾德昭神化了的中医脉术，早在利玛窦时代已经认识到，利玛窦说："中国的医疗技术的方法与我们所习惯的大为不同，他们按脉的方法和我们的一样，治病也相当成功。"②对于中医诊脉术的解释，出身于医学世家的卜弥格显然比曾德昭要专业得多。无论是在东方还是在西方，卜弥格都是当时罕见的可以贯通东西方医学的学者，他既熟悉欧洲医学经典，又对中国医学和本草学保持着浓厚的兴趣，唯有他可以从医学的本源比较东西医学的知识差异。卜弥格从学理上指出东西方切脉法之间的差异，"中国最早的医生黄帝的著作和希波克拉底的著作是完全不同的，中国的脉诊和盖伦的理论也是完全不同的。"他选译《黄帝内经》中的脉学理论、王叔和的《脉经》和《王叔和脉诊医病》的处方，试图探究脉诊是不是罗马医生盖伦（Aelius Galenus，129—216）在1500年前发明的。因为"中国人的确用了一种万能的手段，通过脉诊能治每一种病，首先了解病情，然后对它进行诊治。据我所知，除了他们谁都做不到这点。"③从方法上考察，东西脉学的差别在于西方只切左手脉的一个位置，而中国脉学不

① F. Alvarez Semedo，*The History of the Great and Renowned Monarchy of China*，p.82.

② 利玛窦、金尼阁：《利玛窦中国札记》，何高济、王遵仲、李申译，中华书局1983年版，第16页。

③ 《卜弥格文集》，第484页。

仅要切左右双手，而且在手上有三个位置点，脉象还有深浅和重轻差异。卜弥格对中国医生切脉时的敏锐触感和精确论断，佩服不已，认为中国的高超脉学技术，几近不可思议。比如脉搏与时间的关系，盖伦研究了很久都不懂如何测定脉搏的时间，而中国人却找到了用时间计算的好方法。因此，卜弥格想知道“中国人是怎样看脉的不同的质量，它们的不同又表现在什么地方？他们又怎样通过发现脉与脉之间的联系，并利用这种奇怪的方法去预测病情的发展？产生不同脉象的原因是什么？”带着诸如此类的问题去中医文献中寻找答案，并以问答方式将脉学理论和诊脉方法译介给欧洲。①

欧洲学者从传教士的报告中得出结论：中国医生具有“高度的脉搏测量技术，非精通其术者无法想象。”狄德罗在其《百科全书》中有“脉搏”一章，指出“所有旅行者的记载都显示，这个国度（中国）的医生具有神奇的脉搏测量技术。”1671 年介绍中医脉学的小书《中医秘密》在欧洲出版，1673 年欧洲就有解释脉学的专著问世，②作者是荷兰学者、古籍收藏家 Isaac Vossius（1618—1689），他又是一位中国文化迷，深信中医脉学。③ Isaac Vossius 显然是一位厚古薄今的学者，不仅痴迷古老的东方文化，还认为欧洲医学今不如昔。因为切脉术欧洲古已有之，当年盖伦对脉学的好奇心就远远超过现在的医生，并以中医懂切脉术，批评当代欧洲医生的无知。④

Isaac Vossius 的观点影响到英国皇家学会的部分会员，使人相信欧洲古代医生深谙脉学这门智慧的技术，古代医生比现代医生更了解脉搏信息，亦更多使用脉学。⑤1683 年 7 月 14 日托马斯·海德致信波义耳，说牛津大学有位医生听到许多关于中国切脉学技术的事，又读了 Isaac Vossius 的专著，想了解脉学的神谕，以及中医脉学尤其是脉学诊断方法是从何推断出来的。牛津医生和海德一致承认中国脉术在某些方面很精彩。首次，中国人远在四千年前就发现了血液循环，比欧洲人梦想得都早，脉学理论

---

① 关于卜弥格的脉学研究参见高晞：《十五世纪以来中医在西方的传播与研究》，《中医药文化》2015 年第 5 期。

② Isaac Vossius, *De poematum cantu et viribus rhythmi*, Londini Scot, 1673.

③ William Poole, “Vossius, Hooke, and the early Royal Society’s Use of Sinology”.

④ Isaac Vossius, *De poematum cantu et viribus rhythmi*, p.68.

⑤ Thomas Birch ed., *The History of the Royal Society of London for Improving of Natural Knowledge*, 4 vols. London: 1756—1757, Vol.IV, p.120.

说明中国人能正确地认识到血液循环是始于肺和终于肝的。其次,中国人感觉脉搏的原则是合理的,而这点是西方学者没有观察到,中国医生精确地观察到呼吸与脉搏间的均衡关系。①

但是牛津医生认为中医对脉学的解释是错误的,计算的循环次数也是错的,甚至认为中医将诊脉疗法与日、月连在一起很荒谬的。最后得出的结论是这些技术都是由荒谬推论积累起来的,因为"一个原本没有解剖学、哲学思想甚少的民族不可能获得这样的解释。"②

16、17世纪欧洲医学正进入由传统自然哲学向近代实验科学转型的突破性阶段,表现在人体解剖学和实验生理学两大学科的建立,以人体解剖替代动物解剖建立的解剖学,为探讨身体各个部位与疾病和生命的关系提供了知识基础;1628年英国医生哈维(William Harvey, 1578—1657)发现的血液循环论开创了生理学的实验研究方法。在对身体知识的探索领域,此时欧洲医学正在哈维的实验医学理论影响下逐渐从希波克拉底的体液理论和盖伦学说逃离。牛津医生和海德对中医脉学的评判自然而然地建筑在这样一套学术体系和实验思想之上。比如,海德敏锐地发现中医不关注脑,脉说中没有脑部疾病的论断方法。从传教士记述中,海德了解到中国医生反对刺络(静脉)放血术,由此他推断出中医切脉术与身体知识之间不存在关联。海德甚至建议中医可以考虑切脉术与身体部位的关系,如此诊脉理论肯定可以有所改进。③对于中医理论中缺乏脑的知识,中国医生恰好是在同一时期意识到这个问题,利玛窦的《西国记法》中介绍到"记忆在脑"的概念,一度引起中医和士大夫检讨中国医学体系中没有"记忆在脑"的说法。

随着《中医秘密》、《医学钥匙》和《针灸》译著的出版,中医脉学在欧洲风靡一时,这是一场发生在欧洲的旧术与新技的对话,对17世纪的欧洲医学界,脉学诊断全然是一门新技术。对此,欧洲医生表现出两种态度,一种认为是此为古代欧洲的技术,只是在近代欧洲失落了,甚至有人认为,他们将再次相遇的由中国文明保留下的脉学,可能就是过去西方古代文明丢失的或是被篡改的概念。④另一种观点是将信将疑,因为从他们已有理

---

①②③ *The Works*, Vol.VI, pp.571—572.

④ Thomas Birch ed., *The History of the Royal Society of London for Improving of Natural Knowledge*, 4 vols. London: 1756—1757, Vol.IV, p.120.

论与知识体系无法解释这一现象。海德表示,传教士书中记录的所谓中国医生能切脉诊断的神奇故事更不足信,中国医生的技术只有经验,没有哲学原理。①相对于中医没有解剖学的传统,此时的欧洲科学更在乎的是中医没有自然哲学思想,这是他们不信任脉学技术的根本理由。

17世纪关注中国医学的欧洲科学家人物中还值得一提的是英国博物家、胡克定律的发明者、英国皇家学会实验室总监、牛津大学教授胡克。他还是一个技术发明者,发明多种显微镜、发明英文细胞(cell)一词、著有《显微观察法》。1688年法国皇家科学院"国王数学家"来华,在他们随身携带的赠送给康熙的礼物清单中还有胡克的新作《显微观察法》。②

胡克在其科学生涯早期,受到波义耳学术思想的影响,他曾任波义耳的助手,协助他发明波义耳定律。或许是受波义耳的影响,或许是个人兴趣所致,胡克对中国科学、医学和语言都有所研究。1663年4月1日依据卫匡国的《中国新地图志》提供的信息,他在英国皇家学会上宣读过介绍中国北京独轮车的论文,③并向科学界展示纸板制作的独轮车模型。④1685年胡克发表中国的算盘的演讲,1686年他撰写《关于中国语言文字的若干观察与思考》。⑤

1675年12月2日,在胡克的协助下,英国皇家学会上演一场中医灸术的现场实验,当日胡克的好友英国画家、皇家学会会员摩西·皮特(Moses Pitt, 1639—1697)在皇家学会会议上讨论了一种治疗痛风的新方法,点燃艾灸的中医灸术。胡克在当天的日记中记道:"然后,他就在众人前展示灸疗的实验,就是在他的身体上大概作了示范"。⑥皮特当时正翻译荷兰东印度医生关于用灸法治疗痛风的对话集,该书于1676年在伦敦出版。皮特本人还曾将他收藏的艾在书店出售,并随赠一份使用说明书。显

① *The Works*, Vol.VI, pp.571—572.

② 韩琦:《康熙朝法国耶稣会士在华的科学活动》,《故宫博物院院刊》1998年第2期。

③ Thomas Birch ed., *The History of the Royal Society of London for Improving of Natural Knowledge*, Vol.I, p.216.

④ Ibid., p.333.

⑤ Robert Hooke, "Some Observation and Conjectures Concerning the Character and Language of the Chinese," *Philosophical Transaction*, Vol.16, 1687, pp.63—78.

⑥ H. W. Robinson and W. Adams, eds., *The Diary of Robert Hooke M.A., M.D., F.R.S. 1672—1680*, London, 1935, p.197.

然，胡克对中医针灸没有停留在兴趣爱好的层面，他参与决定了荷兰东印度公司外科医生瑞恩《针灸》一书出版的讨论会议，1680 年在荷兰东印度公司外科医生瑞恩成为英国皇家学会通讯员，在日本行医的瑞恩学习了中国针灸术和脉学知识，正以拉丁文编译《针灸》，并与皇家学会会员通信讨论针灸和脉学。1682 年胡克参加了皇家学会组织的关于瑞恩著作的报告会，此次会议最终决定由皇家学会印刷并在伦敦出版这部关于针灸治疗关节炎、脉学的专著——《针灸》。①至此，“针灸”（acupunctura）作为一个新兴的名称和疗法进入欧洲知识界和医疗市场。学界一般认为针灸术是瑞恩从日本传到西方去的，但在瑞恩的著作中有四幅人体穴位插图，分别为两幅亚洲人和两幅欧洲人，其中两幅亚洲人体插图标识为中国人，《针灸》非常明确地说明针灸是中国的医术。

此外，据李约瑟研究，胡克在 17 世纪后期所设计的光的波动实验有可能是受到中国传统科学思想的启发。李约瑟认为中国传统的科学思想是受波而非粒子概念支配，这是因为中国人认为自然界无处不在的阴和阳这对相互影响基本力，是以波动或脉动方式产生远距离效应。中国人奠定的波动概念，需要有科学家将概念设计为实验，再建立科学假说，这项工作最后是由胡克与荷兰物理学家于让（Christiaan Huygens，1629—1695）设计的实验得以实现的，李约瑟认为，胡克的研究可能受到中国人影响。②这位中国人就是随柏应理来到欧洲的沈福宗。

三　结　论

1682 年随比利时传教士柏应理抵达欧洲的南京人沈福宗，被认为清初通晓拉丁文的少数中国学子之一。他在欧洲期间除了受到罗马教皇、英法两国国王的接见，还结识了欧洲的科学家和汉学家，就中国语言文字、儒学、宗教等学问进行交流，帮助东方学家从事汉学研究。1687 年 5

① Thomas Birch ed., *The History of the Royal Society of London for Improving of Natural Knowledge*, Vol.IV, pp.119—120.

② 李约瑟：《中国有机论自然哲学波动理论》，潘吉星译，载潘吉星主编：《李约瑟集》，人民出版社 1998 年版，第 12—13 页。

月3日，波义耳在家中接待过沈福宗，波义耳向他询问自己所关心的中国问题，比如中国文字有多少词汇、中国语言和满文等。①沈福宗也和胡克喝过茶，多次在伦敦和牛津会面，就中国语言、历史、哲学和科学技术问题进行交流。②

胡克和波义耳是17世纪欧洲科学界由传统自然哲学向近代科学转型进程中的代表性人物，他们在建构各自的学术体系和设计实验项目时，都曾将目光投向中国医学，从文本中寻找东方知识和技术的资源和信息，以异域的知识与技术为参照系，审视欧洲传统的学术体系。相对欧洲自然哲学体系，初踏欧洲的中国医学，无论是有利健康养生的酿酒技术，还是饮茶习俗，无论是诊脉还是针灸，都是一种新技术、新方法和新经验的代表，更因为沈福宗在恰当的时机恰当的地方出现在欧洲科学家的面前，③在东西方学者间展开一场真正的、面对面的知识对话，正如胡克所言：

> 目前我们还只是刚刚跨入这个知识领域的边缘，然而一旦有了新的认识，就会在我们面前展现一个迄今只被神奇般加以描述的知识王国，并使我们有可能同这个王国内古往今来最优秀和最伟大的人物进行对话。④

17世纪发生在欧洲大陆这场东西方医学与科学的对话，对今天中医再次走向世界是否有启示意义呢？

---

① 一般以为沈福宗是由海德在1687年7月20日介绍给波义耳的，最新研究发现，早在海德向波义耳推荐前，沈福宗已在1687年5月3日去波义耳家里拜访 Royal Society, Boyle Papers 21, 288(4 May 1687)，该信称"昨天有一位华人来拜访。"转引 William Poole, "Heterodoxy and Sinology: Isaac Vossius, Robert Hook, and the Early Royal Society use of Sinology", in Sarah Mortimer and John Robertson edited, *The Intellectual Consequences of Religious Heterodoxy, 1600—1750*, Brill, 2012, pp.143—144。

②③ 潘吉星：《沈福宗在十七世纪欧洲的学术活动》。

④ Robert Hooke, "Some Observation and Conjectures Concerning the Character and Language of the Chinese," p.63.

传统医学在西方:政治、职业化与医疗行业

秦　倩*

【内容提要】 医学不仅仅与知识和实践、与治疗和护理有关,它还与权力紧密相连。本文旨在简述西方社会医疗服务行业规制的基本模式,该模式所依循的价值与观念基础,并检讨包括中医药在内的传统医学,作为后起之秀、作为外来者与该种模式所面临的扞格与角抵。

【关键词】 传统医学,政治,职业化,合法化

【Abstract】 Medicine is not only about knowledge and practice, treatment and care, it is also about power. The purpose of this paper is to briefly describe the basic model of regulation of medical service industry in western society, its value and concept basis, and to review the political conflict that traditional medicine including traditional Chinese medicine faces.

【Key Words】 Traditional Medicine, Politics, Professionalization, Legitimation

* 秦倩,复旦大学国际关系与公共事务学院副教授,复旦大学中西医结合研究院研究员。

医学不仅仅与知识和实践、与治疗和护理有关，它还与权力紧密相连。无论是战争年代或和平时期，医学都涉及医生、病人的权利，以及第三方独立机构尤其是政府这样的机构的权力或职能。①本文旨在简述西方社会医疗服务行业规制的基本模式，该模式所依循的价值与观念基础，并检讨包括中医药在内的传统医学②，作为后起之秀、作为外来者与该种模式所面临的扞格与角抵。

一　医疗行业规制概述

医疗市场属于典型的专业服务市场（Professional Services），与其他的产品和服务存在很大区别，属于 Nelson（1970）所定义的信任品（credence goods）市场，消费者即使在消费之后也很难鉴别其质量，因此必须借助专门的技术标准或专家才能予以评估（如医生诊治的及时性等）。③由于医疗专业服务的属性和质量信息在消费者和医生之间分布严重不对称，所以医疗是个不完全的市场，存在较高的道德风险，比如“修理问题”（repair problem）。在医疗市场上，对于是否应该将阑尾切除，一般的患者对此几乎一无所知，相反医生却有比较完全的信息。由于集“代理人职能”（诊断）

① 罗伊·波特：《剑桥插图医学史》，张大庆译，山东画报出版社 2010 年版，第 199 页。

② 西医（western medicine），严格说来不是一个严谨的学术概念，其所指甚为宽泛，可以包括西方国家任何与健康及疾病相关的认知、实践。不过在中文语汇中，多数情况下，它是指产生于西方的现代生物医学。虽然生物医学被认为是普适性的科学医学、现代医学，并不专属于西方，但在中医学和传统医学时，西医的说法已经相沿成习。本文本此习惯，西医、生物医学（bio-medicine）、常规医学（conventional medicine）、正统医学（orthdox medicine）交替使用。与此相对照，传统医学（traditional medicine）、替代医学（alternative medicine）、补充与替代医学（complementary and alternative medicine）亦概念相似。

③ 根据消费者在购买产品（服务）前后拥有信息的不同，尼尔森（Nelson）将产品（服务）分为三类：搜寻品（search goods），消费者购买之前就对产品的属性和质量有较充分的了解，其所面临的主要问题是要在多样化的产品之间进行质量和价格的选择，为此必须花费一定的时间和金钱用于相关信息的搜寻（如衣服等）；体验品（experience goods），消费者对其属性和质量只有在消费之后才能确定（如餐馆和食品等）；信任品（credence goods），消费者即使在消费之后也很难鉴别其质量，因此必须借助专门的技术标准或专家才能予以评估（如医生诊治的及时性等）。转引自郭萍、张旭昆：《专业服务市场的规制分析》，《浙江树人大学学报》2005 年第 2 期，第 44 页。

和“服务职能”（手术服务）两者于一身，医生往往有提供过度服务的倾向。当消费者的边际收益与边际成本不等时，必然造成效率损失。以上情况表明，信息严重不对称往往使医疗专业服务市场缺乏经济效率，导致消费者的利益受损。出自这两方面考虑，要求对医疗市场进行特殊的规制。①

传统经济学中一般采用“市场—政府”二维主体来解读行业规制框架。基本思路是：市场对“信息不对称”有自动调节机制，而政府规制则是对市场机制无法调节的缺陷进行矫正。就医疗市场而言，其信息不对称的程度首先可以在市场主体志愿的自我规制（voluntary self-regulation）下得到部分缓解。然而，这一规制无法充分避免前述道德风险的存在，在其不起作用的情况下必须由政府出面进行规制。

政府规制是“制定并实施关于货物和服务交易规则的活动”。②其工作任务不外乎以下四项：(1)控制医疗市场的入口和出口。由于医疗行业是一个高技术含量、高风险、事关生命健康的专家型市场，因此政府规制活动的首要任务，就是通过制定严格的市场准入条件，纳入合格的申请者，迫令不合格者退出医疗市场，以维护公共卫生和公众健康。(2)通过规则设定竞争边界，维持市场竞争秩序，防止无序竞争。医疗市场的不完全性，决定了作为需方的消费者相对于供方的提供者，在竞争上存在明显的弱势，所以政府在医患关系的规制上有强烈的伦理偏好，重在保护患者的自主决定权和选择权。(3)干预医疗市场结构，规定医疗服务机构的形制及其权利义务，同时谋求不同医疗机构的职能分工和不同地区间医疗资源分配的调整与平衡。(4)建立医疗服务的给付方式，通过立法界定医患之间的财政关系。

观照西方社会的医疗市场规制沿革，惯行的路线往往先是由市场主体依赖私人或公共的行业机构践行自我规制模式，而后随着该行业对公众所带来的威胁日增，同时考虑该行业的成熟度，政府开始出面对其进行规制。不过，由于政府和消费者一样是有限理性，也会面临同样的信息困

---

① 转引自郭萍、张旭昆：《专业服务市场的规制分析》，《浙江树人大学学报》2005年第2期，第44—45页。

② Kennedy, Grubb, *Medical Law* (*Third Edition*), Oxford: Oxford University Press, 2005, p.146. 也可参见 Michael Moran, Bruce Wood, *State*, *Regulation and the Medical Profession*, Buckingham: Open University Press, 1993。

难，因此和市场失灵一样，政府规制也会失灵。所以，尽管各国关于政府职能的定位不同导致各自的医疗行业监管方式也形形色色，但总体来说政府规制没有完全取代前者，通常是政府规制为主辅之以不同程度的自我规制。然而，这是就结果而言，如果将视角拉回西医插上科学的羽翼称雄之前，可以发现在政府最早介入医疗市场的时代，存在一种利益集团与政府权力的串联，从而塑造自身以及自身所秉信的特殊医学理念的权威和垄断地位，由此在科学和权力的武装下不但在当时排斥了其他竞争者，远至今日也构成医学多元化的制度障碍。

二　两种医学的对峙：政治与职业化

生民利病关乎国本，因此世界各国政府都会根据国情制定医疗卫生政策和法律，规制医疗市场。对于这一现象，我们身处其间，习以为常，于是便容易忘记一件重要事情，即直到晚近以前，西方社会还处于一个医学多元化的时代，至少在普通法中，任何人是可自由去行医的，以医立命、悬壶济世，医疗领域并行不同类型的医疗实践，任何群体的执业人员均没有取得垄断地位，因此医学也无“正统”与“非正统”之分。作为一种传统，患者可以自由地从任何声称能提供治疗、纾缓病痛的人处寻求帮助，请医治病既是一个私人化的活动，同时也伴随高风险，这是因为那时的医学知识有很大的局限性，对于许多疾病的性质和疗法都不甚了了，即便是最好的医生也是摸着石头过河，至于治愈的希望，多是烟涛微茫信难求。就患者来说，对所选医生的诊断和建议，只能一味服从，不问所以，不讲条件，不计后果，自冒风险。在这种背景下，医患关系最受关注的主要是伦理和个体面向，医生既知医技有限，便应对患者善加抚慰(act as comforter)，满足患者的情感需求。同时，一个理想的医者，对那些有风险、无把握的治疗手段，也要多加克制，有所不为。正如《希波克拉底誓言》(Hippocratic Oath)所告诫的，“为医首要，勿生伤害”(*primum non nocere*; first, do not harm)。①

① 可参见洛伊斯·N.玛格纳:《医学史》(第2版)，刘学礼译，上海人民出版社2009年版。

这个时候,政府没有对医疗市场多加干预,对医生及其医疗行为的管理性质上主要是志愿的自我规制(voluntary self-regulation),依托独立的医学社团组织,当时所有西方国家医疗工作和医疗管理的模式基本上是相似的,存在差异的也就是社团组织的相对重要性以及医学与教堂的密切程度。①医疗市场呈现的主要是放任自流、任何人可行医的传统。

然而,大约自 19 世纪中叶起,在诸如英国这样经历现代工业化的国家,医患关系、医疗市场以及政府的角色发生了急剧变动。归功于实验主义的主张,医学和科学的威信与日俱增,“科学化”的医学发展速度之快史无前例,医学科学诊断和治疗疾病的能力得到极大增强。

与医学的科学化和医疗保健技术的改善桴鼓相应的是,同时期现代西方国家的出现(emergence)以及这些国家用科学方法对社会性规制(social regulation)及福利供给(welfare provision)的大力推进。到 19 世纪结束时,大多数西方国家,专家治国论和家长主义倾向逐渐占了统治地位,这在医疗卫生领域尤其明显。插上“科学”虎翼的现代生物医学与重在以科学为基础解决社会问题的现代国家联手,介入医疗保健事务、规制医疗卫生市场,推动标准化、立法化和临床实验的开展,建立生物医学的垄断和特权。在这方面,英国的 1858 年医疗法成为一个历史的转折点,在世界上首开政府“规制”医疗人员和医疗市场的先河,以法定的方式在英国建立了一个自我管理但是由国家权力为后盾的医疗管理模式,自此后,正规医学与替代医学的地位便成对峙局面,只是前者代表特权和垄断,后者则退居边缘。②

(一) 政府规制与现代医学:特权与垄断

如果详细检讨英国的 1858 年医疗法以及当今的 1983 年医疗法,可以看到,这一类的医疗法体现的是国家与一个职业间的交易。这个交易的主要内容是,通过设立一个法定的管理机构,在英国即大英医学会(General Medical Council),国家委托以权力和责任,让其赋予某类人以“医生”称谓,并确保这些以医生之名从业的人员的标准和质量,这一行业

① 罗伊·波特:《剑桥插图医学史》,张大庆译,山东画报出版社 2010 年版,第 202 页。

② M.J.D. Roberts, The Politics of Professionalization: MPs, Medical Men, and the 1858 Medical Act, *Med Hist*., 2009, 53(1), pp.37—56.

也因此获得在医疗市场的垄断地位和利益。因此从效果上看这一法律“实际上树立西医业界和医学会的权威性,并赋予对抗医学巨大的特权和地位”。①

此种规制模式的目的是,通过“准入”(设置市场准入条件)和“退出”(清除不合格的人员)两条路径形成某一医生群体的职业化(professionalization),防止不称职的医务人员从业,确保医生这一职业保持良好的社会地位,并建立其对医疗行业的垄断性保护,以保护公众健康安全。正如一立法解释所言,

> 行业规制的目的是,针对每一行业,由职业人员设定一个在全国范围通用的、独立的教育水平、行为标准和资质条件。这意味着每一位从业人员不管在何处执业,有义务确保职业行为的安全和有效。如果取得职业注册资格的人员继续执业将会给公众带来不可接受的风险,或者由于其他原因其注册资格已不再适合,政府将出台措施有效处理之。②

为达到上述目的,规制机构往往设计三种机制:

1. 市场准入机制

大体上西方国家以满足一定的资质条件为前提获得行医许可,有三种不同的模式:注册制度(registration)、证明制度(certification)和许可制度(licensure)。在三种模式中,注册制度最简单、限制最少。法律只规定了行医者必须满足的基本条件,申请者只要符合该条件,即可在有关机构进行注册或备案。严格说来,这一模式只是某一职业团体为获得从医证明或许可所采取的最基本的步骤,因此很难被认为一种有效的规制模式。

证明制度,又称称谓权或称谓保留机制,在此种模式下,法律所控制的是使用受保护的“医生”这一称谓的自由,往往规定只有满足特定的教育水平或培训要求的合格申请者才可使用“医生”这一职业称谓,同时对

---

① Kennedy, Grubb, *Medical Law* (*Third Edition*), Oxford: Oxford University Press, 2005, p.151.

② Health Law 1999, Explanatory Notes(HMSO, 1999).

有“医生”称谓的人科以伦理和道德义务。除此之外,法律并不限制其他人进入医疗市场向患者提供治疗或者与健康有关的服务,但不能使用“医生”称谓或误导公众相信他已获得证明或注册。这种模式通过向行医者提供医生这一“质量认证标志”保护消费者远离没有疗效的医疗活动,同时因为保持医疗市场的入口开放,也保护了消费者的选择自由。不过这一模式虽然并不禁止未获取证明的人行医,但这个人的行医空间是非常狭窄和边缘的,如果违反这一规定,在法律上就会被定性为“谎称”(holding out)行为受到处罚。从这个意义上讲,这一模式会特别导致正规医学以外的其他疗法陷入边缘地位。另外在此种模式下一般不存在诸如纪律处罚一类的职业责任制度,不能彻底清除行为乖谬、力不胜任的医疗从业人员,因此其缺陷很明显,特别是在医疗错误的代价高昂而后果又严重的场合,尤其如此。①

许可制度则划定了一个排他的执业疆域,立法将会定义“医疗”职业及其具体不同专业的执业范围(scope of practice),赋予经过许可的成员在医疗服务提供上享有有效的垄断权。②在此模式下,未经执业许可或合理授权而提供法定的医疗服务将构成非法行医罪。与前两个模式相比,许可制度有能力剔除不称职、违反医疗伦理的行为,从而在更高水平上保护公众健康。因此,许可制度在市场准入机制上构成世界各国的通行模式。不过,它的垄断色彩和执业范围上的机械性,却大大提高了医疗服务的成本,而且由于只有一小部分从业者才有合法权利从事医疗行为,因此也减损了消费者之于医疗服务的可及性,以致最终害及公众整体享受医疗服务的质量。③

2. 资格维持机制

立法要求从业者通过持续的职业教育维持符合从事医疗行为的资质要求。

---

① L. McNamara, E. Nelson and B. Windwick, Regulation of Health Care Professionals, in J. Dowine, T. Caufield and C. Flood (eds.), *Canadian Health Law and Policy* (The Second Edition), Canada: LexisNexis, 2002, p.65.

② Ibid.也可参见 Evans and Stanbury, *Occupational Regulation in Canada*, Toronto: University of Toronto Press, 1980, p.2。

③ L. McNamara, E. Nelson and B. Windwick, p.67.

3. 行为控制机制

对医生行医允当性(fitness to practice)的控制机制,有积极意义上的行为指导机制,也有消极意义上的行业纪律处分措施。这些控制措施的共同目标是通过剔出不合格的、违规的从业者,保持医疗市场的清洁度。这种净化机制反过来也会进一步强化这些医疗特权人群享有的主导地位、权威属性和专业含金量。因此其实际效果无非是确保某一特定人群在卫生保健领域的就业,同时排斥其他人群。

需要指出的是,国家与现代医学联手为正统医学群体和现代医学机构树立特权地位,却常常自我标榜为公众健康和消费者利益的卫士。“这些所谓正规的职业人士倾向于自命为消费者的家父,认为普罗大众需要他们的保护,以免受那些不学无术且水平不足的江湖游医的侵扰,如果不加限制,这些人的行为势必给患者带来损害。”①基于该种医疗家父主义(medical paternalism)思想,西方社会医疗行业规制模式的内核有两端:其一,控制医疗欺诈(Fraud control),将背离现有医学科学基本原则的医疗人员和医疗实践筛选出去,保护患者利益;其二,确保任职资质(Ensuring competence),通过控制医疗职业入口、设定行医资质标准,保护患者利益。由此一来,获得国家授权的法定机构有权规定行医的资格条件,控制谁可以作为合格的医疗人员行医,同时有权通过控制医生教育培训体系限制职业入口。对此,美国佛罗里达地区上诉法院在 Rogers v. State Board of Medical Examiners 案中的意见可谓正中鹄的:

> 正统医学在医学领域并非天然的至尊者。其初,它只是诸多医学思想中之一种而已,对人体的生理、病理及其预后有些特殊的认知与信念……此后经过时间的淘洗,该认知和信念被尊为绝对的真理,不可撼动,并以虎视之态,把与之抵牾的医疗观念和实践划出医学范围,以歪曲真理之名给以刑事打击。②

---

① Julie Stone, Joan Matthews, *Complementary Medicine and the Law*, Oxford: Oxford University Press, 1996, p.29.

② Michael H. Cohen, *Beyond Complementary Medicine: Legal and Ethical Perspectives on Health Care and Human Evolution*, The University of Michigan Press, 2000, p.20.

就此我们可以看到在消费者保护的堂皇借口下实际上隐藏的是某一医学群体(西医)在法律和政治上的特权地位与垄断利益。①

(二) 政府规制与传统医学:弱势与边缘

如上所述,近世诞生的医疗行业规制法,对西方医疗市场的结构产生重大且多元影响,而它所带来的整体效果实际上是为医疗职业疆域限定边界从而排斥竞争者。这一切都是以国家权力为后盾实现的。“西医医生游说立法机构限制其他医疗服务提供者的行医范围,并怂恿公诉人员以国家名义对非西医的医疗群体提起刑事诉讼,试图从医疗市场上排除这些替代医学从业者,像针灸师、整脊医师、顺势疗法人员、正骨医师以及包括中医在内的自然疗法提供者,等等。此外,由于西医医生构成医院和健康服务机构的主体,他们手中握有巨大的权力发挥话语霸权,形塑国家之于此类机构的政策。西医群体已经形成一个利益集团,通过各种渠道影响医院制定厚己薄彼的政策,以取消那些与之竞争的替代医学从业人员,即便没有证据证明这些政策是否有利于保护患者利益,也在所不惜。”②

在这种背景下,国家只允许符合法定资质要求的医疗人员注册并将之纳入医疗保险体系,而这些人员必须接受过法定机构(如英国的General Medicine Council, GMC③)所控制的医学教育,由此确保把那些非正统医学及其从业者筛选出去。这种规制模式写照了西方医学贱视非正统医学的顾盼自雄,也写照了在西方医学的特权下替代疗法从业群体在失路之后的苍凉气短。前者的顾盼自雄与后者的苍凉气短都说明:从这个时候起,非正统医学很难在医疗市场中找到自己的位置,它不可避免地被边缘化,成为医疗市场的弱势群体。

可以说,在19世纪末到20世纪中叶的半个多世纪中,建立在现代生物学知识之上的“科学医学”或“生物医学”,高踞于医疗市场的顶端,俯视

---

① Michael H. Cohen, *Beyond Complementary Medicine: Legal and Ethical Perspectives on Health Care and Human Evolution*, The University of Michigan Press, 2000, pp.9—11.

② Loris B. Andrews, The Shadow Health Care System: Regulation of Alternative Health Care Providers, in *HOUS. L. REW*. 32(1996), p.1273.

③ 大英医学会是个性质特殊的机构,不同于英国的医学协会。后者只是一个纯粹的行业团体,但大英医学会则是一个法律法规授权的组织,性质上属于准行政机构,有权代表国家行使行政管理职能,规制医生及其行为。因此它不是一个单纯的行业利益代表,就其人员组成和机构运行而言,蕴含着政府价值观和对公共利益的考虑。

着尘土中与其相异的其他非正统医疗实践。这是现代发达国家医疗市场的政治构造。这一构造对发达国家以至全球医疗市场所造成的影响可谓沦肌浃髓。然而,科学医学的大一统局面并没有阻止传统医学的存在和变迁。时移则势移,随着疾病谱的变化和新的社会思潮的涌现,原来处于边缘地位的非正统医学从医疗市场的罅隙中冒出来了,如海潮江波,逐浪而起。下文将以美国为例,交代传统医学的复兴以及随之而来的职业化与合法化问题。

三　传统医学的复兴与职业化政治

(一) 传统医学的复兴:20世纪中叶的医学反文化思潮

1959年,著名历史学家小阿瑟·施莱辛格在《政治新动向》中对当时的美国社会有这样一种观察,它预示了20世纪60年代将席卷美国以至全球的反文化(counter culture)思潮和政治风暴:

> 正在兴起的政治新纪元犹如崩溃的大坝。在过去麻木不仁的年代里遗留至今的各种问题,被忽视的价值观,以及被闲置的能力,所有这一切就像咆哮的洪水,顷刻间淹没了干枯的土地……①

所谓"反文化"思潮,如果严格从字面上理解,是指美国60年代在青年人当中流行的以反战和反主流文化为特征的一种价值观、文化和生活方式。②1969年,美国加利福尼亚州立大学海沃德分校(California State University, Hayward)历史学教授西奥多·罗斯扎克出版了《反文化的诞生:反思技术社会及其年轻人的反叛》(*The Making of the Technocratic Society and Its Youthful Opposition*)一书,首次将当时美国高校涌荡的嬉皮辍学者和新左派学生绾和在一起,以"反文化"定义两者之间的思想内核,亦即

① 温洋:《美国60年代新左派运动》,《美国社会文化》1988年第3期。

② *Random House's Word Menu*, New York: Random House, 1992, p.496. 转引自赵梅:《美国反文化运动探源》,《美国研究》2000年第1期,第69页。

反抗以技术为主体的工业化社会。[1]在他的定义中，反文化思潮引领了60年代发生在美国社会的一切抗议运动，既包括像校园民主运动、妇女解放运动、黑人民权运动、反战和平运动、环境保护运动、同性恋者权利运动等方面的政治“革命”，也包括摇滚乐、性解放、吸毒、嬉皮文化，及神秘主义和自我主义的复兴等方面的文化“革命”。这一反文化思潮强调“政治正确”(political correctness)、拥抱多元文化(multi-culture)、质疑一切主流文化所信守的价值观。其中，就包括当时医学主流文化，从而掀起医学反文化运动，撞倒了现代生物医学堡垒的一壁。

医学反文化，反的是当时踞于正统和垄断地位的生物医学。[2]这一医学反文化现象之所以发生并浸淫转多，其背后是科学进步所带来的疾病谱变化和与之相伴生的医疗费用的急剧膨胀。20世纪上半叶是生物医学高歌猛进的时代，在科学进步的护佑下，医学知识进展神速，有确切疗效的药物也不断投入市场，使得传染病和其他急性病对人类的威胁大为减少。同时，由于19世纪末20世纪初开展的公共卫生干预，人的寿命明显延长。寿命的延长伴随的是疾病谱的变化，医学面临的最紧迫的问题不再是传染病的威胁，而是慢性、退行性疾病的患病率明显增加。诸如关节炎、背痛、糖尿病、高血压、心脏病和癌症，这些慢性病既是衰老过程的一部分，也与生活方式紧密相关，这给专注治“病”不治“人”的生物医学带来不小的压力。

从公众的角度来看，工业化社会中生活水平的提高和寿命的延长，随之抬高了公众对健康和治疗的预期。人们的“健康”追求从身体拓展至身体、心理、社会适应等多个维度。而当时的生物医学界强调医学的目的在于“根除人类身体病痛”，仍过分关注疾病本身，忽略心理、社会及行为维度。医学的供给与民众的需求之间产生了裂隙。与此同时，像“反应停”这类药害事件[3]的发生，不但使一向挟科学自重的医学界面对医源性或药源

---

① Theodore Roszak, *The Making of the Technocratic Society and Its Youthful Opposition*, New York: Garden City, 1969.

② Mike Saks, *Orthdox and Alternative Medicine: Politics, Professionalization and Health Care*, London: Continuum, 2003, p.107.

③ 反应停(thalidomide,酞胺哌啶酮)是一种用于治疗早孕反应的药物。它由美国开发，1957年首次被用处方，20世纪40—50年代曾在西欧广泛使用。到了1960年，医生们对很多新生儿四肢缩短和其他畸形现象(海豹畸形婴儿)开始产生警觉。究其原因是孕妇服用了“反应停”。自60年代起，反应停就被禁止作为孕妇止吐药物使用，仅在严格控制下被用于治疗某些癌症、麻风病等。

性疾病爽然自失，也进一步唤起了民众对现代医学的质疑和反对。由此，从20世纪50年代起，全食和膳食补充剂运动开始改变美国人的饮食观念，人们不仅将其作为维持生命所需，还视其为潜在的治疗药物。

十年之间，社会一变再变。作为反文化思潮和运动的重镇，美国高校在60年代增设了许多新的课程，教师在课上不仅传授白人的文化遗产，还讲授外国和土著的文化和思想，比如佛教、犹太教，及老子和孔子的哲学。①东方的哲学和神秘主义引入了异质的医学思想和传统的卫生保健体系。不少传统医学疗法在自我保健上有出色表现，或治疗中强调身体、精神、心理与环境协调的整体观念与人们的健康追求相合，传统医学疗法在民众中的使用率不断升高。除使用原汁原味的传统疗法之外，也有人将传统医学或常规医学中的方法和产品进行改造，产生了多种常规医学体系之外的非常规疗法。②多种自我保健(self help healthcare)运动由此涌现，到20世纪70年代末和80年代初，这一运动帮助个人和家庭通过饮食或改变生活方式增进健康或减少发病危险。从此进入个人健身运动的活跃时期，越来越多地利用其他非常规医学的康复技术，像瑜伽、太极和按摩等。③

“易俗”虽始于一物一事之微，而风起于青萍之末，不会不撼动整个医疗市场。经过十年的发酵，到20世纪70年代末，美国整体卫生保健(holism)运动开始显山露水。整体医疗，一词来自希腊语言“holos”，强调注重整体，包括身体、精神、心理和生态方面的治愈。整体医疗将卫生保健与东方哲学观念及其他文化传统熔于一炉，提倡在常规医疗实践中外用针刺疗法、按摩和松弛技术，配合以口服草药，颇受医护人员欢迎。许多医生，尤其是家庭医学这一新专业的医生，对这一运动异常有兴趣。一时间，美国成立了整体医学协会和整体护理人员协会，举办大型的专业和民间会议，许多整体医学诊所和整体医疗中心也相继开业，到70年代末，美国已有超过500家整体医疗中心或诊所以及上万名相关从业人员④。声气广

---

① 赵梅:《美国反文化运动探源》,《美国研究》2000年第1期,第85页。

② 同上书,第82—83页。

③ Mike Saks, *Orthdox and Alternative Medicine: Politics, Professionalization and Health Care*, London: Continuum, 2003, pp.108—111.

④ Yahn G., The Impact of Holistic Medicine, Medical Groups, and Health Concepts, *JAMA*, 1979, 242(20), pp.2202—2205.

披于草野的这一整体医疗运动部分缓解了慢性病患病率增高及医疗费用高居不下带来的社会难题。于是，民间组织开始张目四顾，为整体卫生保健体系所吸引。先是，1975 年洛克菲勒基金会（The Rockefeller Foundation）就“卫生保健未来发展方向”组织学术会议，与会人员讨论了整体医疗相关问题。两年后，凯洛格基金会（The W.K. Kellogg Foundation，WKKF）进一步专题赞助全国整体卫生保健会议。①

这些挟着社会变革的风雷走上前来的非常规医学，本身没有一个统一的思想体系，其来源和实践各色各样。如何指称和定义之？由于许多消费者在应用常规或正统的卫生保健措施后不见效果或效果不尽如人意，再转投非常规卫生保健实践，因此最初，20 世纪 80 年代末，美国和欧洲广泛采用“替代医学”（alternative medicine）这一术语。然而，90 年代初的一些调查消除了这种非此即彼的认识，发现消费替代医疗的民众多认为各种卫生保健措施各有短长，为最大化治疗效果往往同时应用常规和替代两种卫生保健体系。在这个意义上，替代疗法和常规疗法，实质上是相互“补充”。因此，“补充医学”（complementary medicine）这一术语被广泛用于表述辅助常规卫生保健和个体治疗。②到 20 世纪 90 年代初，美国政府正式出台有关替代医学的官方政策时，经多方斟酌，最后选用了“补充与替代医学”（complementary and alternative medicine，以下简称 CAM）③。名者实之宾。“替代的”、“补充的”以及“补充与替代的”这类术语的出现表明美国医疗市场格局的变动。而世风的变化也自下而上引起了政府的关注。

---

① Yahn G., The Impact of Holistic Medicine, Medical Groups, and Health Concepts, *JAMA*, 1979, 242(20), pp.2202—2205.

② 王介明、李宏建：《美国补充和替代医学的近代史、现状与展望》，《国外医学中医中药分册》2003 年第 4 期，第 201 页。

③ 美国政府最终采用“补充与替代医学”（complementary and alternative medicine，CAM）这一术语对许多人来说并不满意，因为它不能完全反映在这些不同体系之间重叠的领域中已经崛起和新出现的卫生保健模式，即在美国某个地方还没有被广泛接受或不能随时获得的卫生保健体系、医疗和产品，可能在另一个地方被完全接受。委员会的成员也考虑用其他术语，例如“结合医学”“协作医学”“综合医学”和“整体医学”，但最终选用了“补充和替代医学”这一术语，因为该术语在美国总统的行政命令中使用过并广为媒体和科技文献所认可。参见王介明、李宏建：《美国补充和替代医学的近代史、现状与展望》，《国外医学中医中药分册》2003 年第 4 期，第 201 页。

（二）美国补充与替代医学政策的变迁

促使美国政府包括白宫、国会、公共卫生服务部和美国国立卫生研究院（National Institutes of Health，NIH）将目光投向替代医学的重要原因，是连年攀升的美国医疗保健支出。1965年至1975年，美国的国家卫生保健支出增加了3倍多，从41亿美元上升到近130亿美元。到2011年已高达国民经济总产值的17%，成为沉重的支出负担。对于美国政府来说，医疗开支必须节流，而替代医学的费用普遍较低，副作用又少，自然迎合了美国政府和社会的需求。

美国有关CAM的政策首开于对中医针刺的规管。1991年5月，美国国立卫生研究院决定率先在国家临床中心创立第一个中医针灸诊所，并首次任命了临床中医针灸顾问医师（consultant physician）负责治疗其门诊和住院患者，开了美国国家医学最高权威医院启用针灸治疗患者的先河。①同年10月，美国国会通过拨款法案，决定在国家卫生研究院成立“替代医学办公室”，目的“在于促进包括针灸和东方医学、顺势医学与机体调整疗法等形式在内的替代医学疗法的评估”②。然而“评估”并不意味着支持和促进，毋宁是“限制”，限制公众接触替代医学疗法的途径，原因在于当时CAM疗法的有效性和安全性缺少直观证据，美国各级卫生服务监管机构保护公众免受未经验证的具有潜在危险的疗法伤害成为制定政策时的首要考量。

面对公众的多元化卫生保健需求以及CAM疗法潜在的安全风险，20世纪最后十年，美国政府开始加大经费投入，推进CAM的循证（Evidence-based）研究，以为CAM消费者提供科学有效的信息指导。随着CAM临床研究的进展，政府一反多年所持的观望、怀疑甚至否定的态度，逐渐肯定了一些CAM疗法的临床有效性和安全性，在医疗实践中不断放宽对CAM的限制。1996年，美国食品药品监督管理局（Food and Drug Administration，FDA）结束了长达近30年的对针灸的“实验”和“观察”阶段，批准针灸针作为正式医疗器械，由医务人员专用。同时，针刺疗法

---

① 田小明：《中医在美国发展的概括》，《北京大学学报》（医学版）2012年第5期，第715页。

② National Institutes of Health (NIH), Public Law 103—143.

由保险覆盖、将脊柱指压法纳入军队卫生保健体系、修订营养品、膳食补充剂标签规则等一系列与 CAM 相关议案陆续被提交国会审核。1998 年，美国国会将“替代医学办公室”升级为“国家补充与替代医学中心”(National Center for Complementary and Alternative Medicine，以下简称 NCCAM)，直接隶属于国立卫生研究院，专责管理和扶持 CAM 科研、培训、卫生信息传播与其他事项，领导 CAM 在美国的科学发展。①

翌年，国会举办了多次有关 CAM 听证会，讨论 CAM 的接触途径、科研资助、之于癌症预防与治疗的作用，以及改善终末期患者生活和护理质量等议题。2000 年，NCCAM 发布了第一个 CAM 5 年战略计划，该计划目标是“促进理解 CAM 的现实模式和结果，将其融入医疗和保健。”②同年，美国克林顿总统在政府和民众共同呼吁“医疗改革”的形势下，以命令方式成立“白宫补充与替代医学政策委员会”(White House Commission on Complementary and Alternative Medicine Policy，以下简称 WHCCAMP)。该委员会由 20 位从事各种替代医学研究和教育的专家组成，包括两位华人委员，是主要从事中西医的医学专家、针灸师和气功师。WHCCAMP 的主要任务是研究和讨论补充替代医学在美的发展和教育、中医药的合法化和职业化以及替代医学的医疗保险政策，并协调补充替代医学知识和产品的研究，为公众和专业人员提供可靠的替代医学信息，为政府提供立法和行政建议。③2002 年，WHCCAMP 起草了白宫医政报告④正式获得批准，该文件详细回顾了各色补充与替代医学和疗法在美国的历史与发展现状，充分肯定了 CAM 的医疗价值。其中，“中国传统医学”(Traditional Chinese Medicine，以下简称 TCM)这一名称首次正式出现在白宫医政文件之中。多年来，中医在美国仅被视为一种“疗法”，属于“东方医学”(oriental medicine)项下一种医疗技术。但该文件将中医拔高为独立的医学体系，包

---

① U.S. Government Printing Office, Public Law 105—277.

② National Center for Complementary and Alternative Medicine, *Expanding Horizons of Healthcare: Five Year Strategic Plan 2001—2005*, https://nccih.nih.gov/about/plans, 2018-04-03.

③ 白宫补充与替代医学政策委员会：《白宫补充与替代医学政策委员会总结报告》，罗国安、邹健强译，科学出版社 2006 年版。

④ White House Commission on Complementary and Alternative Medicine Policy Final Report, March 2002, NIH Publication No.03-5411, http://www.whccamp.hhs.gov/pdfs/fr2002_document.pdf, 2018-04-03.

括中医中药、针灸、按摩推拿及气功等多种疗法。从此以后，“中国传统医学”在美国 CAM 中确立了合法地位，并出现在各种政府医政文件中。①

NCCAM 自 1998 年成立以来，一直享有国家最高医疗卫生研究机构的信誉和权威。它的宗旨是通过严谨的科学研究向美国医学界、社会和政界提供重要的科研信息，探讨各种补充替代医学的有效性和安全性，从而充分利用这一重要的医疗保健资源②。为此，NCCAM 又分别于 2005 年和 2011 年发布了第二个、第三个 5 年战略计划。通过这两个战略计划，可以观察到在过去的十年中，NCCAM 的定位发生了转变，从“旨在常规医学与 CAM 从业人员之间建立协作框架，促进 CAM 科研发展”③，到“旨在阐明 CAM 之于国民健康素质提升的角色定位，及其安全性和有效性”④。这说明，较之二十年前，美国政府对 CAM 的整体态度已从警惕被动转为主动接纳，正视公众对 CAM 的巨大需求，重新审视 CAM 在国民卫生保健中的作用，承认和尊重公众在诊疗上的个人自主权和选择权，同时在医疗体制和实践中弱化正统医疗体系和 CAM 的区分与界限。不过，政府促进 CAM 向正统医疗体系靠近，前提是要补充替代医学诊疗方法、技术与体系经得起循证医学工具的验证和评价。而这一前提就为 CAM 尤其是中医在美国的发展埋上了一层阴影，使得 CAM、中医处在科学和正统医学的重围中，求被职业化与合法化，行行止止，足将进而趑趄。

（三）传统医学的职业化与合法化(legitimation)

受摆布的总是弱势的一方。身为弱势群体的非正统医学能否染苍染黄推陈出新，成为国家规制的对象，在医疗市场上取得合法地位从而自立标帜？这就涉及时下国人所关注的中医药在国际舞台上的合法化问题。对此，国内学者的忠言谠论几乎无一例外地指向同一个方向，肯定“根据当前中医药的国际发展经验来看，是否立法是一个国家中医药发展程度的重要衡量”。⑤这一陈义至高的主张几乎成了一时之风会，而身当风会所

①② 田小明：《中医在美国发展的概括》，《北京大学学报》(医学版)2012 年第 5 期，第 716 页。

③ National Center for Complementary and Alternative Medicine, *Expanding Horizons of Healthcare: Five Year Strategic Plan 2005—2009*, https://nccih.nih.gov/about/plans, 2018-04-03.

④ National Center for Complementary and Alternative Medicine, *Expanding Horizons of Healthcare: Five Year Strategic Plan 2011—2015*, https://nccih.nih.gov/about/plans, 2018-04-03.

⑤ 申思：《英国中医诊所发展情况、战略选择及对策研究》，北京中医药大学硕士论文，2012 年，第 5 页。

煽，是否应冷静思考这一合法化主张是否切近事势？又究竟有何利弊？

合法化首先意味着在行政法框架下被职业化，纳入国家的医疗职业规制体系。实际上，国外对于包括中医药在内的非正统医学是否需要职业化以及隐含的利弊是存有争议的。首先，从政府管理的角度看，世界卫生组织在《2002—2005 传统医学发展战略》中肯认，推动成员国建立传统医学的政策和法律框架是非常必要的。这些法律规制框架有助于促进传统医学的发展，保障确有疗效的传统医疗实践的传承与可及性，确保其安全、有效与质量，以切实尽到对患者/消费者的保护责任。①其次，西方学界也有不少人士支持对非正规医疗人员的职业化进行许可规制，认为这对非正统医学的发展不无裨益：(1)设定执业资格的最低可接受标准，有利于替代医学向公众和政府保证其执业的安全与质量，从而建立职业的正当性；(2)独立的职业许可制度可为替代医学守壁垒，防止常规医学挟其优势溢出其执业范围介入这一职业；(3)许可制度将替代疗法纳入医保范围、赋予其机构特权，从而有利于该职业的发展。②至于非正统医学从业者更是被要求职业化、合法化：(1)规制是从业人员经认可合法化的一个标记；(2)恕免在未经许可的情况下从事医疗活动可能遭致刑事指控；(3)通过设定职业标准，可以清除本职业的害群之马，“这些人原本资质不足，其行为必会危及患者的健康并损害整个职业的声誉”；(4)亦能借此对国家整体健康服务体系进行有效整合，比如在两种医疗传统间建立转诊机制、由国家承担更多的医疗成本以减轻患者的经济负担等，从而最终惠益广大患者。③

然而，规制是一种两头有刃的东西，以国家权力为后盾确可为非正统医疗实践提供更多行医底气，同时，规制又是一条狭路，它常常是在舍弃职业精髓的过程里求取职业化和合法化的。因此，在多数才智人士都心骛于“职业化”的时代里，仍有些替代疗法从业人员心存一丝担忧，担心许可制度虽从替代疗法职业化开始，但一旦罗网张开，政府官僚体系将依恃

① 世界卫生组织：《2002—2005 传统医学发展战略》(中译本)，第 20 页。

② Michael H. Cohen, *Complementary and Alternative Medicine: Legal Boundaries and Regulatory Perspectives*, John Hopkins University Press, 1998, p.115.

③ Cain R. Pawluch, Gillett J., Practitioner Perspectives on Complementary Therapy Use Among People Living with HIV, *Health Canada*, 1999, pp.17—19, pp.22—23.

权力，以还原论和机械观的生物医学模式改造或裁剪本自另有一番传统的、个体化的非常规的诊疗实践，结果由循证精神规训过的传统医学将如同被人拆散的八宝楼台，满眼珠光宝气而看不见亭台楼阁，最终在被纳入合法医疗市场之后流为一种破碎之学。①

这种忧心并非完全凿空。实际上，西方发达国家的司法实践在在彰显了这种担心其来有自。在"Tizard v. Medical Council of New Zealand"一案中胜诉的被告，新西兰医学会于案件结束后随即发表了关于替代医学和补充医学的行为指南，再次澄清了对于替代医学的态度和立场：

> （医疗领域）本无常规（conventional）与替代（alternative）两种医学之分，只可能存在这样两种判然不同的医学：已得到充分验证的（adequately tested）和没有得到充分验证，有用的和有用与否无法确知的。一种疗法起初是否被归类为替代医学并不重要，端看其有否得到严格验证。一旦它的安全和有效得到合理验证，它就能被接受。但是，断言、臆测和推荐均不能取代证据，替代医学与常规医学一样，都应经受同等严格的科学检验。②

由此可知，在西方医事法律语境中，一项医疗活动若想在一国政治、经济和法律结构中取得合法地位，需证明这种医疗实践能改善公共福利，能被科学所支持，符合科学的标准。传统或替代医学如不能提供证据证明其医学模式符合循证原则，将无法取得合法地位。③

因此，对包括中医学在内的传统医学而言，获得合法性，被政府认可，成为主流医疗卫生体系的一部分，首先要解决的问题是：（1）传统医学是否一种安慰剂（Placebo）？（2）传统医学能否经受科学的验证？如果详审西方有关中医学和传统医学的研究，会发现西医界关于两者的争论焦点始

---

① Michael H. Cohen, *Complementary and Alternative Medicine: Legal Boundaries and Regulatory Perspectives*, John Hopkins University Press, 1998, p.35.

② The Medical Council of New Zealand, *Guidelines on Complementary, Alternative or Unconventional Medicine*, April 1999.

③ P. L. O'Reilly, *Health Care Practitioners: An Ontario Case Study in Policy Making*, Toronto: University of Toronto Press, 2000, p.7.

终集中在安慰剂效应(Placebo Effect)问题上。①安慰剂效应，又名伪药效应、假药效应、代设剂效应，指病人虽然获得无效的治疗，但却“预料”或“相信”治疗有效，而让病患症状得到舒缓的现象。有不少西医界和学界人士指出，传统医学要想获得合法性，必须与主流医学一样，采取同一的实验手段，经受同样严格的科学验证。在法律面前，传统医学没有例外可言。②③

就这点而言，传统医学是否并不比安慰剂更优效，是否具有循证性，这一问题系传统医学在西方医疗市场上被歧视的主要原因，同时也是其获得合法地位的基本障碍。虽然循证与否之于医疗行业的监管而言并未构成绝对的金标准，但西方国家的监管部门已开始采用与循证理念相关的概念与制度塑造政策框架并指导传统医学的规制实践。④在此背景下，传统医学的循证问题就成为政府立法规制的核心考量。当然，也有学者对此有不同的观点。比如凯西(Casey)和皮切拉克(Picherak)就认为，传统与替代医学的科学性的确是导致其不获政府承认的重要原因，但也仅此而已，这一问题与政府规制框架和规制模式并不相关。⑤

但本质上，承认和规制是同一个问题，立法规制更是承认与否的前提。英国上院科学与技术委员会第六份报告，谈到政府在资助医学研究项目时判断优先次序的标准。对于传统或替代医学，医学研究理事会认

---

① Howard Brody, The Placebo Effect: Implications for the Study and Practice of Complementary and Alternative Medicine, in Daniel Callahan, *The Role of Complementary and Alternative Medicine: Accommodating Pluralism*, Washington D.C.: Georgetown University Press, 2002, p.74.

② Loretta M. Kopelman, The Role of Science in Assessing Conventional, Complementary and Alternative Medicines, in Daniel Callahan ed., *The Role of Complementary and Alternative Medicine: Accommodating Pluralism*, Washington D.C.: Georgetown University Press, 2002, p.36.

③ Howard Brody, p.74.

④ Kentucky Board of Medical Licensure, *The Kentucky Board of Medical Licensure Policy Statement on Complementary and Alternative Therapies*, Louisville: Kentucky Medical Association, 1999.

⑤ J. Casey and F. Picherak, The Regulation of Complementary and Alternative Health Care Practitioners: Policy Considerations, in *Perspectives on Complementary and Alternative Health Care: A Collection of Papers Prepared for Health Canada*, Ottawa: Public Works and Government Services Canada, 2001.

为,"将金钱浪掷在不良的科学上对任何人都百无益处。"①所以理事会不会考虑对伪的科学进行资助。但"在由政府出资对某一个特定的医学体系是否具有科学性尚未展开充分研究之前,就将之归为伪科学并以此选择规制方式,这种做法合理吗?"对此,委员会未赞一词,只是在最后建议,对患者开展诊疗活动的替代医学人员在开业前应首先接受生物医学的基础教育。如果循证医学(Evidence-Based Medicine, EBM)成为政府据以验证传统医学疗效的标准,或以此为条件衡量是否对传统医学研究进行资助,那么循证医学及其标准将构成这些国家对传统医学进行立法规制的一个关键。

四 结 语

本文简要概述了西方社会医疗行业规制模式之沿革,及其反应的价值和观念基础。我认为,在特定的历史时期,这一规制模式的形成是西医界与国家间的一个交易,西医借由国家权力获得了对医疗市场的垄断地位,并将西方医学据以确证疗效的科学和循证的证据范式塑造为这一规制模式的底里。在这一背景下,中医学作为外来者,在自东向西传播的过程中,如要获得合法地位纳入东道国的卫生保健体系,其临床疗效能否经过科学验证成为重要命题。但是,中西医学分别在不同的文化土壤孕育而生,西医以科学为基础的、循证的证据范式对于中医学而言可能构成不可承受之重。面对以西医学为平台构建的西方医疗规制模式,中医学也许将面临鱼和熊掌的难题:或者尊而乔,坚守自己的个性只以替代存身;或者弃而湿,享受规制的好处但模糊自身的面目。

---

① Sixth Report of the Science and Technology Committee of the House of Lords, UK, Session 1999—2000, www.parliament.the-stationery-office.co.uk., 2017-12-29.

传统医疗在日本的复兴和发展
——以“标准”和“规范”为着眼点 *

于佳佳 **

【内容提要】 在日本，传统医疗是指，汉方和按、摩、针、灸等法律认可的医疗类似行为。传统医疗本身的科学性以及疗效为其赢得了生存和发展空间。在国家层面，日本专门为传统医疗制定法律法规，一方面在制度上为传统医疗的科学性提供了根据；另一方面为传统医疗的应用设定了安全底线。此外，在传统医疗的市场化方向上，日本以国际标准为基准制定汉方的生产质量标准；为一般用汉方制剂的互联网销售亮起绿灯；提供多元化的知识产权保护途径。

【关键词】 汉方，按摩针灸，整骨，从业执照，知识产权保护

【Abstract】 In Japan the traditional medicine includes the kampo, toning massage, acupuncture, moxibustion and bone-setting therapy. Because the traditional medicine has been scientifically proved and has effects, it has an irreplaceable position in Japan. National laws and regulations made in this field not only officially show that the traditional medicine is well grounded or well established, but also guarantee the safety borderline of its application in the clinic. Furthermore, in the economic perspective Japanese government has devoted great efforts to pull up the standard of GMP to the highest international level, turned on the green signal for selling kampo listed in the OTC categories via the internet, and designed multiple methods of protecting IP rights of the traditional medicine, especially kampo.

【Key Words】 Kampo, Toning Massage, Acupuncture and Moxibustion, Bone-setting Therapy, Practitioner's License, Protection of IP Rights

---

* 本文系国家社科基金青年项目“尖端医疗技术给刑法带来的挑战及对策研究”（项目编号：17CFX021）的阶段性成果。

** 于佳佳，上海交通大学凯原法学院副教授、东京大学法学博士。

在日本,传统医疗的内容有广义和狭义之分。狭义的传统医疗是指汉方,这是基于古代医学典籍的中草药疗法,相关治疗和用药应遵从医事法和药事法的规定。广义的传统医疗除了汉方,还包含按、摩、针、灸等刺激经络穴位的物理疗法,其合法性基于特别法律的规定。传统医疗在日本的国民医疗和医药的国际推广中发挥着重要作用。这种局面的达成有赖于一系列制度和规则的设计,以下详细说明。

一 汉方和汉方药

与西医不同,汉方关注的不是患者个别的症状而是出现这些症状的原因,把疾病视为身体整体问题的表现,治疗中着重对身体整体进行调理。汉方药基于汉方,是对植物、矿物、动物等天然物进行干燥、除杂、切削等加工后得到的生药所构成的传统医药。一个汉方一般不会只使用一味生药,基本上是由五到二十味生药搭配成剂。

(一) 汉方的盛衰简史

汉方在日本的发展已有 1 500 年的历史。[①]大约在公元 7 世纪,日本开始与中国(隋唐政府)通商往来,中国的传统医学也随之传入日本。在 16 世纪,南蛮医学从葡萄牙传入日本;在 17 世纪,兰学也从荷兰传入日本;此后,从中国传入的传统医学就被称为汉方。对日本的汉方发展最具影响力的是中国汉代到明代的传统医学,中国东汉时期的《伤寒论》和《金匮要略》、宋代的《和剂局方》以及明代的《万病回春》是日本汉方依据的重要医学典籍。在江户川时代的德川幕府时期(1603—1867 年),日本开始闭关锁国,汉方医者结合日本本土的实情独自发展汉方,形成日本的汉方医学体系,临床应用中一度出现"汉方热"。

然而,到了日本近代,明治时代是日本政府崇洋的时代,整个社会的各个领域都以"西欧化"为导向。医学领域同样如此,政府片面强调西医的

---

① 汉方的历史参见小曾户洋:《漢方の歴史[新版]》,大修館書店 2014 年版;袴塚高志:"医療用漢方製剤の承認申請について",《薬学雑誌》2017 年第 137 卷第 2 期,第 163—164 页。

优点，要求行医者必须学习西洋医学才能获得执业资格，封闭汉方学馆。特别是，政府在1883年10月23日发布《医师执业资格规则》①，将汉方医学教育从医学教育的内容中剔除了出去。②汉方由此走向衰落。

在20世纪初，第一次世界大战结束后，日本出现了重新评价汉方的潮流。首先，和田启十郎在1910年出版《医界之铁椎》，指出西医并非万能，疗效存在限制，宣传汉方的优越之处。此后，汤本求真出版了更具影响力的《皇汉医学》，结合西洋医学的知识来解释汉方的医理。大塚敬节、奥田谦三、矢数道明、细野史郎等人也为推动汉方走向复兴作出了重大贡献。③1950年，日本东洋医学会得以创设，致力于发表汉方、针灸、生药、日本医学等东洋医学领域的研究成果，推进东洋医学的发展。④

进入20世纪70年代，汉方在日本终于迎来了复兴时代。一方面，这得益于日本汉方界的努力；另一方面，日本国民对于汉方的需求长期、持续性存在着。在国家层面，自1987年，148个医疗用汉方处方适用医疗保险，这让民间对汉方的需求增长。在1988年，日本科学技术厅开展了"关于科学阐明东洋医学的调查"，加大了对汉方药研究的投入力度，让汉方药研究逐步成为有组织、有计划的政府行为，促成了企业、高校、政府合作研究开发的态势。⑤

到了21世纪，汉方在对抗老年病和绝症中发挥的作用日益受到重视。厚生劳动省在2015年9月颁布(2017年12月22日修订)的《医药品产业强化综合战略》中指出，汉方药"有西洋药所没有的药效和疗效；成分来自天然材料，使用安心；其市场需求量逐渐增加，在日本的医疗中承担着重要任务。"⑥厚生劳动省在2015年12月发布的《癌症对策加速计划》中提出，推进汉方药所支持的癌症治疗方法研究，以图提高癌症患者治疗中的营养补给和治疗品质，让患者能够在接受治疗的同时兼顾工作。⑦

---

① 《医師免許規則》(明治16年太政官布告35号)。

②③ 若杉安希乃："漢方医学に対する誤解を解く"，《Organ Biology》2016年第23卷第1号，第47页。

④ 该学会的情况可参见学会网站发布信息(http://www.jsom.or.jp/index.html)。

⑤ 科学技术厅研究开发局：《東洋医学の科学的解明に関する調査成果報告書》，科学科技厅研究开发局1989年印。

⑥ 厚生劳动省：《医薬品産業強化総合戦略》(https://www.mhlw.go.jp/file/04-Houdouhappyou-10807000-Iseikyoku-Keizaika/0000194058.pdf)。

⑦ 厚生劳动省：《がん対策加速化プラン》(https://www.mhlw.go.jp/file/04-Houdouhappyou-10901000-Kenkoukyoku-Soumuka/0000107766.pdf)。

综上可见,汉方在日本的发展历史是汉方与西医对医药市场的争夺历史,汉方的科学性以及西医不可替代的功效让其牢牢守住了一方阵地。

(二) 汉方相关的医学教育

如前文所述,在明治时代,汉方相关的医学教育缺失。其恶果通过20世纪80年代末发生的“小柴胡汤事件”暴露了出来。

小柴胡汤是《伤寒论》中记载的处方,由柴胡、半夏、人参、甘草、黄芩、生姜、大枣六位生药组成,1992年被证明能够改善慢性肝炎者的肝功能障碍后,在临床中得到广泛适用。日本媒体在1989年首次曝光,小柴胡汤的副作用是间质性肺炎,此后又多次报道新增同类病例乃至致死病例。该事件打破了汉方药的安全神话,直接导致日本汉方制剂生产和销售的低迷。[①]该事件成为汉方复兴进程中的一个逆流。但是,此事件发生后,日本政府没有因噎废食,而是分析事件发生的原因在于,日本医生脱离中医理论,不进行中医辨证,唯病投药。此事件成为汉方教育回归日本医学界的重要契机。

日本政府采用西医教育和汉方教育一元化的模式。[②]所有的行医者都必须在医学院统一接受教育,毕业后实习,然后取得国家认证的医师执业资格。从1989年开始,想成为汉方专业医师的,需在取得医师执业资格并注册6年以后,先加入日本东洋医学会;成为其会员满3年后,在指定研修机构[③]接受汉方临床研修至少3年;最后,申请参加汉方专业医师考试者还需满足的条件是,在申请前的5个年度内接受了医学院毕业后的继续教育并获得了7个学分。由此可知,要获取汉方专业医师资格,不但过程漫长,而且条件严苛。因此,日本汉方专业医师数量不多,截至2015年3月全国只有2 148名。

不过,并非只有汉方专业医师才能处方汉方。文部省在2001年发布《教育核心课程设置》,将汉方教育加入其中,自此,日本高校有了真正意义

① 参见本間行彦:“小柴胡湯による問質性肺炎について”,《日本東洋医学雜誌》1996年第47卷第1号,第1—4页。

② 这不同于中国和韩国的中西医教育区分、执业许可区分的制度模式。日本也没有像中国的中医药大学一样的汉方医学院。

③ 日本东洋医学会规定可实施汉方医学临床研究教育的医院有102家,其中包含大学附属医学和综合医院。

上的汉方教育。此后,文部省在2001年的《医学教育典型核心课程——教学内容指南》中编入了“和汉药概论”。现在,基本在所有的日本医科大学中,汉方都是必修科目。因此,有执业资格的医师既可以采用最先进的西洋医疗又可以采用传统医疗。例如,采用了机器人手术之后,术后康复期间采用汉方治疗,这种西洋医疗和传统医疗的结合是日本医疗的特色之一。根据日本汉方生药制剂协会2011年发布的《汉方药处方实际情况调查报告书》,当下处方汉方药的医师比例高达89%,59%的医师会将汉方作为首选。①

汉方疗效日益得到认可的背景下,药剂师在汉方领域的专业能力也有必要同步提升。例如,自主用药②的患者以症状向药剂师进行咨询时,药剂师有必要判断并建议患者选择西药还是汉方药。另一方面,虽然在药学部,一直以来生药学系教学科目中有汉方药的内容,但是,生药学相关的课时数有限,活跃在医疗现场的药剂师中很多人并未充分掌握汉方药和生药的知识。在这种情况下,日本药剂师研修中心和日本生药学会协力自2000年开始推行“汉方药和生药药剂师认证制度”。药剂师需参加日本药剂师研修中心组织的“汉方药和生药研修会课程”,到药用植物园实习,此后参加考试,考试合格后方可申请认证。通过认证者是掌握汉方药、生药相关的专业知识并且具备此能力和资质的药剂师。截至2017年3月,2 940名药剂师获得有效认证,此外,5 740名药剂师预定将获得认证。③

(三)汉方药的注册

在日本,医药品是《药事法》中的概念,以预防和治疗人和动物的疾病为目的,其疗效和效果、副作用、成分、用法和用量、安全性等接受过调查,

---

① 日本汉方生药制剂协会:《漢方薬処方実態調查——2011年10月18日報告書》(http://www.nikkankyo.org/serv/pdf/jittaichousa2011.pdf)。

② 自主用药(Self-medication)是指,国民根据伤病和症状的状况自主判断如何选用医药制品(如非处方药)。自主用药可以免去到医疗机构接受诊疗,在这个意义上具有积极的社会效果。

③ 小林資正:“漢方薬・生薬認定薬剤師研修制度”,《ファルマシア》2011年第47卷第12期,第1157页以下;豊島聰:“漢方薬・生薬認定薬剤師の現状”,《和漢薬》2015年第742期,第17页以下。此外,培训课程和实习等信息可参见日本药剂师研修中心的主页(http://www.jpec.or.jp/nintei/kanpou/howto.html)。

得到厚生劳动省大臣、都道府县知事的承认。某种制剂只有符合了国家制定的医药品承认基准，方能注册为医药品。医药品的注册是为了保障医药品的安全、有效和质量可控。日本区分医疗用制剂和一般用制剂来分别制定医药品的承认基准，前者更为严格，需要提交的供审查材料名目更多。汉方药是医药品的一种，其承认基准与西药的承认基准原则上相同，是一元化模式。

1. 医疗用汉方制剂

医疗用制剂是指，医师或齿科医师投用，或者根据他们的处方笺或指示才能投用的医药品。具体包括三类，一是处方药、毒药、强效药，但是，毒药和强效药中不直接作用于人体的（杀虫剂等）除外；二是不由医师和齿科医师亲自投用，或者不在他们的指导监督下投用就可能造成重大疾病、身体障碍或死亡的医药品；三是其他从药剂形式、药理作用等方面来看，在医师、齿科医师亲自使用或者在其指导监督下才能得到恰当使用的医药品。

汉方制剂中，1967 年只有 4 个处方作为医疗用汉方制剂得到承认。到 1987 年，数量增加到 148 个处方（其中包括 147 个提取制剂和 1 个软膏制剂）。在申请注册这类汉方药时，必须提交的供审查材料包括：认定对象的起源、被发现的来龙去脉、在国外使用的情况；特性以及与其他医药品的比较说明；规格以及临床试验时采用的方法相关说明；临床试验中收集到的数据。视情况需要提交的材料包括：长期保存的试验数据、加速的试验数据；人体吸收的情况报告；单次投入的毒性、多次投入的毒性相关数据；局部性的刺激相关数据。

汉方药来自天然物，由多种成分组成，成分含量也有多样性；并且，很多情况下，对应各种疗效和效果的有效成分是什么并非必然清楚。考虑到汉方药的特殊性，日本在 1980 年出台了《医疗用汉方制剂的对处》，规定了申请书的标准格式；[①]在 1985 年出台《与标准汤剂的比较试验相关资料》，对提交的材料作出规定。[②]鉴于新提交申请注册的医疗用汉方制剂会

---

① 厚生劳动省：《医療用漢方製剤の取扱いについて》，昭和 55 年（1980）6 月 25 日薬審第 804 号通知。

② 厚生劳动省：《標準湯剤との比較試験に関する資料について》，昭和 60 年（1985）薬審二第 120 号通知。

采用新的生药配比，2014 年又出台《医药品申请注册时应留意事项》，要求提交的材料中必须包括临床试验和动物试验的数据，以此来表明新的生药配比有合理性，但是，生药配比在医学典籍中有记载的除外。①

2. 一般用汉方制剂

一般用制剂是指，医药品当中，疗效和效果对人体的作用不显著，不需要医师的处方笺，患者就可以购买的医药品，又有“家用医药品”、“大众药”、“非处方药”等名称。此类医药品适用于轻病症的治疗或预防，或增进健康，其作用缓和，安全性也高，因此，相比医疗用制剂，注册的门槛低。

对于一般用汉方制剂的注册申请，厚生劳动省在 2012 年规定，一般用汉方制剂的承认基准与感冒药的承认基准一样，在成分（构成生药）和分量、用法和用量、疗效和效果在同基准的范围内，根据数百年或更长时间的使用经验，其安全性和有效性能够得到担保的情况下，申请注册时提交的材料是最为简单的。②具体而言，必须提交的材料只有两项，即特性以及与其他医药品的比较说明；规格以及临床试验时采用的方法相关说明。视情况需要提交的材料也只有两项，即长期保存的试验数据、加速的试验数据。在 1974 年，根据当时的承认基准，210 个处方作为一般用汉方制剂得到承认；在 2008 年，根据新的承认基准，增加了 3 个处方；在 2010 年，根据修改后的承认基准，又增加了 23 个处方；在 2011 年，继续追加了 27 个处方；2012 年，根据最新的承认基准，再次增加了 31 个处方。目前，共有 294 个处方作为一般用汉方制剂得到了承认。

日本在 2014 年修改《药事法》和《药剂师法》，为一般用制剂的互联网销售亮起绿灯。③在修改后的法律中，一般用制剂根据用药的危险性被区分为第一类、第二类、第三类，允许药剂师通过互联网销售这三类医药品；允许无药剂师执业资格的销售者在相关政府机构注册后通过互联网销售

---

① 厚生劳动省：《医薬品の承認申請に際し留意すべき事項について》，平成 26 年(2014)11 月 21 日薬食審查発 1121 第 12 号通知。

② 厚生劳动省：《一般用漢方製剤の添付文書等に記載する使用上の注意の一部改正について》，平成 24 年(2012)薬食審查発第 0830 第 1 号通知。

③ 日本在平成 25 年(2013)12 月 13 日公布《薬事法及び薬剤師法の一部を改正する法律》，修改后的法律自平成 26 年(2014)6 月 12 日起开始施行。法律修改相关评述参见森本敦司：“新「薬機法」(旧「薬事法」)施行後の医薬品販売をめぐる法規制”，《東海学院大学紀要》2014 年第 8 期，第 184 页以下。

第二类和第三类医药品。医疗用制剂和一般用制剂中间增加了"要指导医药品"这一新门类,包括毒性和药效相对较强的医药品,视其为准医疗用制剂。需要指导的医药品与医疗用制剂同样,禁止互联网销售。上述法律修改也适用于一般用汉方制剂。目前,超市和便利店也开始销售一般用汉方制剂。在新环境下,小林制药、乐敦制药等传统的汉方药企业会更加积极推进汉方药产业。

3. 西洋草药

西洋草药最早出现在古希腊。在16、17世纪,英国的植物疗法师(herbalist)将西洋草药作为一种治疗方法加以发展,此后,作为一般用医药品以欧洲为中心推广开来。目前,欧洲药品管理局(EMA)对其原料、有效性、品质管理、制造流程等有明确规定;并将其区分为"传统制剂"(Traditional use)和"确证制剂"(Well-established use)两类,属于前者的西洋草药在欧盟范围内的销售应超过15年,其科学根据得到了确认;属于后者的西洋草药通过了科学试验,其有用性由此也得到了确认。

西洋草药和汉方药都是由生药构成,但是,其构成、使用方法、原料、制作方法等方面存在差异。因此,西洋草药进入日本医药市场前与新型医药品一样,需要申请注册,作为医药品得到承认。日本在2007年公布了西洋草药的承认基准。①

"红葡萄叶片"(Antistax)是根据此承认基准作为"直接非处方药"(Direct-OTC)获得注册的第一例西洋草药。"直接"意味着,虽然含有新的有效成分,但是,没有按照医疗用医药品的承认基准申请注册,而是直接承认其为一般用医药品。红葡萄叶片的有效成分是从红葡萄叶中提取的,适用于改善轻度静脉血液循环障碍带来的如下症状:腿部沉重,疲劳;下肢肿胀;腿部疼痛;感觉障碍。在1969年,该提取成分与其他成分的复方药剂首先在德国被注册和销售;在1996年被法国药品领域权威著书《法国药店方略》收录;在2010年被欧洲药品管理局(EMA)所属生药制品委员会(HMPC)的药品规格书《资料目录》收录,归类为"确证制剂"品类。

---

① 厚生劳动省:《外国において一般用医薬品として汎用されている生薬製剤を一般用医薬品として製造販売承認申請する際の取扱いについて》,平成19年(2007)薬食審査発第0322001号通知。

需要注意的是，并非所有的西洋草药在日本都会作为医药品销售，并获得相应的注册。事实上，一部分西洋草药在日本被分类为食品。例如，厚生劳动省在1998年将168种西洋草药（生药）收录到非医药品的名单中。[①]在这种情况下，只要不宣称有医药品的疗效和效果，就可以作为食品销售。

（四）汉方药的市场化

在汉方药的市场化方面，日本着力于汉方药的生产质量管理和知识产权保护两个领域。

1. 汉方药的生产质量管理

在日本，医药品的生产和制造过程必须遵照《药品生产质量管理规范》（以下简称为GMP）。其规范的对象是，从原料采用到制成品出厂的整个过程。GMP的三大目标是，最大限度减少人为失误；防止医药品遭受污染或品质低下；建立起保障医药品高品质的体系。GMP的法律根据是《确保医药品、医疗器械的品质、有效性以及安全性相关的法律》[②]，厚生劳动省在上述法律的基础上又制定了详细的规则，适用于医药品以及外用医药品的制造管理和品质管理。[③]

在日本，GMP不仅适用于西药，原则上也适用于汉方药，但生药的磨粉和切削是其适用的例外。[④]不过，日本汉方生药制剂协会在制定行业的自主基准时，将生药磨粉和切削纳入了规制对象的范畴。自主基准经历了几个阶段的发展，协会首先在1987年推出《医疗用汉方提取制剂GMP》；在1992年又制定《一般用汉方制剂和生药制剂GMP》；在2005年基于修改后的《药事法》，将上述两个规定合并为《汉方制剂和生药制剂的制造管理以及品质管理相关的自主基准》。此自主基准在确保汉方制剂品质方面发挥着重要的作用。

---

① 厚生劳动省：《いわゆるハーブ類の取扱いについて》，平成10年（1998）医薬発第344号通知。

② 《医薬品、医療機器等の品質、有効性及び安全性の確保等に関する法律》（昭和35年法律第145号）。

③ 厚生劳动省：《医薬品及び医薬部外品の製造管理及び品質管理規則》，平成11年（1999）厚生省令第16号；《医薬品及び医薬部外品の製造管理及び品質管理の基準に関する省令》，平成16年（2004）厚生労働省令第179号。

④ 《薬事法施行令》（昭和36年政令第11号）第20条第1项和《薬事法施行規則》（昭和36年厚生省令第1号）第96条。

近年来,随着医药品全球化的进程推进,厚生劳动省把实现汉方药的国际标准化管理作为主要任务之一。为了申请加盟国际药品认证合作组织(PIC/S),日本将该组织颁布的《药品生产质量管理规范指南(PIC/S GMP Guide)》中“植物性医药品的制造(Annex 7)”相关规定与日本汉方生药制剂协会的自主基准进行对照,围绕如何整合两个标准在国内展开讨论。日本制药团体联合会于 2012 年 2 月率先在行业内部发布《生药及汉方生药制剂的制造管理及品质管理相关基准》①,作为“汉方 GMP”的自主基准。厚生劳动省将此基准向全国各级政府卫生主管部门进行公示,此后,于 2013 年 8 月明确指出,此基准的实施应与国际接轨,让国内的 GMP 达到 PIC/S 的基准。②日本于 2014 年 7 月 1 日成功加盟 PIC/S。截至这一时点,PIC/S 的加盟会员以欧盟为中心,包括美国以及亚洲的日本和韩国,PIC/S 也被视为世界基准。日本的基准符合了世界上得到承认的合理和严格的基准,并与欧美的基准不相矛盾,这非常有利于日本汉方的全球化推广。日本在制定此基准的过程中也在切实追求提升既有的汉方药效果,运用科技手段,增加药效成分,除去不纯物,实现最为恰当的药用成分比率。

2. 汉方药的知识产权保护

日本在医药品的知识产权保护方面,根据保护的目的,采取多途径的保护策略。日本药企可以选取的途径包括“申请专利”、“申请实用新型”、“作为技术秘密(know how)保护”和“公开”。这套制度同样适用于汉方药。

第一种途径是,以将发明公开为前提,申请专利。选择这条途径的目的是,实现企业自身利益的最大化或从医药品专利中直接获得利益。

1959 年日本颁布现行《特许法》,为保护“发明”提供了法律依据。这里的发明必须基于对自然法则的利用,并且,属于与技术相关的思想创造中的高度创作。能够获得专利的发明应具有“产业上的可利用性”、“创新性”、“进步性”,此外,要求专利所有人“率先”提出了专利申请。发明区分为物的发明和方法发明两类,前者不仅包括机械或化学合成物等有形物,

① 厚生劳动省:《生薬及び漢方生薬製剤の製造管理及び品質管理に関する基準について》,平成 24 年(2012)日薬連発第 95 号。

② 厚生劳动省:《医薬品及び医薬部外品の製造管理及び品質管理の基準に関する省令の取扱いについて》,平成 25 年(2011)薬食監麻発 0830 第 1 号。

而且包括过程这样的无形物。后者的例子是操作方法。

依据《特许法》对医药品提供全面保护开始于1976年。在汉方药的领域中,汉方药源自有上千年历史的医学典籍,处方中的生药种类和配比是已经确定下来了的,尽管如此,汉方药仍然有可能获得专利保护。例如,采用传统技术加工药用植物提取物,制成含有此提取物的新制剂,可以获得专利。①在汉方药的疗效方面,如果公认为某种汉方药本来对于某种疾病没有疗效,但新的发现是,对此病的特定症状有缓解作用,那么就有可能以此为限获得专利。从汉方药中提取出某种成分,对其药效进行了精密的查证,也可能获得专利。汉方药的基本成分不改变,但以新的制造方法进行加工,亦可以取得专利。②特别值得关注的是日本在原创药基础上的"1.5仿制"。具体是指,日本药企在其他国家拥有专利的药剂的基础上进行创新,将其改良为自己的新药,这样做一方面不必为原创药的开发付出高额的成本,另一方面也不会陷入侵害原创药知识产权的法律纠纷中。如武田公司将美国的奥美拉唑改造为兰索拉唑,两药主链相同而支链不同;三共药业将默沙东的辛伐他汀中含有的内酯环,改造为羟基酸,形成普伐他汀,使之成为水溶性药物。③

日本药企不仅在国内重视专利申请,也积极通过专利争夺汉方药的海外市场。④2013年9月,人民网报道,根据日本调查公司的大和综合研究小组统计的数据,在海外汉方药市场中,中国的专利产品只占0.3%,日本和韩国共占70%。⑤

第二种途径是,申请实用新型。日本在1959年颁布《实用新型法》。该法的目的是,保护和利用与物品的形状、构造或构成相关的方案,奖励此方

---

① 例如,名称为"炮製を活用した薬用植物抽出物及びこれを含有する皮膚外用剤組成物"的专利,专利号是5864252,注册日是2016年1月8日,发行日是2016年2月17日。

② 例如,"汉方软膏剂的制造方法专利"(http://www.zaiseido.co.jp/introduction/4782)。

③ 谭勇:《从世界药研看中国药物创新的务实路径》,载陶剑虹、谭勇:《主流:中国药企领袖智慧》,清华大学出版社2005年版,第121页。

④ 日本药企在海外申请专利时,基本是委托日本国内的专利事务所来实施。

⑤ 人民网日本股份有限公司:"日本の漢方薬事業　売上好調だが開発は中国に及ばず",2013年9月29日"人民网日语版·经济"发布(http://j.people.com.cn/94476/8413175.html)。

案,并让其对产业的发展有所助益(第1条)。相比专利,申请实用新型的门槛较低。1994年1月1日之后,申请实用新型不再对新颖性、进步性进行实质性审查,只要满足了申请所要求的基本要件,就可以注册为实用新型产品。

近年来,随着技术革新的频繁和发展的加速,如果企业希望缩短知识产权申请的周期,迅速将发明方案投入到市场中,可以选择申请实用新型。但是,与专利相比,实用新型的保护周期短;申请费用高;未经实质性审查的权利具有不安定性。因此,也有为数不少的企业更加倾向于申请专利。不过,2005年4月1日,日本对原有的制度进行更改,一是实用新案权的存续期间从6年延长到10年;二是减少注册费;三是扩大可以订正的内容范围;四是允许在实用新型注册后的3年内申请专利。

第三种途径是,作为技术秘密(know-how)保护。一般考虑到如下因素会选择这种途径:从发明的内容来看,其他企业独立开发明显存在困难;或者即使申请了专利,在专利被侵害的情况下,也难以察觉;或者即使申请专利,也可能因为进步性欠缺等原因导致申请失败;或者其他企业对于获得此发明没有表现出兴趣;或者与共同开发企业和买方公司之间有关于发明的保密协议;或者发明会被用于打击犯罪,为了申请专利将其公开会让发明的价值明显受损。日本经济产业省于2003年1月30日公布《营业秘密管理指南》,2003年3月14日公布《技术外泄防止指南》。①上述规定同样适用于汉方药。汉方药是多味生药组合而成的,为了确保多成分汉方药的品质稳定,需要高度的技术。对于这种技术,如果不适宜通过其他途径保护,可以作为技术秘密保护。

根据《特许法》的规定,对技术秘密的权利属于率先使用并通常实施此技术的权利,简称为"率先使用权"(第79条)。2006年6月,日本特许厅公布"率先使用权制度指南",相关规定也适用于汉方药。②但是,率先使

① 国家经济产业省:《営業秘密管理指針》,平成15年(2003)1月30日发布,平成27年(2015)1月28日全面修订(http://www.meti.go.jp/policy/economy/chizai/chiteki/pdf/20150128hontai.pdf);《技術流出防止指針》,平成15年(2003)3月14日发布(http://www.meti.go.jp/policy/economy/chizai/chiteki/pdf/030314guideline2.pdf)。

② 国家特许厅:《先使用権制度の円滑な活用に向けて——戦略的なノウハウ管理のために——》,初版发布于平成18年(2006)6月,第2版发布于平成28年(2016)5月(https://www.jpo.go.jp/seido/tokkyo/seido/senshiyou/pdf/senshiyouken/senshiyouken_2han.pdf)。

用权和专利一样,不同的国家有不同的认定制度。在海外市场有业务的日本药企为了保护技术秘密也需要按照销售对象国的标准①在海外申请率先使用权。

第四种途径是,向公众公开发明。如果公司不想独占发明成果,申请专利只是为了防止其他公司就此发明申请专利,那么,在这种情况下,相比申请专利,向公众公开发明是实现目的更为有效的途径。选择这条途径的弊端是,一旦向公众公开,发明的创新性就丧失了,原则上不能再就此发明或技术申请专利。②但是,如果能够巧妙利用这种制度,也有可能在保持自己公司的技术优势和降低与其他公司之间专利竞争的风险之间达成平衡。

综上,日本药企可以通过自身的具体需求选择不同的途径来保护自己在汉方药上的知识产权。

二　医疗类似行为

医疗类似行为是与医疗行为相邻接的领域。具体是指,《医师法》第17条所定义的医疗行为(不由医师实施就有发生保健卫生上危害之虞的行为)之外的、具有一定危险性的行为。并非所有的医疗类似行为都合法。

(一) 合法的医疗类似行为

合法的医疗类似行为以法律为依据,分为按、摩、针、灸术和整骨术两大门类。

1. 按、摩、针、灸术

在明治时代,最初,医疗类似行为的规制被委任给府县等地方政府。到明治末期,日本政府在1911年制定了《按摩术营业取缔规则》和《针灸术营业取缔规则》,③开始从国家层面对以实施按摩、推拿等按摩术和针灸为

---

① 海外多数国家采用的是"先使用主义",即率先使用者享受对技术秘密的权利。但是,美国的制度比较特殊,采取的是"先发明主义",即先发明者享受对技术秘密的权利。即使都采用"先使用主义",如技术秘密的使用权范围在日本和中国是不同的。

② 作为例外,符合《特许法》第30条规定的除外。

③ 《按摩術営業取締規則》(明治44年内务省令10号)、《按摩術、鍼術灸術営業取締規則》(明治44年内务省令11号)。

业的行为进行规制。首先，这一时期的许可是营业许可。其次，按摩术和针灸术之外的医疗类似行为是否被禁止，没有明确规定。实践中，各地政府的应对方法有差异，有的地方采取许可制，有的地方采取报备制，还有的地方为此制定规则。

战后，日本在1945年颁布《按、摩、针、灸、整骨营业法》，[①]将营业许可改为身份许可，即具有一定资质的从业者可获得执业许可。此后不久，1947年制定《按、摩、针、灸师相关的法律》，将按、摩、针、灸（法定四业务）从业者的资格规制及其业务规制明确了下来；并且，在第12条中指出，禁止法定四业务之外的其他医疗类似行为。[②]日本在1988年修改这部法律时，将执业许可的颁发者由"都道府县知事（即地方政府的行政负责人）"改为"厚生劳动省大臣"，这意味着从业者的执业许可由国家授予。参加国家执业资格考试者必须在文部省认定的大学或者厚生劳动省和地方政府指定的按、摩、针、灸师培养机构学习三年以上，掌握了解剖学、生理学、病理学、卫生学等执业必须的知识和技能。[③]

在临床上，针灸治疗的多见病症集中于，腰腿疼痛或关节不利等疼痛性疾病、运动系统疾病以及脑血管病后遗症的康复。近年来对于腰痛或类风湿性关节炎等5种疾病，只要能得到医师出具的诊断证明书和针灸诊疗推荐信，其治疗可以使用公费医疗保险，表明日本医学界对针灸的功效已经有所承认。

2. 整骨术

日本古代武术之"柔术"中有"杀法"和"活法"两种技法，前者为了杀伤对手，在现代竞技柔道中得到继承；后者为了给负伤者实施救治，其续筋接骨等技术发展为现代的整骨术。[④]

---

① 关于这部法律的解说参见鈴木信吾、芦田定蔵:《あん摩・はり・きゅう・柔道整復等営業法の解説》，第一書林1948年版。

② 《あん摩マッサージ指圧師、はり師、きゆう師等に関する法律》（昭和22年法律第217号）。

③ 目前日本全国有90多所中专或大专性质的针灸学校，针灸学校的毕业生通过国家考试，可以获得执业许可。然而，现状是，针灸师在学校期间缺乏临床技能培养和实习训练，毕业后也缺乏良好的临床培训基地，往往难以得到继续教育和进修提高的机会。另外，针灸在日本被视为"医疗类似行为"，针灸师与针灸治疗院的地位与医师或正规医疗机构之间存在有相当大的差异，也使得针灸的发展落后于医疗技术的发展。

④ 参见日本整骨师会对整骨术的介绍（http://www.shadan-nissei.or.jp/judo/seifuku-jutu.html）。

历史上，整骨一度被视为医疗的一部分。例如，根据1950年厚生劳动省医务科长给山形县知事的回答，以整骨为业理论上是医疗行业的一部分。①另一方面，如上文所述，日本在20世纪40年代颁布的法律中，将整骨和按、摩、针、灸放在一起加以规定。然而，随着1970年《整骨师法》的出台，②整骨术最终被定位为单独的医疗类似行为门类。在1988年修改法律之前，从业者的执业资格由都道府县知事授予；修改后的法律规定，从业者必须通过国家考试，整骨师执业许可由厚生劳动省大臣授予。参加国家考试者必须在文部省指定的大学或者地方政府指定的整骨师培养机构学习三年以上，掌握了解剖学、生理学、病理学、卫生学等从事整骨所必需的知识和技能。

关于从业范围，实施整骨术者原则上限于专业的整骨师和医师，作为唯一的例外，在处理颞颌关节脱臼的病例时，牙科医师也可以纠正脱臼。整骨治疗的适应症中，包含在医疗保险范围之内的适应症包括骨折、脱臼、跌打、扭伤、挫伤等。整骨师如果专门学习了器械支持下的复建，也可以作为理学治疗士，在医师的监督下为患者实施器械支持下的复建。

（二）非法的医疗类似行为

除了法定正当化的按、摩、针、灸、整骨之外，民间偏方、脊椎的物理矫正术（chiropractic）、电流刺激疗法（electrotherapy）、热敷疗法等属于广义的医疗类似行为，但以此为业在日本是被禁止的。如前文所述，这一点已经在《按、摩、针、灸师相关的法律》第12条中作出明确规定。日本最高法院以20世纪60年代的两个重要案例为契机，阐明了广义医疗类似行为的违法性根据。

第一个案例是最高法院大法庭在1960年判决的案例。本案中，被告人采用“HS式高周波疗法”为胃病患者进行了四次治疗，收取治疗费。争点是，被告人的职业行为是否应该被禁止。辩护人的主张是，日本《宪法》第22条规定了职业选择的自由，而《按、摩、针、灸师相关的法律》第12条限制职业选择，违反宪法规定。一审法院认为：为了维持公共福祉，第12

---

① 厚生劳动省医务科：“脱臼骨折等に対する手出てについて”，昭和25年(1950)2月16日收第97号(http://www.sen-juseishi.jp/2013-09-26/shinndannkennhannrei1.PDF)。

② 《柔道整復師法》(昭和45年法律第19号)。

条的限制是必要的,不违宪。①控诉审法院在认同一审法院判断的基础上,进一步把人体可能遭受的危害区分为"积极危害"和"消极危害"两类。前者是指,直接伤害到人体;后者是指,使人丧失接受恰当治疗的机会或让康复周期变长。控诉审法院认为,医疗类似行为即使不会带来积极危害,也有可能带来消极危害,因此,为了保护国民享受恰当医疗的机会,为了改善和提升国家的保健卫生品质,不可对医疗类似行为放任不管,而应防止其带来消极危害。②最高法院一方面认为,医疗类似行为有"给人的健康带来危害之虞",从公共福利的立场上对其进行禁止是必要的;另一方面指出,对于被告人采用的"HS式高周波疗法"是否可能给人的健康带来危害,控诉审法院没有进行判断,导致判断理由不充分,因此,撤销了原判决。③

上述案件以及判决的重要意义在于,提出了带来消极危害之虞也足以成为法律制裁的根据。最高法院在1961年审理的案件中也采用了上述立场。本案中,被告人以实施灸术为业,作为宣传手段,在发布的宣传册上写明了灸术的各种适应症。争点是,这种宣传行为是否违反了《按、摩、针、灸师相关的法律》第7条对广告的限制规定。该条规定,以按、摩、针、灸术为业者只能在广告中载明"从业者的姓名、住址;从事业务的种类;营业场所的名称、电话号码、地址;营业日和时间;以及其他厚生劳动省大臣指定事项。"而本案中,对于适应症的规定显然超出了法律允许的范围。最高法院在解释上述规定时指出,如果对于可载明的内容不进行限制,那么从业者为了吸引患者总会或多或少进行虚假或扩大宣传,有蛊惑一般大众之虞,由此带来的后果是使人丧失及时接受恰当医疗的机会。因此,为了避免这种弊害,防患于未然,需要对广告内容进行限制。从公共福祉的立场出发,这是不得不采取的措施。④上述说明明显也是以争议行为有"带来消极危害之虞"来作为依据的。

---

① 平简判昭和28年4月16日刑集14卷1号41页。

② 仙台高判昭和29年6月29日刑集14卷1号43页。

③ 最判(大)昭和35年1月27日刑集14卷1号33页。

④ 最判昭和36年2月15日刑集15卷2号347页。

三 总 结

综上所述,传统医疗在日本的复兴和发展给我们的启示体现在如下方面:

首先,历史上,虽然传统医学在日本经历过低迷期,在与西医的争夺中一度处于劣势,但是,传统医疗本身的科学性以及西医不可替代的药效为其赢得了生存和发展的空间。日本对“小柴胡汤事件”的处理表明,应辩证地看待传统医疗的安全性,因有副作用就将其从医药市场上摒除的做法①并不明智。

其次,在日本,传统医疗并非游离于法律法规的规制之外,对于汉方,原则上采用汉方和西医的一元化规制模式,同时考虑到汉方的特点,也会颁布单行性规定。对于医疗类似行为,通过国家立法明确圈定出合法行为的范围,相关法律法规与规制医师和齿科医师的法律法规并行适用。日本专门为传统医疗制定法律法规的重要意义在于两个方面,一方面从制度上为传统医疗的科学性提供了依据。另一方面为传统医疗的应用设定绝对不可逾越的安全底线,具体表现在传统医疗从业者的教育、汉方药的注册医疗、类似行为的消极危害控制等方面的制度设置。

最后,日本不仅从医理和制度层面承认传统医疗的科学性,而且在市场化方面上,积极采取措施在国内外推动传统医疗特别是汉方的应用。主要体现在,以国际标准为基准制定汉方的生产质量标准;为一般用汉方制剂的互联网销售亮起绿灯;提供多元化的知识产权保护途径,特别是在海外市场的争夺中亦重视知识产权战略。

---

① 津谷喜一郎:“市場撤退した医薬品副作用の諸相”,《ファルマシア》2007年第43卷第11号,第1097—1102页。

外来疾病与文化冲击:以梅毒东传为例

于赓哲*

【内容提要】 中国古代青楼文化兴盛,由于对性病的病因和传染机制缺乏足够的了解,其治疗与预防长期被视为个人事务,社会缺乏对不洁性交的警惕,从而导致在漫长的青楼文化叙事史中性病长期缺位。16世纪初期梅毒这种新型疾病的进入导致性病感染机制的认识发生了巨变,尤其对于鸦片战争以后的国人来说,梅毒“外来”的色彩又具有极强的表喻意义,象征着外来文化的侵略从而大大改变了中国人对于青楼文化的态度。也使得性病检疫成为走向现代化的重要一环。

【关键词】 外来疾病,文化冲击,梅毒

【Abstract】 Chinese ancient brothel culture flourished. Because of the lack of adequate understanding of the etiology and infection mechanism of gonorrhea, chancroid and other sexually transmitted diseases, its treatment and prevention has long been regarded as a personal affair, and society was lack of vigilance against unclean sexual intercourse. As a result, venereal diseases have been absent for a long time in the long narrative history of brothel culture. At the beginning of the 16th century, the entry of syphilis, a new disease, led to a great change in the understanding of the infection mechanism of venereal diseases. Especially for the people of the country after the Opium War, the color of syphilis "external" had a strong figurative meaning. Symbolizing the invasion of foreign culture and thus greatly changed the attitude of the Chinese people towards the brothel culture. Also it makes the venereal disease quarantine to become an important link to move towards the modernization.

【Key Words】 Foreign Disease, Cultural Shock, Syphilis

* 于赓哲,陕西师范大学历史文化学院教授、博士生导师。

古来对性病的认识就是“认知史”的演变。青楼之形象一直与文人雅士、诗词弹唱密切相关，能影响其地位、形象的唯有历代政府对于官员嫖娼之不同政策以及社会舆论的道德批判。而性病之影响在明代以前似乎并不显著，例如张邦炜讨论宋代妓女问题时说：“性医学的发展在很大程度上取决于性疾病的发病率。综观人类文明史，性医学的大发展都出现在性疾病的大流行之后。两宋时期无性疾病流行的迹象，性医学无大发展，自在情理之中。”①不仅两宋，置之更长时段亦未见广泛的性病恐慌。是什么原因导致性病在青楼文化叙事过程中的缺位？是真的没有性病的困扰还是什么因素在干扰古人对于性病的“病”与“因”的归纳？外来的疾病又是如何影响国人对于青楼的印象？这是本文要阐述的问题。

性病从未缺席，缺席的是对它的认知。中国古代史问题的建构，往往要从近现代来寻找根源。正是16世纪以来进入中国的梅毒逐渐改变了青楼文化的形象，而国人的认知从最初的“气论”、淫邪与娼家责任的讨论，到最后逐渐形成共识，在清末民国时期这种共识转化为民族主义的焦虑，进而带来对青楼前所未有的否定浪潮。在这个过程中，产生了道德洁癖想象，塑造出“卖艺不卖身”的清倌人、歌女形象，而这一切的根源，起码有一部分与性病认识的发展密切相关。

清末民国以来学者认为性病主要有淋病、梅毒、软性下疳，陈邦贤指出：“现世界以显微镜研究花柳病之病原菌有三，故分花柳病为三种，一梅毒，二软性下疳，三淋病。”②余云岫《花柳病之识别》：“花柳病分为三种，……三种为何？曰梅毒，曰淋病，曰软性下疳也。”③俞凤(风)宾1921年所写《花柳病之陷溺个人与危害群说》则认为有“梅毒”和“淋病”两种：“花柳病中，常见者有二种，一曰淋病，一曰梅毒。”④古代医者的疾病分类与今迥异，而且对于性病的认识也不仅仅是医者的事情，在经验主义至上的年代里，对疾病的认识必然受到各种医学外社会因素的影响，再加上性

---

① 张邦炜：《两宋时期的性问题》，载邓小南主编：《唐宋女性与社会》，上海辞书出版社2003年版，第451页。

② 陈邦贤：《花柳病救护法》，上海医学书局1917年版，第3页。

③ 余云岫原著，祖述宪编注：《余云岫中医研究与批判》，安徽大学出版社2006年版，第381页。

④ 俞凤(风)宾：《花柳病之陷溺个人与危害群说》，上海进德会1921年印，转引自池子华、崔龙健主编：《中国红十字运动史料选编》第1辑，合肥工业大学出版社2014年版，第386页。

病不同于其他疾病，此病常为人所讳言，故更无统计及普遍认识之根基，所以各种混乱认识的产生也就毫不奇怪了，这不仅是中国独有的现象，在欧洲长时间以来也有性病分类的混乱认知，“此后（按——16世纪以后）有两世纪之久，流行的便是这种‘同一论’，把梅毒、下疳、淋病看作同一疾病的不同的形式。……直到十九世纪的三十年代，法国研究家黎科尔（Philippe Ricord）才把一向盛行的‘花柳病’同一论打倒。他相信，一世纪之久的医学界也都相信，淋病，软性下疳，硬性下疳（初起的梅毒病象），是由三种不同的毒质引起的。不过，在细菌学确立以前，这问题并未结束。在一八七九年，奈塞尔（Neisser）发现造成淋病的淋病菌（gonococcus）；在一八八九年，杜克里（Ducrey）发见生出软性下疳的有机体（Stre-ptobacil-lusulcerismollis）；最后，在一九〇五年，勺丁（Schaudinn）与霍普曼（E. Hoffman）共同发见梅毒的真正原因（Spirochaeta Pallida）。”[①]中国历史上对于性病的认识，尤其是感染渠道的认识也存在着一个逐步发展的过程。而伴随着这个过程的则是青楼形象的逐渐蜕变。

一

在梅毒进入中国之前，中国的性病主要就是淋病。在三种性病之中，淋病是古已有之且已经被诸医家详细记载并分析者。然淋病之认识并未影响到青楼文化，因为淋病之感染渠道未能与青楼和房事清晰挂钩，故未能引起足够之警觉。

淋病自何时而起已不可考。《左传·昭公元年》有“是谓近女室，疾如蛊。”而《黄帝内经·素问·玉机真藏论篇》有云：“少腹冤热而痛，出白，一名曰蛊。”[②]余云岫就此认为这是中国最早的淋病记载：“膀胱炎不皆近女，而近女所生之病，往往与膀胱炎之候相似，故曰如蛊，窃以为即今之花柳病淋病。”[③]隋代《诸病源候论》对于淋病症状的记载和分析则比《内经》更

① 布式克（Buschke）、雅各生（Jacobsohn）：《性健康知识》，董秋斯译，三联书店1991年版，第144—145页。

② 《黄帝内经素问》卷6《玉机真藏论篇第十九》，人民卫生出版社1963年版，第124页。

③ 余云岫：《古代疾病名候疏义》，人民卫生出版社1953年版，第326页。

为详细,提出了七淋和白浊的概念,该书卷十四《诸淋候》:

> 诸淋者,由肾虚膀胱热故也。膀胱与肾为表里,俱主水。水入小肠,下于胞,行于阴为溲便也。肾气通于阴,阴,津液下流之道也。若饮食不节,喜怒不时,虚实不调,则腑脏不和,致肾虚而膀胱热也。膀胱津液之府,热则津液内溢,而流于睾,水道不通,水不上不下,停积于胞。肾虚则小便数,膀胱热则水下涩。数而且涩,则淋沥不宣,故谓之为淋。其状,小便出少起数,小腹弦急,痛引于齐。①

在病因分析上,《诸病源候论》指出所有"淋"皆"由肾虚膀胱热故也"。"诸淋"涵盖七种,分别是血淋、劳淋、膏淋、石淋、气淋、热淋、寒淋,七淋及白浊病征记载如下:

表1 《诸病源候论》中的七淋和白浊

病名	症状	备注
血淋	是热淋之甚者,则尿血,谓之血淋。心主血,血之行身,通遍经络,循环腑脏。其热甚者,血则散失其常经,溢渗入胞,而成血淋也。	
劳淋	劳淋者,谓劳伤肾气,而生热成淋也。肾气通于阴。其状,尿留茎内,数起不出,引小腹痛,小便不利,劳倦即发也。	
膏淋	膏淋者,淋而有肥,状似膏,故谓之膏淋,亦曰肉淋,此肾虚不能制于肥液,故与小便俱出也。	
气淋	肾虚膀胱热,气胀所为也。膀胱与肾为表里,膀胱热,热气流入于胞,热则生实,令胞内气胀,则小腹满,肾虚不能制其小便,故成淋。其状,膀胱小腹皆满,尿涩,常有余沥是也。亦曰气癃。诊其少阴脉数者,男子则气淋。	
石淋	淋而出石也。肾主水,水结则化为石,故肾客沙石。肾虚为热所乘,热则成淋。其病之状,小便则茎里痛,尿不能卒出,痛引少腹,膀胱里急,沙石从小便道出。甚者塞痛,令闷绝。	

① 巢元方著、南京中医学院校释:《诸病源候论校释》卷14上册,人民卫生出版社1980年版,第464页。

续 表

病 名	症 状	备 注
热 淋	三焦有热,气搏于肾,流入于胞而成淋也。其状,小便赤涩。亦有宿病淋,今得热而发者,其热甚则变尿血。亦有小便后如似小豆羹汁状者,畜作有时也。	
寒 淋	其病状,先寒战,然后尿是也。由肾气虚弱,下焦受于冷气,入胞与正气交争,寒气胜则战寒而成淋,正气胜则战寒解,故得小便也。	
白 浊	劳伤于肾,肾气虚冷故也。肾主水而开窍在阴,阴为溲便之道。胞冷肾损,故小便白而浊也。	

这些“淋”中,的确某些症状与现代意义“淋病”较为相似,但又却缺乏完全对应者,汪于岗认为:“如淋病而有石淋、膏淋、气淋、痨淋、赤淋、热赤淋、寒淋之分,实则此等症状,或为真性淋病,或为非淋毒性之他种疾病,今尽入于淋病中。”①余云岫《古代疾病名候疏义》:“要之,凡小便频数而涩,淋沥有痛者,旧医籍皆名为淋,非如今日专属之于传染性花柳病之一种也。”②而所谓“白浊”的症状描述则更接近于现代意义上的“淋病”,如“小便白而浊也”可能就是对淋病大量脓性分泌物的描述,但这里的描述依旧是较为模糊的,《证治准绳》卷十四《赤白浊》:“今患浊者,虽便时茎中如刀割火灼而溺自清,唯窍端时有秽物如疮脓目眵,淋漓不断,初与便溺不相混滥。”③此处对于“白浊”的描述则基本可以确定为现代意义的淋病。

但是对于淋病的感染机制认知却长期处于模糊状态,首先未能与传染病挂钩,其次未能与性生活挂钩。

对于白浊病因,上引《诸病源候论》认为是“劳伤于肾,肾气虚冷故也”,《证治准绳》卷十四《赤白浊》:“盖由精败而腐者什九,由湿热流注与虚者什一。丹溪云:属湿热,有痰有虚。赤属血,由小肠属火故也。”④这里对于淋病的认识已经联系到了生殖系统,“精败而腐者”,但并未直接与性生活以

① 汪于岗:《花柳病概论》,中国卫生社编:《国民卫生须知》,中国卫生社 1935 年版,第 166 页。

② 余云岫:《古代疾病名候疏义》,人民卫生出版社 1953 年版,第 240 页。

③ 王肯堂辑、倪和宪点校:《证治准绳》,人民卫生出版社 1991 年版,第 613 页。

④ 同上书,第 614 页。

及传染性相联系。陈邦贤《花柳病救护法》："巢元方之《病源候论》曾记载此事……且不言其传染"。①

明代孙一奎《赤水玄珠》卷十五："方古庵云：淋症其感不一，或因劳房、厚味、醇酒、忿怒所致。夫房劳者，阴虚火动也。忿怒者，气动生火也。醇酒厚味者，酿成湿热也。积热既久，热结下焦，所以小便淋沥，欲去不去，不去又来，而痛不可忍者。初则热淋、血淋，久则煎熬水液，稠浊如膏、如沙、如石也。"②这里虽然与"劳房"相联系，但却把可能的现代意义上的"淋病"与前列腺炎、膀胱炎、尿道炎、膀胱结石相混淆，统归为"积热既久，热结下焦"，所以说此处的"劳房"认知更类似一种脏象分析，并不见得是真的意识到性传染渠道。不过在另一处，作者有更清晰一些的认识："若小便将行而痛者，气之滞也；行后而痛者，气之陷也；若小便频数而痛，此名淋浊"③。这个淋浊病因又被归结为"又醉以入房，或临房忍精，以致小肠膀胱热郁不散，而为淋浊者"④，《医案》也说："总由酒后竭力纵欲，淫火交煽，精离故道，不识澄心，调气摄精归源之法，以致凝滞经络，流于溺道，故新血行至，被阻塞而成淋浊也。"⑤也就是说意识到这个病和性生活有关，却没意识到这是传染病，而是患者自己性生活方式不当造成。《傅青主男科·浊淋门》："浊淋二症，俱小便赤也。浊多虚，淋多实，淋痛浊不痛为异耳。浊淋俱属热症，惟其不痛，大约属湿痰下陷及脱精所致；惟其有痛，大约纵淫欲火动，强留败精而然，不可混治。"⑥这里的论述包括现代意义的淋病，而原因则是"强留败精而然"。综合以上可以看到，对于淋病的归类本身存在模糊和前后期的变化，而病因分析虽然已经意识到与性生活有关，却并未意识到传染的存在。

另外，还有一个因素也是古人未能认知淋病与性渠道传染的关系的可能原因——淋病的男女症状不一样，古人极可能并未能意识到两种不同的症状是同一种疾病，自然也就没有会导致感染的认知。男性淋病患

① 陈邦贤：《花柳病救护法》，上海医学书局1917年版，第37页。

② 孙一奎：《赤水玄珠》，周琦校注，中国医药科技出版社2011年版，第328页。

③ 同上书，第250页。

④ 同上书，第15页。

⑤ 孙一奎：《孙文垣医案》，杨洁校注，中国医药科技出版社2012年版，第213页。

⑥ 傅山：《傅青主男女科》，岳雪莲、李占永、李小林校注，中国中医药出版社1993年版，第184页。

者的症状分为急性和慢性两种,急性症状为尿道口灼痒、黏膜红肿,尿频、尿痛,尿道口有少量黏性分泌物。三至四天后则产生大量脓性分泌物(白浊的名号应该由此而来)。而慢性淋病一般表现为尿道炎症状,平时症状不明显。而女性患者则有三至五天的潜伏期,然后会出现尿道炎、宫颈炎、前庭大腺炎、直肠炎等,其中以宫颈炎、尿道炎最常见。慢性患者会有下腹坠胀、腰酸背痛、白带多等症状,这些症状与男性症状不大相似,可能会产生误导,也就是说即便发生了男女之间的传染,也极有可能没有被准确认知为男女同病。在古人对传染病的认知中,必须症状相似才能认定为"相染"。"瘟疫"是古代对传染病(包括流行病)的称谓,《说文解字》说:"疫,民皆疾也。"①《字林》:"疫,病流行也。"②这里应该包括"同时"、"症状类似"两层含义,正如所谓《素问》遗篇之《刺法论》所云:"余闻五疫之至,皆相染易,无问大小,病状相似。"③再例如《诸病源候论》对注病(疰病)的认识也是如此,该书卷二四《诸注候》:"凡注之言住也,谓邪气居住人身内,故名为注。"④其中的生注、死注、食注、殃注等具有较为典型的传染病特征:

表 2 《诸病源候论》卷 24 生注、死注、食注、殃注一览

注 名	候	传染途径	备 注
生注⑤	人有阴阳不调和,血气虚弱,与患注人同共居处,或看侍扶接,而注气流移,染易得上,与病者相似,故名生注。	生者——生者	
死注⑥	人有病注死者,人至其家,染病与死者相似,遂至于死,复易傍人,故谓之死注。	死者——生者	

① 许慎撰:《说文解字》卷 7 下,天津古籍出版社 1991 年版,第 156 页上栏。

② 丁度等编:《集韵》上册,去声七引《字林》,上海古籍出版社 1985 年影印本,第 478 页。

③ 该篇应该为唐宋之间人伪托之作,参见甄志亚:《中国医学史》(修订版),上海科学技术出版社 2007 年版,第 34 页。裘沛然:《中国医籍大辞典》,上海科学技术出版社 2002 年版,第 4 页。

④ 巢元方:《诸病源候论校释》上册,南京中医学院校释,人民卫生出版社 1980 年版,第 689 页。

⑤ 同上书,第 697 页。

⑥ 同上书,第 698 页。

续 表

注 名	候	传染途径	备 注
殃注①	人有染疫疠之气致死,其余殃不息,流注子孙亲族,得病症状与死者相似,故名为殃注。	死者——子孙	同时包含遗传病、家族病
食注②	人有因吉凶坐席饮啖,而有外邪恶毒之气,随食饮入五脏,沉滞在内,流住于外,使人支体沉重,心腹绞痛,乍瘥乍发。以其因食得之,故谓之食注。	食物——人	除消化道传染病之外还应包含食物中毒

"注"体现了传染病的特点,但是从表2可以看出,《诸病源候论》反复强调的是症状与病者或者死者相似,才可以称为注病,那么面对男女淋病不一样的临床表现,古人意识不到其传染性也是很有可能的,这样的推测是有理由的,即便是近代,对于女性是否会有淋病社会上仍然存在模糊认识,陈邦贤指出:

误认花柳病为别种病,不独为普通人所误认,即吾国号称医生者犹比比是也。吾为此言非固作苛论,实有据可稽也,何以见之?以淋病见之,他种花柳病世人多知其惨,惟淋病人多不注意。淋病非吾人所谓最轻者乎?又非以为其纯为男子溺道之病乎?以为妇女无淋病,岂知淋病妇女尤多,盖妇女生殖器之构造及位置尤宜于淋病菌之生长也。③

此书撰于1917年,但那时社会上还存在着"纯为男子溺道之病"、"妇女无淋病"的错误认识,考诸医籍,的确可以发现古代医者对于淋病的记述分析主要是针对男性的,前引诸医籍对病因的解释也不离"脱精"、"败精"、"茎中如刀割火灼"之类的"偏男性"描述。在这样的思想背景下更加难以认识到淋病与男女性交的关系。马伯英《中华医学文化史》指出:"淋病在中国历史已久……但一般多未指明与性交的关系。"④

①② 巢元方:《诸病源候论校释》上册,南京中医学院校释,人民卫生出版社1980年版,第706页。

③ 陈邦贤:《花柳病救护法》,上海医学书局1917年版,第3页。

④ 马伯英:《中国医学文化史》,上海人民出版社2010年版,第628页。

软性下疳也是古老性病的一种。但是此病容易和梅毒下疳相混淆，故多人以此断定梅毒古已有之，余云岫《花柳病之识别》："以为从花柳界来者，淋即是梅，梅即是疳。其谬甚矣！"①"不洁性交后，越一日即阴部生小疖，三日而溃烂流脓者，软性下疳也。世人往往误认此为梅毒，而要求医生施行梅毒治疗，耗费而无功，真无谓之举也。"②前揭布式克、雅各生《性健康知识》也指出了这种"同一论"，即把梅毒、下疳、淋病混同为一种疾病的不同阶段症状。③

《备急千金要方》卷二四称软下疳为"妒精疮"："夫妒精疮者，男子在阴头节下，妇人在玉门内。并似甘疮。"④这里明确指出男女皆有可能患病，男子之疮在龟头下，而女子之疮在阴道内，但是仍然未能发现与性交传染的关系。而且从比《千金方》更晚的宋代张杲《医说》的描述来看，认知并没有多少进步。《医说》卷一〇："有富家子唐靖，年十八九未娶，忽于阴头上生疮，初只针眼来大小，畏疼不敢洗刮，日久攻入皮肉，连茎烂一二寸许，医者止用膏药贴之，愈疼，亦无人识此疮。有贫道周守真曰：此谓下疳疮，亦名妒精疮。缘为后生未娶，精气益盛，阳道兴起，及当泄不泄，不泄强泄，胀断嫩皮，怕疼痛失洗刮，攻入皮内，日久遂烂，有害却命者。靖告先生为治之，守真曰：若欲治此疮，须是断房事数日，先用荆芥、黄皮、马鞭草、甘草，锉，入葱煎汤洗之，去脓靥，以诃子烧灰，入麝香，干掺患处，令睡，睡醒服冷水两三口，勿令阳道兴起，胀断疮靥，靥坚即安。"⑤这种症状可能就是软下疳，但是在病因分析中，道人周守真将其称为"妒精疮"，而病因阐述与前面的淋病的阐述基本类似，是因为精气益盛、当泄不泄造成的，这里没有把软下疳归为传染病，更谈不到性交渠道的问题，与"精"的挂钩可能还是一种脏象分析的逻辑。其实另外在《金瓶梅》第七十九回中也涉及软下疳的描述，这一回中西门庆垂危之际临床表现包括肾囊肿痛、排尿困难、龟头

① 余云岫著、祖述宪编著：《余云岫中医研究与批判》，安徽大学出版社 2006 年版，第 381 页。

② 同上书，第 382 页。

③ 布式克(Buschke)、雅各生(Jacobsohn)：《性健康知识》，董秋斯译，三联书店 1991 年版，第 144 页。

④ 孙思邈撰，高文柱、沈澍农校注：《备急千金要方》卷 24，华夏出版社 2008 年版，第 442 页。

⑤ 张杲著，曹瑛、杨健校注：《医说》，中医古籍出版社 2013 年版，第 368—369 页。

疳疮。医人诊断说:"官人乃是酒色过度,肾水竭虚。"①小说作者有诗云:"醉饱行房恋女娥,精神血脉暗消磨。遗精溺血流白浊,灯尽油干肾水枯。"②这里所描述的症状应该同时包括了淋病和软下疳,原因是"酒色过度",在这种文学化的描述中作者还加入了遗精、血尿等与性病不一定有关的症状,用来强调西门庆的荒淫,这种病因究竟是道德的原因还是有具体的感染渠道和方式?作者显然用意不在后者。这里大约能曲折反映出人们对于性病的认识——性病与淫荡的私生活密切相关,但感染的渠道并不见得真的明了。

当然,历史上也有对软下疳性渠道传染的认知,例如《唐会要》卷一百《诃陵国》:"诃陵在真腊之南海中洲……有毒女,与常人居止宿处,即令身上生疮,与之交会即死。"③这种由性交传染的"毒疮"应该不是淋病,是软下疳的可能性不小,这里已经意识到"毒女"是传染渠道。但是请注意,这里依然缺乏完整的传染机制的认识,而且这似乎是一种对于"域外风情"的猎奇性描述,几乎没有对传统医学的主流观点产生任何影响。

其实对性病传染渠道的认识是中国古代传统医学致病观的体现之一罢了。《章太炎医论》如此总结古代之致病观:"人之病也,自非七情过差,及直犯水、火、兵刃、木、石、虫、兽,与夫饮食、床笫之过,则必以风为长。"④张嘉凤总结了古人"染病观":一,与病人的直接接触;二,与病人长时间或者近距离的接触;三,在特定地点参加特定活动;四,异常的气候与环境变化;五,饮食;六,遭鬼排击。⑤六项之中,第一、二、三、四都和气有着或多或少的关联,具体到传染病方面更是如此。气就是这一切概念联系的纽带,它是传统唯象思维的产物,不是物理学意义上的气,而是一种弥漫性物质,中国古代对传染病的认识无论从哪方面来说都是气论的产物。气是致病原因,气是其他致病原因的载体,气同时也是治病、防病的要素,气有正邪之分,所以瘟疫来临时,患病与否几乎就成了个人体质与命运的事情。例如《晋书》卷八八《孝友·庚衮传》:"咸宁中,大疫,二兄俱亡,次兄毗

①② 兰陵笑笑生、卜键重校评批:《金瓶梅》第七九回,作家出版社 2010 年版,第 1924 页。

③ 王溥:《唐会要》卷 100,上海古籍出版社 2006 年版,第 2117 页。

④ 章太炎:《章太炎医论·猝病新论》,人民卫生出版社 1957 年版,第 38 页。

⑤ 张嘉凤:《"疫病"与"相染"——以〈诸病源候论〉为中心试论魏晋至隋唐之间医籍的疾病观》,李建民主编:《生命与医疗》,中国大百科全书出版社 2005 年版,第 406 页。

复殆，疠气方炽，父母诸弟皆出次于外，衮独留不去。诸父兄强之，乃曰：'衮性不畏病。'遂亲自扶持，昼夜不眠，其间复抚柩哀临不辍。"①再例如《隋书》卷七三《辛公义传》："以功除岷州刺史。土俗畏病，若一人有疾，即合家避之，父子夫妻不相看养，孝义道绝，由是病者多死。公义患之，欲变其俗。因分遣官人巡检部内，凡有疾病，皆以床舆来，安置庭事。……于是悉差，方召其亲戚而谕之曰：'死生由命，不关相着。前汝弃之，所以死耳。今我聚病者，坐卧其间，若言相染，那得不死，病儿复差！汝等勿复信之。'"②这里个人秉性和体质都是抵御瘟疫的工具，宋文天祥《正气歌并序》亦可看作是这种思想的流露，在序言里，文天祥描述了自己被元人系于囚室的惨景："或圊溷、或毁尸、或腐鼠，恶气杂出，时则为秽气，叠是数气，当之者鲜不为厉。"③此处之恶气、秽气，基本可以视为"厉气"之流，人处其中，难免感染，但紧跟着他提出：

> 而予以孱弱，俯仰其间，于兹二年矣，幸而无恙，是殆有养致然。然尔亦安知所养何哉？孟子曰："吾善养吾浩然之气。"彼气有七，吾气有一，以一敌七，吾何患焉！况浩然者，乃天地之正气也，作正气歌一首。④

《正气歌》历来被视为爱国主义诗歌，此固确论，然其背后"无意识"透露出来的信息亦值得玩味，此乃当时社会疾病观之流露，即将传染病视为气的产物，同时又将个体差异视为个体正气多少之差异，仍然是个人事务。在这样的思想背景下，传染病的渠道被模糊化，传染病中个体抵抗力的问题被归结为道德问题。这固然是借喻，但逻辑之基础仍是时代疾病观。⑤

对于性病的认识也不会超出这个范畴，前文在论述淋病、软下疳的时候已经提到，古人凭借经验可以意识到性病与性渠道的关系，但具体病理

---

① 《晋书》卷 88《孝友・庾衮传》，中华书局 1974 年标点本，第 2280 页。

② 《隋书》卷 73《辛公义传》，中华书局 1973 年标点本，第 1682 页。

③④ 《文天祥全集》卷 14，中国书店 1985 年版，第 375 页。

⑤ 以上参见赓哲：《弥漫之气：中国古代关于瘟疫"致"与"治"的思维模式》，《文史哲》2006 年第 5 期。

依旧不脱“气”的范畴。

二

性病问题介入中国青楼文化叙事是从梅毒时代开始的。从此以后,性病与性交的关系、青楼的社会地位都在被重新认知、重新评价之列。

传统看法认为,梅毒是旧大陆没有的疾病,是哥伦布的船员自美洲带到了欧洲,然后又传播全世界,但是反对的意见认为,梅毒可能早已在旧大陆存在,“在十九世纪末和二十世纪初,专家们依然一致相信,梅毒是一种比较现代的灾殃,在古代或中世纪(至少就欧洲而言)并不曾存在。但在近来,流行的见解是,梅毒是一种古老得多的病,开始时或许很厉害,后来变得比较温和,直到十六世纪,这种病才厉害起来,而且成为一种流行病了。……可以断言的是,梅毒的流行病开始于1493年,从西班牙发展开来,在1495年,在查理八世的雇佣兵夺取那不勒斯以后盛行于意大利。解散的兵士把这种病带到欧洲各国,不久也由葡萄牙人带到远东,带到印度、中国和日本。这种流行病的一般现象是极端严重的,在皮肤、骨头和内部器官中现出化脓和溃烂的样子,在严重阶段常是致命的。直到16世纪中叶,这种猖獗才平静下来,成为现时我们习见的样子。”①梅毒病与雅司病之间难以区分的特点是导致学者分歧的主要原因,威廉·麦克尼尔(William H.McNeill)说:“当代史料充分证明,梅毒至少就其经性交而传染的传播方式,及其症状的前所未见来说,其在旧大陆乃是一种新疾病。但是,正如我们在前一章所看到的,这或许不能归因于与美洲的接触,只要有某种引发雅司疹的螺旋体,在皮肤对皮肤的感染越来越无效的情况下,转而通过性器官的黏膜在宿主间传播,这种情形即是梅毒。然而,医学界的观点并不一致,有些专家依然相信梅毒是美洲的舶来品,由此也佐证了当时人们的说法——这是一种欧洲人尚未形成免疫力的新疾病。梅毒第一次在欧洲爆发的时间和确切地点恰好又符合这一假说。……直到证

① 布施克(Buschke)、雅各布松(Jacobsohn):《性健康知识》,董秋斯译,三联书店1991年版,第143页。

明导致雅司疹和梅毒的螺旋体在实验室里根本无法区分时，一派医学史专家才彻底摒弃了上述理论。……但如果这将是生物化学技术永远无法企及的话，便不可能取得充分证据，在这两种有关梅毒起源的对立理论中作出选择。”[①]洛伊丝·马格纳（Lois N. Magner）也说：“梅毒引起的症状可与结核、麻风疥疮和多种皮肤癌混淆。在特殊细菌和免疫学检查运用之前，这种高度的相似性对诊断来说具有如此的挑战性，以至于有的人说‘谁完全通晓了梅毒，谁就通晓了所有疾病’。”[②]约翰·伯纳姆（John Burnham）则称梅毒发源问题是学术界的“地雷阵”。[③]可以说，梅毒究竟是美洲传向旧大陆的疾病，还是古已有之的疾病的变种，目前还没有定论。

但是不论梅毒在欧洲是否古已有之，在中国它应该就是一种明代中期以后才发现的新病，但对于此我国学者也有不同认识，例如贾得道《中国医学史略》根据宋窦汉卿著《疮疡经验全书》认为，梅毒在宋代已有，但是《疮疡经验全书》成书时代是成疑的，干祖望经过系统考证认为该书实际上是假托窦汉卿之名，“本书是明末之作，而伪托古人的伪书。”[④]既然如此，《疮疡经验全书》就不足为据，因为那时梅毒早已进入中国。王书奴《中国娼妓史》第二十一节也认为梅毒古已有之，但是结论值得商榷。[⑤]例如该书也曾引用《疮疡经验全书》论证宋代已有梅毒，再例如该书把含义模糊的“疮”、“恶疮”都理解为梅毒，《感应神仙传》中记载某人症状为“眉发自落，鼻梁崩倒，肌肤有疮如癣，皆谓恶疾”[⑥]，王书奴也认为是梅毒，但这种症状更有可能是麻风病，尤其说“皆为恶疾”，“恶疾”本就是中古时期对麻风病的称谓，将此归为梅毒难以令人信服。该书类似处颇多，在此不一一论证。

宋元释继洪辑《岭南卫生方》卷中有“治杨梅疮法”[⑦]，众所周知，“杨梅

---

① 威廉·麦克尼尔：《瘟疫与人》，余新忠、毕会成译，中国环境科学出版社 2010 年版，第 131 页。

② 洛伊丝·马格纳：《医学史》，刘学礼译，上海人民出版社 2009 年版，第 195 页。

③ 约翰·伯纳姆：《什么是医学史》，张大庆注，颜宜葳译，北京大学出版社 2010 年版，第 66 页。

④ 干祖望：《〈疮疡经验全书〉——伪书话题之三》，《江苏中医》2001 年第 6 期。

⑤ 王书奴：《中国娼妓史》，上海书店 1992 年版，第 252—259 页。

⑥ 杜光庭撰：《感应神仙传》，葛洪：《肘后备急方校注》，中医古籍出版社 2015 年版，第 162 页。

⑦ 李璆、张致远原辑，释继洪纂修：《岭南卫生方》，中医古籍出版社 1983 年版，第 147 页。

疮”是梅毒的别称。该书称“杨梅疮”又名“木棉疔”、“天疱疮”,尽管没有仔细描述症状,也未提到感染渠道,但治疗方法中提到了轻粉,而轻粉则是古代治疗梅毒的重要药物,那么此处的“杨梅疮”指梅毒的可能性就比较大了。果如是则梅毒进入中国的时间起码要提前到宋元时期。但是,《岭南卫生方》原书已散轶,今本中有很多后人增补的内容,“本书初由元海北廉访所刻,明景泰间重锓,岁久板不复存;明正德八年(1513年)广东行省据钞本重刊;万历四年(1576年)复经邹善校刻,并命娄安道增入八证及药性于其后。日本天保十二年(1847年)梯谦晋造氏据数本校雠付梓,附入《募原偶记》。”①范行准认为:“考棉花疮,即木棉疔也。木棉疔之名,明万历四年娄安道附论已见之。见《岭南卫生方》卷中‘治杨梅疮方’下夹注云:一名木棉疔,一名天疱疮。按此方为安道所附,非释继洪之方。”②如此则不能以《岭南卫生方》作为梅毒进入中国的判断依据。同样的,署名为华佗所著、孙思邈、徐大椿作序的《华佗神医秘传》卷一六也提到过“杨梅疮”和“广疮”,果如是则梅毒进入中国要提早到汉唐之间,但此书后出名词众多,极可能是20世纪早期伪托古人之作,不足为据。③

关于梅毒进入中国的时间和路线,张箭《梅毒的全球化和人类与之的斗争——中世晚期与近代》综合学界观点以及自己的研究指出:“1498年葡萄牙人首次航达印度,1509年葡船首次航达马六甲,1514年葡人阿尔瓦雷斯率葡船到达中国广东珠江口屯门岛,并与当地中国居民通商。因此梅毒可能是由印度、东南亚做中介传入我国的。具体的情况既可能是中国人在南洋、印度染上后带回的,也可能是来华的南亚人、东南亚人传入的,还可能是由各国各地区的人逐段‘接力’辗转传入的。”④时间为16世纪早期。明代俞弁《续医说》(1522年)记载:“弘治(1488—1505)末年,民间患恶疮,自广东人始。吴人不识,呼为广疮。又以其形似,谓之杨梅疮。”⑤这部书

① 裘沛然主编:《中国医籍大辞典》,上海科学技术出版社2002年版,第393页。

② 范行准:《明季西洋传入之医学》,上海人民出版社2012年版,第148页。

③ 参看万方、宋大仁、吕锡琛:《古方“麻沸散”考——兼论〈华佗神医秘传〉的伪托问题》,《山东中医学院学报》1985年第4期。

④ 张箭:《梅毒的全球化和人类与之的斗争——中世晚期与近代》,《自然辩证法通讯》2004年第2期。

⑤ 俞弁著、曹瑛校注:《续医说》卷10,《医说·续医说》,中医古籍出版社2013年版,第510页。

被认为是中国最早有关梅毒的记载。

比《续医说》稍晚的汪机《外科理例》(1531 年)也记载了梅毒症状,并且记载了十多个医案。他治疗的主张是"湿胜者,宜先导湿。表湿者,宜先解表。……表虚者,补气。里虚者,补血。表里俱虚者,补气血"①,但却没有分析病因,更没有指出性渠道传染路径,当然,《外科理例》的特点就是重治疗操作轻病因分析,但是也可以依稀看出作者对预防的忽视,亦可见那时候面对梅毒这种新型疾病认识上的模糊,同样的,万历年间薛己《薛氏医案》卷五也说:"杨梅疮乃天行湿毒,有传染,而患者有禀赋。"这里比《外科理例》有了进步,明确指出这是传染病,然而进两步退一步。他紧跟着认为患者"有禀赋",即个人体质导致,这就又回到了老路上来。

李时珍《本草纲目》卷一八"土茯苓"条则对病因有自己的分析,并且明确指出了性渠道传染现象:

> 杨梅疮古方不载,亦无病者。近时起于岭表,传及四方。盖岭表风土卑炎,岚瘴熏蒸,饮啖辛热,男女淫猥。湿热之邪积畜既深,发为毒疮,遂致互相传染,自南而北,遍及海宇,然皆淫邪之人病之。②

面对这样一种新型疾病,李时珍却并无隔阂感,而是直接将其纳入六淫框架内,而且看起来天衣无缝,唯有一点,即该病通过性渠道传播,要知道虽然淋病等性病在中国古已有之,但像梅毒这样的烈性传染病还是极其罕见的,所以必须找到它与其他传染病不同的原因,李时珍敏锐地捕捉到了该病的传播渠道,将其纳入道德评判的范畴,指出淫邪之男女是高危人群,这是一个历史的进步,虽然此时的感染渠道的认识还是不脱"气"的范畴,但是性病终于开始和性生活直接挂钩。

有关对梅毒的认识,明崇祯年间陈司成撰《霉疮秘录》值得高度重视,从中可以看出对于梅毒与性渠道的关系尤其是与娼妓的关系的认识颇有些"多元声音":

---

① 汪机编:《外科理例》,商务印书馆 1957 年版,第 190 页。

② 李时珍:《本草纲目》卷 18,人民卫生出版社 1982 年校点本,第 1296 页。

或问曰："霉疮为患，何自而昉乎？"余曰："岭南之地，卑湿而暖，霜雪不加，蛇虫不蛰。诸凡污秽蓄积于此，遇一阳来复，湿毒与瘴气相蒸，物感之则霉烂易毁，人感之则疮疡易侵，更逢客火交煎、重虚之人，即冒此疾。故始谓之阳霉疮。云以致蔓延传染，所以娼家有点过之说，皆繇气运所使，因渐而致也。"①

他也指出此病上古所无，对于病因的解释则与《本草纲目》有类似之处，即都注意到此病来自岭南，于是将岭南的地理气候纳入了分析范畴，认为"湿毒与瘴气相蒸"是主要原因，甚至将"杨梅疮"解释为"一阳来复"造成的"阳霉疮"，对于"娼家有过之说"则有自己的见解，认为主要原因是五运六气之气运所致，但是他也不否认娼妓的推波助澜：

人妄沉匿花柳者众，忽于避忌，一犯有毒之妓，淫火交炽，真元弱者，毒气乘虚而袭。初不知觉，或传于妻妾，或传于姣童。上世鲜有方书可正，故有传染不已之意。②

这里的思想和前揭《正气歌》《薛氏医案》一致，都是将染病与否归结为个人体质，"初不知觉"则可能是在中国历史上第一次提到了梅毒的潜伏期问题，这在现代人看来大约是在朝着"正确"的道路上前进，但是：

或问："老幼之人，不近妓女，突染此疮，竟有结毒者，何也？"余曰："不独交媾斗精，或中患者毒气熏蒸而成，或祖父遗毒相传，此又非形接之比也。"

或问："有人与患者同寝共食，不传染者，何也？"余曰："此繇先天之气充固，邪气无间而入，所以有终身为妓、半世作风流客者，竟无此恙。"③

这里认为除了性渠道还有"毒气熏蒸"这样一条平行的感染渠道。不

① 陈司成著、高丹枫注释、陈辉译文：《霉疮秘录》，学苑出版社 1994 年版，第 10 页。

②③ 同上书，第 11 页。

过要特别指出的是,《霉疮秘录》无论是对梅毒的认识还是诊疗手段都超过了《本草纲目》,他甚至观察到了母婴垂直感染先天性梅毒的染病渠道,虽然“一性模式”①的医学学术语言习惯使得他将婴儿染病归结为“祖父遗毒相传”,但是可以想见,父辈之“毒”难免不感染母亲,所以这里完全可以视为是对母婴垂直感染梅毒的认识。

清乾隆时期官修《医宗金鉴》卷七三:“(梅毒)其名形虽异,总不出气化、精化二因。但气化传染者轻,精化欲染者重。气化者或遇生此疮之人,鼻闻其气,或悮食不洁之物,或登圊受梅毒不洁之气,脾肺受毒,故先从上部见之。皮肤作痒,筋骨微疼,其形小而且干也;精化者,由交媾不洁、精泄时毒气乘肝肾之虚而入于里,此为欲染,先从下部见之,筋骨多痛,或小水涩淋,疮形大而且坚。”②这里对于梅毒传染渠道的认识是比较准确的(虽然其思想依然不出“气化”之范畴),梅毒绝大多数通过性渠道或者母婴垂直感染,但的确也有少部分因为接触患者污染的器具和衣物感染。尽管此处的论述可能混淆了梅毒不同期的症状表现,但仍然可以看作是梅毒治疗和观察经验积累的产物。

可以看出来,从16世纪初梅毒进入中国开始,中国人对这种新型疾病的认识“新旧杂糅”,一方面注意到了性传播渠道,一方面对于具体的感染机制又没有细化分析,这是传统的思维模式所致,在传统的思维模式中,“气始终是一条主线,它最大的特点就是弥漫性,弥漫性可以用来阐释瘟疫两大要素:第一,存在的广泛性,第二,流动及传染性。形象语言对概念的模糊导致这种思想有了存在的基壤,历代对‘气’的内涵都有自己的解释,其概念在漫长的历史中不断被阐释、被置换,被各种思想反复拉扯,但即便是在逻辑思维取得进步之时,新事物仍被置于‘气’的框架下。”③

但是,李时珍指向了“男女淫猥”,陈司成也指出当时社会上有“娼家有过之说”,这比起淋病时代对性病的懵懂来说已经是一种进步,但还是没

① 费侠莉(Charlotte Furth)《繁盛之阴——中国医学史中的性960—1665》第一章《黄帝的身体》认为古代中国医者的叙述模式是“一性模式”,以气统御,她称之为“黄帝的身体”。参见费侠莉(Charlotte Furth):《繁盛之阴——中国医学史中的性960—1665》,甄橙主译,江苏人民出版社2006年版,第18—54页。

② 吴谦等:《医宗金鉴》卷73,人民卫生出版社1963年版,第380—380页。

③ 于赓哲:《弥漫之气——中国古代有关瘟疫“致”与“治”的思维模式》,《文史哲》2016年第5期。

有产生对预防机制的论述。而中国古代特有的两性关系导致梅毒的罪责最终归向了相对来说比较自由、与男性交往较多的青楼女子。

三

中国古代的青楼文化一直与“风流”、“才子佳人”相联系,在中国的两性关系中,“良家妇女”为礼教所束缚,“内言不出于梱”,且多数文化水平有限而且循规蹈矩,而青楼女子则担负着男性的希冀——更有才华、更自由奔放的性格以及较大的性自由,可以给予男性更多的温存。在中古以前,史料话语权主要掌握在士大夫阶层手中,而起码自魏晋时代开始,他们就是青楼的主要恩客,至于无法统计的私娼和普通嫖客则湮没在历史长河中寂寂无闻。有关中国古代青楼文化之盛,研究者众多,兹不赘言。这里所关心的是梅毒进入后“青楼”形象的变迁。

青楼原本指的是华丽高楼,《晋书》卷八十九《曲允传》:“曲允,金城人也。与游氏世为豪族,西州为之语曰:曲与游,牛羊不数头。南开朱门,北望青楼。”①《南齐书》卷七《东昏侯本纪》:“世祖兴光楼上施青漆,世谓之青楼。”②又指女子居住之地,曹植《美女篇》:“借问女安居,乃在城南端;青楼临大路,高门结重关。”③施肩吾《冬日观早朝诗》:“紫烟捧日炉香动,万马千车踏新冻。绣衣年少朝欲归,美人犹在青楼梦。”④后来则代指妓院,《本事诗》卷三记载有杜牧名句:“落拓江湖载酒行,楚腰纤细掌中情。三年一觉扬州梦,赢得青楼薄幸名。”⑤自此青楼正式成为烟花柳巷的代名词。

古代妓女并不存在卖艺不卖身的现象,或者说绝大多数情况下不存在此类现象。娼、倡、妓、伎从字面上来说并无本质区别,《说文解字》:“倡,乐也。”⑥,李善注《文选》曰:“(倡)谓作妓者”,此处“倡”与“妓”等同,此时

---

① 《晋书》卷89,中华书局1974年标点本,第2307页。

② 《南齐书》卷7《东昏侯本纪》,中华书局1972年标点本,第104页。

③ 曹植:《美女篇》,载萧统编、李善注:《文选》,商务印书馆1936年版,第602页。

④ 《全唐诗》卷494,中华书局1960年版,第5593页。

⑤ 孟棨等撰、李学颖标点:《本事诗》卷3,上海古籍出版社1991年标点本,第19页。

⑥ 许慎撰:《说文解字》卷8上,天津古籍出版社1991年版,第166页下。

的“倡”男女皆有，指有技艺之乐人，《汉书》卷九三《李延年传》：“李延年，中山人，身及父母兄弟皆故倡也。”①此即明证。而“娼”字乃是后出，要晚到魏晋南北朝，顾野王《玉篇·女部》：“娼，婸也，婬也。”②明代《正字通》：“倡，倡优女乐，别作娼。”③《康熙字典》：“娼，俗倡字。”④唐房千里云：“夫娼，以色事人者也，非其利则不合矣。”⑤清代赵瓯北《题白香山集后诗》有“尚无官吏宿倡条”一句，也就是说，起码在字面上不存在“娼”不等于“倡”的现象。

至于“妓”，本质上与“伎”也没有本质区别，廖美云在《唐伎研究》⑥中归纳了历史上“妓”的含义，《说文解字》“妓，妇人小物也。”⑦《华严经音义》上引《埤苍》称“妓，美女也。”⑧《康熙字典》“妓，女乐也。”⑨然后就是一般意义上的“妓女”。在指美女和女乐方面，“妓”和“伎”没有本质区别。而正如前文所述，女乐与一般意义上的妓女没有本质区别，要说有区别，大约也就是以才艺为重还是以色相为重的区别，但不可简单地以“有”和“无”来衡量。

王书奴《中国娼妓史》(1934)是研究娼妓问题的奠基之作之一，他把中国的娼妓史划分为五个阶段：殷商巫娼阶段、周秦汉的奴隶娼和官娼阶段、魏晋南北朝家妓与奴隶娼妓并行阶段、隋唐至明代官妓鼎盛时代、清代以来私营娼妓时代。⑩青楼文化以唐代为最盛，文人墨客莫不以携妓春游为乐且津津乐道。当时法律亦不禁止官员宿娼，甚至有官妓专门为之

---

① 《汉书》卷93《佞幸传·李延年传》，中华书局1962年标点本，第3725页。

② 顾野王：《大广益会玉篇》，中华书局1987年版，第18页上栏。

③ 张子烈编、廖文英补：《正字通》，国际文化出版公司1996年版，第124页下栏。

④ 张玉书等编：《康熙字典》，上海书店出版社1985年版，第284页。

⑤ 《太平广记》卷491《杨娼传》，中华书局1961年版，第4033页。

⑥ 廖美云：《唐伎研究》，台湾学生书局1995年版。

⑦ 许慎撰：《说文解字》卷12，天津古籍出版社1991年版，第262页下栏。

⑧ 徐时仪校注：《一切经音义三种校本合刊》(修订版)第2册，上海古籍出版社2012年版，第864页。

⑨ 张玉书等编：《康熙字典》，上海书店出版社1985年版，第275页。

⑩ 当然，这种划分有学者也有不同意见，尤其是殷商所谓“巫娼”，并无确切之史料证据，更多是受到西方史学和人类学影响，以古代巴比伦、希腊等地存在巫娼进而推演所致，武舟的《中国妓女生活史》对此加以辩驳，认为不存在巫娼阶段(武舟：《中国妓女生活史》，湖南文艺出版社1990年版)。黄仁生也持一样的观点。参见黄仁生：《巫娼时代纯属虚拟——中西妓女起源比较》，《湖南师范大学学报》1990年第3期。

服务,这一点甚至引起后世之“羡慕”,宋代《中吴纪闻》卷一:“白乐天为郡时,尝携容、满、蝉、态等十妓夜游西武丘寺,尝赋纪游诗,其末云:‘领郡时将久,游山数几何,一年十二度,非少亦非多。’可见当时郡政多暇,而吏议甚宽,使在今日,必以罪去矣。”①赵瓯北《题白香山集后诗》:“风流太守爱魂消,到处春游有旧翘,想见当时疏禁纲,尚无官吏宿倡条。”②

王书奴《中国娼妓史》将唐代妓女分为宫妓、官妓、家妓三种。③黄现璠《唐代社会概略》第一章第二节“娼妓阶级”中则将唐代娼妓分为家妓、公妓二类,而公妓则包括宫妓、官妓、营妓三种。④高世瑜《唐代的官妓》将唐代妓女划分为宫妓、官妓、家妓,并且反对王书奴《中国娼妓史》的划分,将营妓归为官妓。⑤日本石田干之助《长安之春》(增订版)所收《长安的歌妓》将唐代妓女分为宫妓、官妓、家妓与民妓。⑥但不管怎么划分,青楼文化最盛的唐朝的妓女在才艺赢人的背后仍然有皮肉生意,王书奴《中国娼妓史》第五章第七节认为,唐代妓女以言谈诙谐、善音律为主,“以色为副品。”宋德熹《唐代的妓女》中认为:“像北里(平康坊)这种有组织之妓馆的形成,在娼妓史上便代表一个新里程碑,意味着近代式商业化妓女的开始。”⑦他还进一步认为,唐代的宫妓、官妓、私妓没有截然的鸿沟划分:“宫妓、家妓和官妓之间,尚有互相流通的现象。”⑧廖美云《唐伎研究》观点类似:“唐代各类型娼妓之角色身份并非一成不变。例如:民籍妓入乐营就成为官妓营妓;若被财富权势者拥有则为家妓,而色艺俱佳者被朝廷选入教坊成为宫妓,但是宫妓因天子将之赐兴臣僚、裁汰冗员、年老色衰放还出宫,或乱世流离等因素,仍有可能再度成为家妓、民妓或女冠。”⑨尽管《北里志》的妓女被理解为隶属教坊,但是有人认为,所谓“教坊”只是历史沿袭的习惯性

---

① 龚明之撰、孙菊园校点:《中吴纪闻》卷1,上海古籍出版社1986年版,第6页。

② 钱泳撰、张伟点校:《履园丛话》卷21,中华书局1979年版,第572页。

③ 王书奴:《中国娼妓史》,上海书店1992年版。

④ 黄现璠:《唐代社会概略》,商务印书馆1926年版,第66—94页。

⑤ 高世瑜:《唐代的官妓》,《史学月刊》1987年第5期。

⑥ 石田干之助:《长安之春》(增订版),钱婉约译,清华大学出版社2015年版,第60—74页。

⑦ 鲍家麟编:《中国妇女史论集续集》,台湾稻香出版社1991年版,第69页。

⑧ 同上书,第87页。

⑨ 廖美云:《唐伎研究》,台湾学生书局1995年版,第129页。

称谓，唐代最有名的红灯区平康坊的妓女与后世的妓女没有太大的区别，“总之，从《北里志》的内容看，书中娼妓均具商业性质，她们更接近于今天人们所理解的妓女，活跃于民间，服务于社会和私人，独立经营，自负盈亏。因此《北里志》中妓女的属性当为市井妓女。”①

至于宋代，虽然官府对官员狎妓有所禁止，但宋代发达的商品经济使得娼妓生意十分兴旺，梁庚尧《宋代伎艺人的社会地位》对于宋代包括妓女在内的“伎艺人”的组成、身份和社会地位进行了探讨，他指出：“事实上，不少女伎艺人，在出卖伎艺的同时，兼且出卖色相。”②他还对宋代有名的瓦子勾栏中倡优歌伎的阴暗面进行了论述：“瓦子勾栏给人的印象所以如此恶劣，女色的引诱自然是原因之一。不仅在瓦子勾栏，即使在其他处所，有时倡优歌伎也被用来作为以色行骗的工具。”③明代谢肇淛的《五杂俎》卷八《人部》对明代娼妓现象进行过概括：“今时娼妓布满天下，其大都会之地动以千百计，其他穷州僻邑，在在有之，终日倚门献笑，卖淫为活，生计至此，亦可怜矣。两京教坊，官收其税，谓之脂粉钱。隶郡县者则为乐户，听使令而已。唐、宋皆以官伎佐酒，国初犹然，至宣德初始有禁，而缙绅家居者不论也。故虽绝迹公庭，而常充牣里闬。又有不隶于官，家居而卖奸者，谓之土妓，俗谓之私窠子，盖不胜数矣。”④可以说，在清初期以前，娼妓与声乐密切相关，歌舞技艺、诗词歌赋、酒席间的诙谐机巧是她们的首要职能，其次则是以色娱人的功能，持类似观点的学者除了上述诸位之外还有严明《中国名妓艺术史》、徐君、杨海《妓女史》、萧国亮编《中国娼妓史》、郑志敏《细说唐妓》等。⑤但是随着私娼甚至洋娼的兴起，清代的妓院更多看重的则是肉欲需求，“有清一代，娼妓可谓无所不在。近代以后，尤其是所谓同治中兴后，华洋娼妓云集，更是‘繁荣娼盛’。所不同的是，近代以来，

① 巴冰冰：《从〈北里志〉看唐代的市井妓业》，首都师范大学硕士学位论文，2007年，第17页。

② 梁庚尧：《宋代艺伎人的社会地位》，载邓广铭、漆侠主编：《国际宋史研讨会论文选集》，河北大学出版社1992年版，第93页。

③ 同上书，第94页。

④ 谢肇淛：《五杂俎》上册，中华书局1959年版，第225—226页。

⑤ 参见严明：《中国名妓艺术史》，文津出版社1992年版；徐君、杨海：《妓女史》，上海文艺出版社1995年版；萧国亮：《中国娼妓史》，文津出版社1996年版；郑志敏：《细说唐妓》，文津出版社1997年版。

它的文化成分下降，旧时各擅一技之长，与文人骚客诗酒往还的情景已不复旧观，在商品经济发展的情况下，肉欲的内容大大增加了。”①

当梅毒这种全新疾病进入中国之后，国人第一次有了性传播疾病的观念，而梅毒那种恐怖的外在表征又足以引发社会恐慌，在那个时代性关系最为自由的青楼妓院自然也就成了社会舆论的焦点，以往对青楼妓院的指责多停留在道德层面，而此时则扎实引起了真正的担忧和厌恶。

这种现象绝非中国所独有，梅毒在欧洲兴起后也曾有类似的事件，例如中世纪带有妓院色彩的浴室被大量关闭，1489 年德国南部小城乌尔姆尚有浴室 168 家，梅毒传播开来后引起社会恐慌，当局强令浴室中带有色情服务的一部分关闭。在瑞士、德国很多地方立法禁止梅毒患者去公共浴室，甚至于两性正常的交往也受到了冲击，恋人间的接吻都减少了。社会上还出现了对妓女和梅毒患者的歧视和迫害，例如新教改革领袖马丁·路德甚至扬言应该处死那些患有梅毒的妓女。1656 年成立的巴黎总医院要求梅毒患者入院前要忏悔并且接受鞭笞。②

中国亦不例外，前揭诸部医书对于淫邪与梅毒的论述意味着矛盾的焦点必然指向妓院。但是事情并不是水到渠成，按理说，经过梅毒一百余年的肆虐和医学经验的积累，到了清代，梅毒应该引发人们对于妓院的大范围恐慌，但是事实恰恰相反，清代初期乐户等娼妓依旧盛行，后来屡行禁娼，但目的在于整饬风气，强化吏治，疾病的考量倒在其次。由于此时礼教盛行，人们讳言带下之疾，“况花柳病一名秘密病，乞医师之治疗者少。”③又缺乏检疫、隔离、汇报机制，信息传递无法形成共力，社会无法形成共识，连医者都不见得人人了解此病，那时也有对于嫖娼的危害的认识，但是认识中却有不少模糊之处，例如清代名医景仰山（1855—?）认为：“此种病（梅毒）近年患者甚多，为害最烈。其致病之由，皆狎妓之人，因妓女阴户不洁，致生此病。夫妓女亦妇人耳，何以良家妇女无此病，妓女多有此病，其故何欤？盖良家妇女仅与其夫一人交合，所受者一人之精，妓女接

① 潘洪刚：《中国传统社会中的“具文”现象——以清代禁赌禁娼为例的讨论》，《学习与实践》2007 年第 5 期。

② 张箭：《梅毒的全球化和人类与之的斗争——中世晚期与近代》，《自然辩证法通讯》2004 年第 2 期。

③ 陈邦贤：《花柳病救护法》，上海医学书局 1917 年版，第 19 页。

客多,交合所受者非一人之精,二人之精相合,则化为毒物……若一阴承二阳,阳与阳不相顺而相争,则互相残害而为毒矣。……至于男子受妓女传染也,亦自有说。人之狎妓也,不必尽人染毒,一妓之客,或甲染而乙不染,说者谓强者难染,弱者易染,似矣,犹未抉其微也。当男子交合之时,阳物兴举,肾气正盛之时,虽有毒气,何能传人?唯贪恋不舍,泄精后不肯将阳物撤出,精泄气虚,妓女泄精,其气射入精孔,此传染之所由来。故久狎妓者,精泄急将阳物撤出,用净水洗之,故反不受病。"①此处注意到了性病感染的或然性,与《正气歌》和《薛氏医案》一样,作者将这种或然性部分原因归为个人体质差异,但紧跟着,作者又认为更重要的是交媾之时的方式,方式不妥导致染病,只要方式合适就可以做到"不受病"。他对于梅毒的认识仍然不出"气论"的范畴,而他所倡导的"正确"方式对于该病预防来说更是毫无助益,从以上各部医籍来看,当时的医家认知大致如此,20 世纪初梅毒病因和传染渠道才有科学认知,对于古人自然不能强求,但显然古人这些认识对于疾病之预防无所助益。一直到清末民初尚且如此,"误认花柳病为别种病,不独为普通人所误认,即吾国号称医生者犹比比是也。"②余云岫回顾自己的从医经历说:"余之诊所在大马路,故虽不以花柳病招牌相号召,而花柳病人,亦往往杂沓而至。察其话言,窥其思想,直茫然不知花柳病为何物者,十居其九。此危道也。"③所以社会上对于梅毒的恐慌并不明显,④以至于外来的西方人误认为中国作为一个古老的民族有独特的体质能抵御梅毒,一直到 1913 年 James Maxwell 的研究才打破了这种错误认识,他以及其他相关研究者在中国找到了数万个梅毒病例,证

① 景仰山:《景仰山医学三书》,辽宁科学技术出版社 2012 年版,第 69 页。

② 陈邦贤:《花柳病救护法》,上海医学书局 1917 年版,第 3 页。

③ 余云岫原著,祖述宪编注:《余云岫中医研究与批判》,安徽大学出版社 2006 年版,第 381 页。

④ 这种现象非中国独有,一直到 20 世纪 20 年代,美国也存在类似现象,"在仅仅数年以前,除了堕落者外,几乎所有的女子都不晓得有所谓花柳病的存在。关于花柳病的一切问题都决口不说,视为可耻。在人前不必说,就是在新闻杂志、演讲、舞台等,也以为不能说及,或描述及的。我所谓几乎所有的女子都不知有花柳病的存在,不晓得淋病梅毒等名词,这并不是过甚其辞的话,她们的确完全没有晓得。一切可以获得关于花柳病知识的路都闭塞了;她们想要晓得也无从晓得起。因为这个缘故,妻不幸从她的夫传染了花柳病,她竟不晓得这是花柳病和这病的原因。"(维廉·鲁滨孙著:《女子之性的知识》,味辛译、章锡琛校订,商务印书馆 1927 年版,第 95—98 页。)

明了晚清民国初期梅毒的盛行。①后来随着医学认识的进步和报纸、舆论界的宣传,性病问题逐渐浮出水面。

但不管怎么样,16 世纪以后青楼的形象地位已经开始下降,即便对性病感染具体渠道存在模糊认识,但潜意识里妓院与"疾病"、"肮脏"挂钩,更何况还有持之以恒的道德方面的指斥。我怀疑清代所谓"清倌人"的出现与此有关,自古以来,中国男性对妓女的需求就分为精神和肉欲两个层面,清倌人的才艺自然能满足男性精神层面的需求,由于尚未接客,其"清白"又能克服部分男性由梅毒引发的对青楼女子的警觉和厌恶。另外,此阶段还出现了卖唱、陪客但不卖身的歌女,大概由此时开始有了对于部分青楼女子"卖艺不卖身"的认知。另外,近代以来中国颇有人以明治维新以来之日本为学习目标,日本"艺伎"文化可能也是促生国人有关本国古史"伎≠妓"认知的侧面原因之一,日语称"艺伎"为"芸者",汉语翻译为"艺伎"。最早出现于 17 世纪,由男性担任,后来才逐步被女性代替。艺伎从小接受严格训练,精通琴棋书画,颇类似于古籍中的中国青楼女子,"艺伎"卖艺不卖身,这种形象大约被潜移默化移植到中国人对国史的认知上来,配合以清倌人及歌女现象,形成了固有观念。例如上海话就有清倌人和歌女"只卖口不卖身"之说。

清倌人和歌女比之一般的妓女当然要"清白",但暗地里操皮肉生涯者也并不罕见。《官场现形记》第十四回里的一段话是一个典型例证:"周老爷道:'统领大人常常说凤珠还是个清的,照你的话,不是也有点靠不住吗?'龙珠道:'我们吃了这碗饭,老实说,那有什么清的!我十五岁上跟着我娘到过上海一趟,人家都叫我清倌人。我肚里好笑。我想我们的清倌人也同你们老爷们一样。'周老爷听了诧异道:'怎么说我们做官的同你们清倌人一样?你也太糟蹋我们做官的了!'龙珠道:'周老爷不要动气,我的话还没有说完,你听我说:只因去年八月里,江山县钱大老爷在江头雇了我们的船,同了太太去上任。听说这钱大老爷在杭州等缺等了二十几年,穷的了不得,连甚么都当了,好容易才熬到去上任。他一共一个太太,两个少爷,倒有九个小姐。大少爷已经三十多岁,还没有娶媳妇。从杭州动身的

① James Maxwell, "Some Notes on Syphilis among the Chinese," *Chinese Medical Journal*, Vol.27, no.6(November 1913), p.379.

时候,一家门的行李不上五担,箱子都很轻的。到了今年八月里,预先写信叫我们的船上来接他回杭州。等到上船那一天,红皮衣箱一多就多了五十几只,别的还不算。上任的时候,太太戴的是镀金簪子,等到走,连奶小少爷的奶妈,一个个都是金耳坠子了,钱大老爷走的那一天,还有人送了他好几把万民伞,大家一齐说老爷是清官,不要钱,所以人家才肯送他这些东西,我肚皮里好笑:老爷不要钱,这些箱子是那里来的呢?来是甚么样子,走是甚么样子,能够瞒得过我吗?做官的人得了钱,自己还要说是清官,同我们吃了这碗饭,一定要说清倌人,岂不是一样的吗?'"①文学作品虽然虚构,但是写作者的心态是值得玩味的,尤其以讽刺现实为目的的《官场现形记》不会在借喻上向壁虚构,这是某种社会认知的反映。

上海租界工部局曾在1920年试图向歌姬们颁发妓女执照,此事遭遇歌姬们一致反对,认为是一种羞辱,1920年6月23日,受部分歌姬委托,法国人J.E.勒米埃(J.E.Lemiere)向工部局上书,反对颁发执照,理由就是"这些歌女是真正的艺术家,她们依靠为客人提供娱乐而生活,从每场演出中获得正规的报酬。她们就像女演员一样。……她们从来不把自己当成妓女,实际上,许多人也从来没有偏离道德一步。"②1923年租界道德促进会会议上,考尔德(S.J.Calder)的发言就很符合近代以来对于"伎"的认识:"(歌女)并不是谁上门来都卖身的,而且因为歌女的历史与中国本身的历史联系如此密切……歌女们属于提供娱乐者而非腐化堕落之人。"他还表示,歌姬馆与西方的绅士俱乐部没有本质区别,而且区别对待日本歌姬馆和中国歌姬馆是一种民族歧视。③但是,针对歌女们是否完全清白有人提出异议,"并不是所有人都同意歌姬是干净的另一类,基督教传教士弥尔顿·斯托夫(Milton Stauffer)在1922年写到:'歌姬或一流妓女的地位问题是一个经常要提出来的问题。这一类妓女既是献艺者,又是妓女,她们所得到的报酬是最高的。'"④其实就是日本艺伎也颇有部分人涉及娼业,"(日本)艺伎(歌伎)、酌妇(侍宴席而酌酒之女子)类之花柳病数比娼妓更

① 李宝嘉:《官场现形记》上册,天津古籍出版社2004年版,第184页。

② 贺萧:《危险的愉悦——20世纪上海的娼妓问题与现代性》,韩敏中、盛宁译,江苏人民出版社2003年版,第291页。

③ 同上书,第292页。

④ 同上书,第510页。

多。予就各种统计推测之，则艺伎百分之五以上、酌妇百分之十以上。”①

但不管怎么样，“清倌人”和歌姬的社会认可度是有别于一般妓女的，她们的自我认知也是如此，一直到国民政府“新生活运动”时期依旧如此，1934年6月，南京市议会为了配合新生活运动，特地下令全市歌女需要佩戴统一徽章桃花章，此举引发歌女强烈反对，因为桃花章在北洋政府时期是私娼的标志，歌女们认为这是人格侮辱，导致8月1日全体佩戴的计划不得不推后。②促生这种妓女“分层”的原因，起码其中“之一”是来自对传染性疾病恐慌所带来的对妓女的厌恶。按照中国传统的思维模式，以技侍人者皆属下九流，如前所述，历史上妓女与歌女是合二为一的，但偏偏在性病认识日渐完善的晚清民国两者出现分野，恐怕绝非偶然。

20世纪以来，对于一般的妓院，取缔之声日渐高涨，而呼吁者的理由之一就是性病，晚清民国以来，由关注国民健康延伸到关注国家民族命运的思想浪潮甚为高涨，在性病领域亦如是，“到了二十世纪二十年代，性病问题成为中国关于娼妓业文字的最主要话题。……20世纪的多次管制和改造娼妓业的运动都直接与对性病的恐惧有关。”③1919年4月27日，李大钊在《每周评论》第十九号上发表《废娼问题》短文，力主废娼，并提出五大理由，其中第三条说：“为尊重公共卫生不可不废娼。认许公娼的唯一理由，就是因为娼妓既然不能废止，对于花柳病的传染，就该有一种防范的办法，那么与其听他们暗自流行，不如公然认许他们，把他们放在国家监视的底下，比较的还可以行检查身体的制度和相当的卫生设施。可是人类的生活，不只是肉欲一面，肉欲以外，还有灵性。娼妓不能废止的话，实在是毫无根据。且据东西的医生考证起来，这种检霉法实是没有效果。因为检霉的人，每多草率不周，检霉的方法又不完备，并且不行于和娼妓相接的男子，结果仍是传染流行，不能制止。不但流毒同时的社会，而且流毒到后人身上。又据医家说，久于为娼的女子，往往发生变性的征候，这个问

① 陈邦贤：《花柳病救护法》，上海医学书局1917年版，第21页。

② 实际上歌女中良莠不齐，有的歌女暗地里接客卖淫，甚至于有的人将桃花章利用为招嫖的工具，“其余素操副业者，则以佩带桃花引为美观，更乐得易于招徕狎客。”参见杨洋：《南京国民政府“禁娼”期间的“桃花章”风波》，《钟山风雨》2014年第1期。

③ 贺萧：《危险的愉悦——20世纪上海的娼妓问题与现代性》，韩敏中、盛宁译，江苏人民出版社2003年版，第250—251页。

题，尤与人种的存亡，有很大的关系。”①《国民卫生须知》说：“梅毒的为害，可以杀身，可以败家，可以灭种，可以亡国。”②陈邦贤《花柳病救护法》上编“总论”：“疾病之能灭一家，能弱一国，为吾人之大害者，莫不曰喉痧、鼠疫、猩红热、虎烈拉等急性传染病，是故讨论急性传染病者世人皆易于注意，盖赌(睹)其死亡之速、传染之盛，有令人触目惨者也。古人有言曰：‘火烈民畏，蹈之者少；水弱易欺，溺之者多’，则有死人更多、害人更惨，甚于喉痧、鼠疫、猩红热、虎烈拉等而人不之察者，即花柳病是也。”

陈邦贤同时指出，虽然无明确统计数据，但根据个人临床观察，花柳病之危害在四种传染病之上。③他进一步指出娼妓与疾病的关系：“花柳病以吾国广东、上海等处为最，英美等国来游内地之医生，每于施诊时见花柳病之多，无不惊讶。盖吾国不独为花柳病发原之地，且无娼妓检查之律，娼妓中染花柳毒者十居其九，无花柳毒者，百之四五耳。惜世人多误认花柳病为别种病，若如他国之有疾病死亡册及有细菌学检查以助诊断，吾恐世人视最可骇之急性传染病尤不及花柳病之惨烈也。”④

妓女染病者多达90%以上，足以触目惊心，1941年《申报》曾经对上海性病流传情况做过报道，那时候的上海“至少有一半人口患有性病，其中的90%最初是由妓女传染的；而90%的中国下等妓女和80%的外国妓女都患有性病。新形式的变相卖淫方式据说也不安全，向导社中80%的向导据说染了病，而按摩小姐不仅有病，她们穿的衣服也很脏，只有在极少数的高等妓院里，那里的中外妓女据说是采用了某些现代卫生措施，或一旦染病就停止接客。……低等妓女据说是最危险的，因为她们的性伙伴更多，分布也广，而她们和她们的嫖客都缺乏抵御性病的知识和经济能力。”⑤

随着对性病认识的深入，中国人越来越强烈地发出取缔妓院的呼声，

---

① 李大钊：《废娼问题》，朱文通等整理编辑：《李大钊文集》，河北教育出版社1999年版，第3卷，第215页。

② 贾魁：《花柳病浅说》，载中国卫生社编：《国民卫生须知》，中国卫生社1935年版，第196页。

③ 陈邦贤：《花柳病救护法》，上海医学书局1917年版，第1页。

④ 同上书，第3页。

⑤ 贺萧：《危险的愉悦——20世纪上海的娼妓问题与现代性》，韩敏中、盛宁译，江苏人民出版社2003年版，第242页。

并且将其上升为对国家和民族的拯救的高度，贺萧(Gail B. Hershatter)指出："中国形形色色的革新派作家——基督教的、民族主义的、女权主义的——都把花柳病视为对于中华民族和对妇女的一种威胁。在所有这些讨论中，妓女被描述为引发这种疾病的最致命的渠道。"①

梅毒自身的"外来"色彩更加引发民族主义的呼声，成了近代以来帝国主义侵略的另一种象征，"中国医生利用关于梅毒的讨论来证明是外国人造成了现代中国的窘境。"②"通俗作家们详细地描画了性病对于个人、家庭以及'民族'造成的种种令人毛骨悚然的后果，……关于社会腐化堕落的文字再现，在与一个民族主义高涨的时代里正在崛起的所谓'民族'的思想同步增长，……关于梅毒的文化表述，表达了中国受到了外来资本主义和致命病毒这双重势力的入侵。帝国主义入侵了中国的领土主权，而病菌侵犯了它的尿道。"③

当然，禁娼能否起到作用，在当时也不乏另一面的声音，在国民政府组织编写的《国民卫生须知》中，执笔《花柳病概论》的汪于岗指出："是以各国仁德之士，力主废娼，冀绝数千年来及今尤烈之弊政。以除体质、精神、德育上莫大之毒害。虽然义非不正，心非不仁，利非不巨，事非不急，而提倡至今，虽有一时一地行之者，终不能永继远播，举世风行。且其所行之处，百弊丛生，乱萌频起，终至视同虐政，不旋踵而政弛令除。是盖情欲本乎天性，由生理上观之，实为构成世界之原力。……废娼问题，不仅为未通人道，且为扰乱社会秩序之祸机。"他指出公娼之废，会导致私娼盛行，"黑幕重重，蕴毒其中"，反倒使性病之检查无从做起。④不过这种声音在当时并非主流。性病的问题已经与当时知识界普遍的焦虑相结合，国民身体素质的羸弱、知识的缺乏、外来文化的凶暴和侵扰、妇女地位的低下……可以说在梅毒这个问题上集中展现了当时的数个重大社会问题，"回顾晚清以来有关妇女地位的讨论，我们可以清晰地看到，包括娼妓问题在内的

① 贺萧：《危险的愉悦——20世纪上海的娼妓问题与现代性》，韩敏中、盛宁译，江苏人民出版社2003年版，第238页。

② 同上书，第246页。

③ 同上书，第251页。

④ 汪于岗：《花柳病概论》，载中国卫生社编：《国民卫生须知》，中国卫生社1935年版，第165—166页。

许多问题都是与国家富强的紧迫要求联系在一起的。和缠足问题被赋予强国保种的政治含义一样，卖淫嫖娼问题也被政治性地刻画为中国孱弱的症候，和民族的落后和危机问题联系在一起，从而消除娼妓业被认为是国家从落后走向先进的保证之一。正如太平天国为了保存军队实力而废娼禁淫间接地解放了妇女一样，从晚清到五四时期的禁娼其实也是‘强国保种’的民族主义话语的一种延伸。这样，妇女解放与政治动机之间的缠绕就似乎成了 20 世纪中国妇女寻求自由、独立之路的难以摆脱的宿命。”①虽然国民政府统治能力上的欠缺和当时思想的多元使得禁娼流于形式，但是这种呼声却是自古以来未有的高涨，这是疾病观进步的结果，这是现代化的结果，也是各种思潮综合作用的结果。

中国自古以来性病从未缺位，但是青楼文化却长盛不衰，这与淋病等性病的“低烈度”有关，也与古人对性病感染渠道的模糊认识有关，所以性病曾在青楼文化叙事中长期缺位。这反映了古代对于某些传染病的认知体制和思维模式。16 世纪以来梅毒进入中国，其病情之酷烈、与性传染关系之明显、男女症状之类似不仅使得中国人对于性病的认识上升到了一个新的阶段，而且面对新型疾病的束手无措更加引发社会的焦虑，对于鸦片战争以后的国人来说，梅毒“外来”的色彩又具有极强的表喻意义，结合在一起由对疾病的关怀上升到对国家民族命运的关怀，对妇女地位的关怀，梅毒使得国人此阶段内的各种思潮都有所展现，而各种有关性病检疫体制的呼吁和努力又展现出国家走向现代化的图景，并且最终成为促生国家现代化的重要一环。

---

① 李蓉：《苦难与愉悦的双重叙事话语》，《文学评论》2006 年第 2 期。

20 世纪上半叶跨国医学机构在中国
——以协和为例

蒋育红*

【内容提要】 协和在中国现代西方医学的发展进程中占据重要位置，它也是 20 世纪上半叶在华跨国医学机构的典型代表。通过在跨国语境下研究此阶段协和与国际社会密切相关的历史，展现了其在国家之间、东西方文明交界面中、中国与国际社会相遇相知上突出的位置，从而有助于理解医学与卫生超越国家及种族界限的独特性。协和的微观机构史也浓缩地表现出现代西方医学从“舶来品”到融入中国医学多样性的渐变过程。

【关键词】 协和，中美关系，西医，医学传教，跨国医学

【Abstract】 The Peking Union Medical College (PUMC) plays an unrivaled role in the advancement of modern Western medicine in China and is also a representative case of transnational medical Institution of the first half of the twentieth century. The history of the Institution in the above-mentioned period was intimately linked to the international society. The domestic and international narrative of the institution shows its prominent position in the interface of the eastern and western civilizations, in the relationship between the nations, as well as in the encounters between China and the western world. The case is instrumental for understanding the unique feature of transnationalism of health and medicine, too. The micro history of the Institution also epitomized the international society of this period interwove into the conceptua-lization transition of the modern Western medicine from foreign to Chinese in the medical pluralism in China.

【Key Words】 PUMC, China-US Relationship, modern Western Medicine, Medical Missionary, Transnational Medicine

* 蒋育红，北京协和医学院人文与社会科学学院副教授。

现代西方医学(也称生物医学,简称西医)与传统中医及其他本土医学一起形成中国医学多样性(medical pluralism)的特点及景观(landscape),西医东渐并在其中占据主导地位的过程是与知识与人员跨国流动、东西方文明相遇、国际关系等大背景分不开的。20世纪上半叶,不管是作为清末"临床基督教"的宠儿,还是洛克菲勒基金会全球健康慈善事业中的耀眼明珠,协和堪称是在华跨国医疗和教育机构的典型代表,其跨国机构的性质主要表现在:第一,开办源自西方人的想法、理念和行动;第二,所属权、开办资金、管理权从地理上及地缘政治意义上都属西方世界;第三,机构设置、教育及运行模式更是照搬欧美体系。

"协和"的历史按出资方及资产所属关系可以分为三个阶段:1906—1915年,英国伦敦会(London Missionary Society)所属的协和医学堂(Union Medical College, Peking);1915—1951年,美国洛克菲勒基金会(成立于1913年)下属的罗氏驻华医社(China Medical Board of the Rockefeller Foundation,以下简称CMB,成立于1914年,1928年成为独立的基金公司)所属的北京协和医学院(Peking Union Medical College,以下简称PUMC);及1951年至今的国有化阶段。在其历史中(不包括医学堂阶段)由于"各种政治和社会因素,前后用过5个校名,更改7次"。①为简化及避免混乱,本文用"协和"来指代。

一 "临床基督教"的跨国医学机构

20世纪以来东西方知识、思想、技术、文化跨国界的流动有增无减。在此之前,西医已经伴随着西方传教士来到中国,带有强烈的"临床基督教"(clinical christianity)的特征。②西方传教士利用西医作为传播福音的

① 马超:《协和学子百年回顾》,载蒋育红、玛丽·布朗·布洛克主编:《协和百年纪念文集》,中国协和医科大学出版社2017年版,第370页。

② Rosemary Fitzgerald, "Clinical Christianity: The Emergence of Medical Work as a Missionary Strategy in Colonial India, 1800—1914," in Biswamoy Pati and Mark Harrison, eds., *Health, Medicine and Empire: Perspectives on Colonial India*, New Dehli: Orient Longman, 2001, p.89.

工具，很多情况下在极端贫穷的地方免费为当地民众治疗并提供药物，希望医治疾病的同时也让中国人皈依基督教，实现传教的使命。1947年"教会医院在世界各地成为医疗的焦点。在中国估计有300家教会医院，占所有生物医学医院的半壁江山。同时期的印度有256家教会医院和250家分支药局，占印度次大陆所有病床的三分之一。这些医院，不仅仅是填补了殖民者和政府未填充的空白。它们更是被灌输了独特的基督精神"。①

西医给中国医疗提供了传统中医之外的选择，兼医疗及传教为一身的教会则越来越面临双重工作压力，人员极其缺乏，因而纷纷在医院里开办医学校，培养中国人成为其医疗助手。之后又相继出现了独立于医院之外的医学院校。②教会开办的医学院校成为传播西医知识与文化的场所，也因为其开办者与母国的千丝万缕的关系使得教会医院及教育机构具有特殊的身份——外来的医学与外来宗教的结合体。在西方人看来，教会医院及学校是西方文明的象征，对于中国人，它还代表了外来的宗教与文化。教会医疗机构的外国起源及身份自然地将其卷入中外关系中，其"临床基督教"的特征也成为仇视西方文化入侵的攻击目标。在1900年义和团运动中，几乎所有北方的教会医院都遭到了严重损坏、医疗传教士遭到追杀。

义和团运动5年之后，伦敦会的科龄（Thomas Cochrane）在其英国同胞清廷总税务司赫德（Robert Hart）的帮助下，通过各种关系取得了包括清朝廷大臣那桐、太监总管李莲英等的信任与帮助，他联合英美6个教会开办了协和医学堂。医学堂在教会办学的历史上达到了顶峰，表现在：一、慈禧为其捐赠一万两银，这是"清帝国唯一一次给基督教新教赐礼"③二、

① David Hardiman, "The Mission Hospital, 1880—1960", in Mark Harrison, Margaret Jones, Helen Sweet eds., *From Western Medicine to Global Medicine: The Hospital Beyond the West*, India: Orient Blackswan Private Limited, 2009, p.198.

② 1900—1920年代著名的有：上海的震旦大学医学系及上海哈佛医学院、美国教会在长沙开办的湘雅医学校（院）、加拿大教会在成都开办的华西协合医学院、山东的齐鲁大学医学系、苏格兰医疗传教士司督阁（Dugald Christie）在沈阳办的奉天医科大学（1912年的名称）及英美6个教会联合开办的协和医学堂等。

③ Peiping Chronicle, *Founder of P.U.M.C. Began Work in Peking Stable in Boxer Times, Dr.Thomas Cochrane Revisits City of early Labours During World Survey of Religious needs*, January 24, 1934, p.A-7.

1906 年 2 月，协和医学堂举办了开业仪式，清朝重臣与各列强国家公使列席，这是有史以来最盛大的庆典之一；三、经科龄的运作，医学堂得到学部颁发的与官办学校一样的文凭，在历史上绝无仅有。

清廷甚至允许科龄到紫禁城为皇亲国戚和太监看病。然而，拒绝基督教的清廷规定科龄只能看病、不能传教。以慈禧为代表的清朝廷对西医和传教采取了截然不同的态度。西医在治疗效果上有其优势，是传统中医无法做到的，这点在晚清的朝廷及中国文化精英阶层中得到认同。在《协和医学堂微信录》(1910，上海美华书馆排印)中提到医学堂的缘起时贬低了传统中医、大大推崇西医："(中医)仅存糟粕，遇疑难之症，每至束手无策，而听其自为死生。自海禁大启，西医输入中国。其疗治之精奇，见之者莫不惊而讶之。以为华扁无以过也。"

教会医学机构的跨国身份最主要的特征之一就是资金来源。协和医学堂的开办资金主要来源于英国的伦敦会，虽然有六个英美教会联合开办了医学堂，但医学堂的地产归伦敦会所有。"学堂的校舍及设备所支出的 62 660 两白银中，有 22 477.7 两白银由华人捐赠，而其中的 10 000 两白银来自慈禧太后的捐赠。另外的 10 115.2 两白银由那桐与赵尔巽筹集。北京的外籍人士捐赠数额达 2 002.3 两白银，伦敦会则达 38 180 两白银。"①世界列强之首的英国所开办的教会医学堂，得到了在华列强公使馆的鼎力相助，英、法、意、德公使馆医官组成了医学堂的考试委员会。清朝廷也给了各种优惠政策。清朝举办的运动会是不许外国人参加的，但医学堂是唯一受邀的外国教会学校。1910 年 12 月在东北开始爆发肺鼠疫，清朝政府向西方在华公使馆寻求帮助，在华裔医学家伍连德的领导下，西医的知识和方法被用来抗击这次大规模的公共卫生疫情，协和的外国医生及中国学生参与了这次著名的早期公共卫生国际行动。

除资金外，外籍教师也强化了医学外来身份。清朝末年到民国初期，华人西医人才寥寥无几，《协和医学堂微信录》第一页提到："西医之至中土者无几，散处于一乡一隅"。在中国的西方医疗传教人员基本都是以个人的、零散的、工作区域很小的方式工作，很难对特别的疾病做专科化的研

① 协和医学堂编：《协和医学堂》，蒋育红译，中国协和医科大学出版社 2018 年版，第 13 页。

究。能教西医的大多是西方传教士。在医学堂的年度报告教员名单中，最初的七八年都没有华裔教员，直到1915年左右，才有该校的两位华人毕业生担任助理教师。

教会办医学机构特别是教育机构最大的瓶颈，就是资金和教员的缺乏。这是对其可持续性的极大挑战。即便当时最好的医学院校之一的协和也面临同样的问题。在医学堂1906—1916年的十年年度报告中，每年都提到资金缺乏，希望得到各方善款资助，虽然清朝廷每年都给些维持经费，但对运营与发展是杯水车薪。教学人员更是问题。医学堂所传授的专业课程已经细化到细菌学、外科学、病理学、解剖和胚胎、内科、外科、妇产科、药学、耳鼻喉、儿科、公共卫生等学科，医学专业化需具有各专科知识的专业教师担任。在其1912—1913年度报告中列出了每个专业所缺的教学人员数目，指出“危机开始浮出，就像谚语所说压倒骆驼的最后的稻草。”①相比其他教会医学校，医学堂占据一个优势——六个教会中有两个在英国，其中之一负责在英国寻找教师来中国授课。由于路途遥远、落后艰苦的生活环境使得在英美招募人员非常困难，愿意来中国教书的都是坚定的传教士。医学堂年年都苦于教学人员的缺乏。

西医的医疗及医学教育模式更是西方的，这不可避免地要碰到传播媒介——语言的问题。在清朝末年直到民国初期，中国本土西医人才极少，翻译成中文后的西医教材与文献非常缺乏。医学堂一直致力于将英文教材翻译成中文，但从其年度报告看，进展缓慢。人员的缺乏是主要原因。像所有教会医学机构一样，教员忙于教学及布道，有的还要兼顾临床，教会医学院校经常面临生病及死亡所导致的自然减员问题，给正常教学造成了极大困难。协和、齐鲁等多数教会学校坚持汉语授课，从英美来的教员需要先学习中文才能开始教学工作。所有这些困难极大限制了西医在华的发展。

即便包括慈禧在内的清朝统治阶层都有捐赠，但这并没有改变医学堂的外国教会学校的身份。在华的教会医学教育机构从资金、教员、模式上强烈体现了“临床基督教”的特征——其根本目标是用医疗传播基督

---

① 协和医学堂编：《协和医学堂》，蒋育红译，中国协和医科大学出版社2018年版，第120页。

教,并不在发展医学。医学教育需要资金的大量投入,而靠教会零散募捐得到的资金有限。在这方面,赫德尖锐地分析了教会医学的外来身份及医学教育应该由谁投资的问题,他在医学堂开业仪式的讲话中提到:

> 其中一些人如伟大的卡内基(Carnegie)等,极其慷慨……我发现我们没有有效的方法吸引这些人轻松地捐赠出一大笔基金来。事实上,之所以不能吸引他们捐赠,是因为中国现任政府非常有能力来资助,也应该资助类似的机构在自己的土地上、在自己治理的疆域内发展壮大。然而,这方面我们遇到非常棘手的根本问题。因为我们不可能去找中国政府对他们说:"我们这些外国人是在中国、以慈善的方式为中国开展一项慈善事业,贵国政府是否能用自己的钱来负担并资助这个事业,而中国政府并没有请我们去做这项事业"。①

受到各种资源制约,1915 年,协和医学堂最终被美国洛克菲勒基金会下属的罗氏驻华医社(CMB)收购,后者购买了伦敦会在协和及附近的地产并对协和彻底改组,名称改为北京协和医学院,并在纽约州登记,并于 1917 年 CMB 开始在医学堂旁边没落的清朝豫王府原址上大拆大建。协和从一个教会学校变成美国慈善组织改变中国医疗卫生的核心机构,这不单是资产所属权的变更,更标志着在中国以"临床基督教"主导的医学发展轨道上出现了一支新的力量,它宣扬美国式的领导力、精英教育模式、科学与现代化。

二　美国跨国慈善事业中的样板机构

(一) 缘起——用现代化及西方文明改变中国的美国理想

19 世纪末 20 世纪初,美国人"认为远东是落后、无知、贫穷和异教的。东奔之士的动机无疑各有不同,从纯粹的宗教义务到个人发展,但大多数深信西方文明的优势。"②David Lampton 在谈到 1950 年之前中美学术交

---

① 协和医学堂编:《协和医学堂》,第 11 页。

② 玛丽·布朗·布洛克:《洛克菲勒基金会与协和模式》,张力军等译,中国协和医科大学出版社 2014 年版,第 2 页。

往时写到："所有这些群体都出于一种信仰的激励，中国是可塑的（malleable），如果他们不在中国留下足迹，其他人就会。同中国教育关系总是激发领袖与利益群体的想象……同时，科学、技术、教育关系通常也是激励那些希望把文化和政治价值观传授给中国人的美国人。"①

20 世纪初，美国的领导力及影响力随其大工业的财富积累及海外市场扩张到世界各地。洛克菲勒家族、卡内基纷纷成立了慈善基金会。"基金会是 1900—1930 年代美国医学成型阶段最主要的外部影响者，到二战后才是美国政府。基金会权力源自其资金，他们慷慨地但仔细地把钱应用在具体的项目和政策上。"②与教会靠零散募捐、不稳定的资金来源不同，洛克菲勒基金会的慈善事业是以其庞大的垄断企业所积累的雄厚资本为后盾；而在运作方式上，受制于各种资源限制的教会难以制定中长期计划，但洛克菲勒基金会是在聘请了美国医学与教育界的领袖人物，先后派了两次考察团，在中国进行详尽的调查研究、制定周密的预算和战略计划之后，强势进入中国的。③

玛丽·布洛克（Mary Bullock）在其著作中讲述了洛克菲勒二世率团参加 1921 年协和开业仪式的情形："1921 年 8 月 18 日，从加拿大温哥华起航向日本横滨的'亚洲快线'号承载着基督教、西方教育和美国商业输往东方的梦想。在这次特殊的横跨太平洋的航行队伍中，有常见的传教士，少数外交使节，私人企业家，还有几位美国对华事务的名人代表……洛克菲勒二世和洛克菲勒基金会总裁乔治·文森特（George E. Vincent）率领着有 25 名以上科学家、教授和基金会董事组成的团队前往出席北京协和

① David M. Lampton, Joyce A. Madancy, Kristen M. Williams, *A Relationship Restored: Trends in US-China Educational Exchanges 1978—1984*, Washington D.C.: National Academy Press, pp.16—20.

② Richard Brown, *Rockefeller Medical Men: Medicine and Capitalism in America*, Berkeley: University of California Press, 1979, p.8.

③ 1914 年 4 月末到 5 月中旬，洛克菲勒派了第一次医学考察团，包括芝加哥大学校长贾德森（Harry Pratt Judson）和哈佛大学的皮博迪（Francis Peabody）考察了中国 17 所医学校和 97 所医院，多数为教会医院，也有官办和日本人开办的医院并写了《医学在中国》(Medicine in China, by the China Medical Commission of the Rockefeller Foundation[M], Chicago, Illinois, USA: The University of Chicago Press, 1914)。1915 年又派了第二次考察团，主要成员包括美国最著名的医学教育家约翰·霍普金斯大学的韦尔奇（William Welch）和洛克菲勒研究所的西蒙·福莱克斯纳(Simon Flexner)在内。

医学院的揭幕典礼。”①“他们一行不远万里来为一个机构揭幕，这个机构象征着洛克菲勒基金会在中国致力于西方科学和医学教育。旨在为‘东亚病夫’培养医学领袖的北京协和医学院是一个典型的被移植到中国的美国机构。”②

洛克菲勒进入中国医学领域较晚，中国已经形成教会及官办医学机构并存的格局，另外还有日本人开办的南满医学院、德国人开办的医学校等强劲对手，再加上传统中医。在这个医学多样性的国家，洛克菲勒基金会制定与众不同的战略，其在华的慈善事业绝不是临床基督教的再现，而是要体现美国领导力、宣扬美国标准、医学精英模式的公司慈善（corporate philanthropy）项目。

1919 年 7 月 29 日，中国的英文报纸 *Peking Leader* 采访了洛克菲勒基金会总裁及 CMB 董事会主席乔治·文森特，他谈到其基金会在一战期间为欧洲的救援工作资助了 2 250 万美元，以及他在法国考察结核病防治工作，“显示美国系统化方法的效率之优势……美国对法国疾病预防机构的贡献……始于美国人的机制被法国接纳并在其他地区应用……基金会希望将其战略、人员和资源为世界服务”。

带着用现代西方医学拯救中国的浪漫理想及其放眼世界的眼光，洛克菲勒基金会为协和规划了极高的定位：最新的美国医学理念、最高的医学标准、从硬件到软件都是远东最先进的、可与欧美最好的医学院比肩，用美式的医学精英模式培养中国医学及卫生界的领袖人才。以此为目标，协和开始了其新的身份的形塑过程：一个充分体现美国对中国的期望与友好的机构、是美国的现代化、医学、教育、文化、生活方式在中国的实体化。

洛克菲勒建设现代化的协和正好与 1920—1930 年代中国文化与政治精英们对现代化的渴望与追求相吻合，因此他们对洛克菲勒开办协和抱有欢迎的积极态度。曾经担任民国交通部总长、时任交通大学校长的叶恭绰在 1921 年协和开业典礼上发言主要讲到协和先进性与其在连接东西方文明上的作用：

---

① 玛丽·布朗·布洛克：《洛克菲勒基金会与协和模式》，第 1 页。

② 同上书，第 7 页。

协和的现代化、科学和技艺是对中国的极大的赐福(blessing),虽然由外国朋友建立的医学机构很多,但没有一个设备如协和一样完善、先进;协和是划时代的,将培养出很多高效的医生满足社会需要……西方与东方文明不是不可调和,东西方文明各有优点,协和正是向协调两种文明的方向前进……感谢洛克菲勒投入大笔钱到一个远离美国的国家;他对中国的这个慷慨礼物显示其全球意识(cosmopolitan)……教育与社会工作是没有国家与种族界限,这就是这所医学院所孕育的精神;洛克菲勒投入时间与金钱改善整个社会,其工作消灭了种族与国家的差别……洛克菲勒是一个理想的榜样,值得所有国家的人民仿效。①

罗氏驻华医社(CMB)的代表顾临(Roger S.Greene),其父曾在日本传教,本人曾是美国驻汉口领事,他在 1921 年协和开业仪式的讲话中,特别谈论了协和在国际社会的作用及其美国期望中国繁荣的动机。“借此机会,我想表达一些希望,我珍视这所学校之将来成为以提高国家间进一步的相互了解为目的的众多机构中的一分子…… 国际间在政治事务的合作看起来总是有无穷无尽的困难,但当我们通过参与国际贸易、交通、教育、科学研究、公共卫生和其他正常的人类活动时,我们能够做到相互间更好的理解。我们希望协和能在创造中国与我们(美国)所代表的西方国家更好了解方面起到特别的作用……现代交通已经把世界所有地方都交织在一起,每个国家都会从其他国家的日益繁荣和强大中最终有所收获……只有我们帮助中国变得与我们一样强大和繁荣时,这种大规模的人口迁移动机才能消除。”②

(二) 国际关系相对和平期的跨国交流

洛克菲勒基金会在华的重大慈善事业得到了美国及国际社会的关注。英国哲学家罗素(Bertrand Russell)20 世纪在北京居住时,谈到协和时他写到“我曾经政治上非常反对他们……但我的生命要归功于北京的

① Yeh Kung Cho, “Eastern and Western Civilisation,” *The Peking Daily News*, September 21st, 1921, p.A-4.

② 洛氏基金会 1921 年医药卫生工作讨论,北京协和医学院文书档案第 024 号,第 32—34 页。

洛克菲勒机构治好了我的肺炎”。①与英国人怀旧情怀下的叙述不同，1933年9月24日美国《纽约时报》(*New York Times*)的报道则突出了协和的现代化：“(协和)经过10年的努力，在很多领域具有影响力，在洛克菲勒的资助下，改善公共健康，把现代方法带到中国，解决中国之急需。”

从1921年到抗日战争爆发前后是协和发展的黄金期。协和通过各种方式，更多、更深、更广地参与到了国际交流中，成为名副其实的远东的医学中心，协和充分体现了美国人在医学卫生投资的理念——在人力资本及机构建设上投资。(根据统计，由于庚子赔款，1916年在美国取得学位的中国人有1 700人，而在英国有600人)②，因而表现出与教会学堂明显不同的国际化特征。

1. 人员国籍多样化及双向流动

教会医学机构的教员通常难以保证质量，而洛克菲勒基金会在欧美各地广泛招募高质量的医学专业人才到协和执教和科学研究。1924年，《协医校刊》提到，协和的教员来自美国、英国、加拿大、德国、奥地利、荷兰、瑞士、俄罗斯、捷克斯洛伐克、中国、日本。经常有国际学者来协和讲座。同时，协和的学生也不再只有中国人，还有菲律宾人、暹罗人、朝鲜人、马来人、夏威夷的华侨。更重要的是，教会学校是欧美传教士到中国的单向人员流动，而洛克菲勒基金会还资助协和的学生、毕业生及中国其他公共卫生机构人员走出国门，去美国、欧洲进修。早在1918年协和校园建设期间，CMB“资助过35个医疗传教士和30名中国医生及护士到美国学医。”③“协和毕业生中有55%在1937年前便到海外留学了，1930年前毕业的学生中这个比例更高，达到71%，这些毕业生大多到美国的约翰·霍普金斯、哈佛和洛克菲勒研究所进修。他们大部分都获得了美国机构的高级学位。1924到1933年间的毕业生都在1937年前回到了中国”。④

① Bertrand Russell, *The Autobiography of Bertrand Russell*, London: Routledge, 1998, p.365.

② Bertrand Russell, *The Problem of China*, New York: The Century CO., 1922, p.229.

③ “*Interview with Dr.Vincent: Work of the Rockefeller Foundation in China*,” Peking Leader, July 29th, 1919, p.A-4.

④ 玛丽·布朗·布洛克:《洛克菲勒基金会与协和模式》,第130页。

通过教师、学生及住院医生等人员双向的跨国流动，协和成为中国与国际社会知识与技术传播重要的连接点，也加强了中国与国际社会的互动、民间友好。在抗日战争期间，在美国成立的美国医药助华会（American Bureau for Medical Aid to China）是几个曾经在协和工作过的美籍医学家发起的。在协和的经历使他们建立起了对中国的友好感情与对中国人民的同情心，为中国的抗战筹集了大量的医疗用品及资金，还取得包括罗斯福总统在内的美国上下一致的支持。成为民间机构促进国与国友好的有力证明。①

2. 深入参与国际学术及与国际组织的合作

洛克菲勒基金会把协和也规划为远东的医学科学研究（实验医学）中心。在协和的黄金期，产出了一些世界注目的研究，如吴宪的项目、麻黄素的发现、血吸虫病、营养项目、北京猿人头盖骨的研究等，都是中外学者共同研究的成果。与之前的医学堂不同的是，洛克菲勒坚持在协和使用英语，虽然这点有很大争议，但这成为协和在跨国交往中一大优势，大大提高了效率及在国际学术界的参与度和认知度。“协和的全球效应——协和对全球科学医学贡献的最重要证据是协和教师和学生撰写的大量的重要出版物……它们大多发表在英语的中国和美国期刊上，在世界各地传播，其中也包括一些德国、法国、英国和荷兰期刊 。”②

20 世纪二三十年代，协和发起或参与的公共卫生创新项目成为国际样板，吸引国际组织及国际社会的广泛注意。位于北京中心区域的“北京第一卫生事务所”是协和发起的城市公共卫生社区项目，以及在定县开展的农村卫生项目（作为晏阳初的“平民教育运动”一部分），都堪称世界范围的创新项目，吸引了国际卫生组织的官员及国际上的关注。“美国《读者文摘》（*Reader's Digest*）以及赛珍珠（Pearl Buck）的传记扩大了定县项目的知名度。”③协和也在某种程度上参与到 1921 年成立的国际联盟卫生组织

---

① 约翰·鲍尔斯：《中国宫殿中的西方医学》，蒋育红等译，中国协和医科大学出版社 2014 年版，第 166 页。

② 达尔文·斯塔普顿：《对医学教育的国际贡献　北京协和医学院的全球化背景》，载蒋育红、玛丽·布洛克主编：《协和百年纪念文集》，中国协和医科大学出版社 2017 年版，第 10 页。

③ 同上书，第 12 页。

(League of Nations' Health Organization)的国际间合作。该组织的路德维希·瑞驰曼(Ludwig Rajchman)1929年初访问中国,同协和的公共卫生系负责人、享有世界盛誉的兰安生(John Grant)一同工作。1930年3月,协和的兰安生和陈志潜还代表中国参加了日内瓦召开的国联卫生组织会议。协和其他教授也为国联卫生组织提供了一些支持。

(三)国际冲突与战争时期的身份困境

洛克菲勒基金会设计协和校园时,外观特意保留了汉白玉、琉璃瓦、雕梁画栋等中国宫殿建筑风格。*The China Press*(大陆报)1921年8月20日("transmission China")报道时提到"洛克菲勒讲话中解释了协和建筑的中式风格——努力做到中国人在自己家的感觉,以此具体表达洛克菲勒的友好之情"。协和的地产及建筑属于CMB,而CMB以极少的租金租给协和。1942年前,人员经费、运行资本都是通过洛克菲勒基金会给CMB拨的资本金和日常预算支出的,再加上教育、管理都是美国现代大学的模式,所有这些都强烈地突出了协和的美国机构的身份。跨国机构的资本和人员最容易受到国际关系变化的影响。因此,协和也首当其冲地在第二次世界大战期间陷入复杂的中美、中日、日美关系中,而第二次世界大战结束后又受到冷战及朝鲜战争的影响。

1. 中日、日美战争

1937年卢沟桥事变后,北平沦陷,作为美国资产的协和一切照常,但"人们越来越明显地意识到:北平是座被占领的城市;对北平与纽约(洛克菲勒基金会及CMB的总部设在纽约)之间的来往信件、电报都要经过审查。"①"早在太平洋战争爆发之前的1941年7月,美国财政部冻结了远东的所有个人和机构账户,每笔交易都要经得财政部的许可。罗氏驻华医社在抗战期间,资助了西南的八所国立医学院和两所教会学校的医学系;大约20万美元用于协和护校在成都的重建,有53 000美元资助教育部医学教育委员会"。②

1941年12月珍珠港事件后太平洋战争全面爆发。12月8日,日军占

① 福梅龄:《美国中华医学基金会和北京协和医学院》,闫海英等译,中国协和医科大学出版社2014年版,第139页。

② 同上书,第169页。

领了协和校园,协和停办。当时在协和没有撤离的外籍教师有荷兰籍犹太人斯乃博(Isadore Snaper)、瑞士籍何博礼(Reinhard Hoeppli)、护理部主任美籍怀特赛德(Faye Whiteside)。他们被日军关押,在1942年底前陆续释放。唯有协和校长胡恒德(Henry Houghton)、总务长博文(Trevor Bowen)及当时燕京大学校长司徒雷登三个美国人,被日军在北京辗转多个地方关押,尽管美国政府一再努力,日军一直拒绝将三个人交给美国。直到1945年8月日本宣布投降时,才被释放。在日本人眼中,协和就是美国在华的代表与标志,其分量和象征意义不同一般。

协和作为"英美敌性资产"被日军占领后(中华社1942年3月26日),日军将其变成陆军的"伤病医院分院"。在对协和彻底勘察中,日军找到了孙中山肝部的病理标本,以此大做文章,攻击英美,宣扬"大东亚共荣圈"、美化其对中国的侵略战争。1942年2月到4月,在京沪两地的中英文报纸对此事大肆报道。*Shanghai Times*(英文)1942年2月10日头版头条报道:"美国人开办的北京协和医学院当局公然违背专业及医学道德,违法地、偷偷摸摸地取出中华民国先父孙中山的肝及内脏,16年后被揭发出来"。①*Peking Chronicle*(英文)在1942年3月26日头版头条报道:"椰野前些日子偶然发现,但鉴于彼时弥漫的日美关系微妙的性质,他认为当时揭露事实不合时宜,在大东亚战争爆发后,椰野报告了这个信息,军事部门随即进行了彻底调查,揭露了美国运行的机构对中华民国的先父的大不敬事实"。接着讲述孙中山1924年11月28日在日本神户发表的大亚细亚主义的"历史性的讲话" 重申了他(孙中山)对发展中日友好的坚定信念,作为"把远东从西方帝国主义的控制解放出来的一个手段。"

《民国日报》1942年3月31日发表社论——《国父遗脏来京感言》:

> 英美一向不把中国放在眼里,样样侵略我们……打开中国的历史一看,近百年来简直是一部英美对我们的侵略史,经济侵略,文化侵略,无所不用其极,甚至连国父的遗脏,都敢盗窃以去,此种行为,令

---

① 1925年1月21日,协和的美国医生、外科医生与担任过卫生部部长的刘瑞恒、北京的德国医院两个大夫等对病重的孙中山进行了诊断,结果包括肝胆癌症等几个疾病的可能性。26日入住协和医院319病室,2月18日出院入住外交部长顾维钧家。1925年3月12日孙中山病逝后,在协和的礼堂召开了追悼会。

人发指……国父的遗脏在英美的侵略政策下的手里蒙难……有人以为美人的盗窃国父遗脏，仅出诸少数美人的卑劣行为……不是少数人的无耻，而是她们整个国家的蒙羞……是我们中华民族四万万五千万同胞共同遭受的侮辱！美国自诩文明国家……她敢盗窃中华民国代表遗脏，更有什么比较更辱华的事做不出来吗？……现在大东亚战争爆发，英美丑恶，也一件件被我们揭破了，英美侵略势力一日不逐出东亚，东亚一日无幸福之日……

社论还辱骂在重庆的蒋介石政府“迎贼作父，把英美捧到天上去”。

1942年3月26日，在协和医院举办了隆重的“奉移总理灵葬典礼”，在孙中山1925年去世前住过3周的协和病房一墙之隔的5号楼(E)318室，搭起了一个圣坛。27日，孙中山的肝脏标本通过日本人安排的特别列车车厢运抵天津，南京伪政府的外交部部长褚民谊陪同到津，第二天参加在津举办的日军向汪精卫伪政府移交在津英租界的仪式。孙中山的肝脏标本于3月30日被运抵南京，在汪精卫等政要的参加下在中山陵举办了安葬仪式。

2. 美国机构身份的最后阶段

抗战结束后的1946年，作为美国的产业，协和校园曾经被当作美方的军事调处长达一年之久。马歇尔将军将其作为调停中共与国民党停战的办公地，但这一举措再一次强化了其美国在华的机构身份，因而也成为“沈崇事件”发生后，学生抗议美军暴行游行示威的重要目的地之一。1947年2月，美方宣布调停失败，决定撤走驻华美军。3个月之后，被军调处占用的所有建筑彻底腾空。1947年5月1日下午协和医院举办了开业仪式，有着400雇员的协和复校了，尽管同珍珠港事件前的1 500名雇员相比少很多，但协和还是举办了有600名中国及驻京外国人参加的庆祝复校的招待会。①

在此之前，洛克菲勒基金会一直在研究协和的复校问题。洛克菲勒基金会再次派考察团到中国。1947年1月16日，在多次认真讨论之后，洛克菲勒基金会的董事会决定再给罗氏驻华医社(CMB)最后一次注入本

① 《协和年度公报》，1947年，协和档案室，047。

金1 000万美元，用于资助协和，并指出“自1915年以来，洛克菲勒基金会向CMB资助的金额总计44 652 490美元，其中9 804 999美元用于最初的购置地产、建筑和设备；12 849 491美元用于每年的运转维持费用；而22 000 000美元资本金给了CMB。这笔总额近45 000 000美元的资助，是洛克菲勒基金会史上资助给单个项目的最大一笔……这意味着洛克菲勒基金会为CMB、由此为协和的工作作出了最后的贡献。对于洛克菲勒基金会本身来讲，现在已经完成了1915年决议在中国创建一所现代医学院校的任务。协和发展新的学系或者进一步资助现有工作的任务，必须留给该校的其他盟友。洛克菲勒基金会只能到此为止了。”①

洛克菲勒基金会对协和最后的资助，是在中美两国间经过二战建立起国家间和民间友好大背景下发生的，也自然被置于中美友好的语境下。美国《纽约时报》在1947年4月27日报道了协和的校史及复校的困难，最后提到“这座学校所致之广大影响是慈善事业中一大贡献，同时它也带来了中美友谊与了解。”

但这次注资对于对协和的意义不同以往，更为一个时代结束埋下伏笔，冥冥之中预示了协和的未来。在1906年英国人赫德之后，美国人开始讨论医学教育到底由谁来资助的问题。《纽约时报》的同一个报道中重点谈到协和未来资金问题，“继续用专业的、社会的与精神的理想来充满科学与教育的项目……把成本维持在一个保守的、与中国的经济条件保持合理一致的水平，并找到各种方法用中国的资金来资助协和。”美联社(AP)1947年7月5日在纽约的记者也对此进行报道：“新的董事会强调的目标可以推测为希望中国教职员工承担起协和的责任，并找到在中国得到资助的方式。”

以时任协和校董事会主席的胡适为代表的中国社会精英对洛克菲勒基金会表示感谢。《华北日报》在1947年8月4日报道刊登了孟浯泽写的文章《记为亿万中国人健康服务的协和医学校》中谈到：“在中西关系的发展中，现代医学或为唯一带来最大善意的。而西方医学将东西连结一起的主要媒介便是北平协和医学校。这个由洛克菲勒资办的美国

① *Financial Position of PUMC*, *Source of Income*, Clarified, *The Peiping Chronicle*, July 15, 1947, p.A-1.

的学校，在中国的古都成了一个训练与研究的中心，集中了西方最好的专家与西方科学所能供给的最优良的医药设备。"谈到协和在经过战争后复校及洛克菲勒最后一笔资助"这是个动人的消息"时，"无数男女，不只是中国人还有远东其他各国人士，在协和医校中吸收了现代医学的知识与理想，又在战争中后方为百万东方人服务……这座学校对远东医学教育的影响是足与现代美国医学形成期中的约翰·霍普金斯大学的功绩相匹敌的。"

洛克菲勒最后注资也引起中国社会有识之士的思考。1948 年 4 月 26 日，英文报纸 *The Shanghai Evening Post & Mercury* 特别以《洛克菲勒的又一个礼物》(Another Gift of Rockefeller)为标题进行了报道，其中提到"惊奇的是，迄今为止几乎没有对此项意义重大的事业的报道。对在已经给中国巨大礼物的基础之上最新追加的这 1 000 万美元的善款的消息是否有任何一家中文报纸肯花些时间刊登哪怕简单的一句感谢之话。如果中文媒体忽略这条新闻，这说明中国把这份礼物当成了理所当然……中国已经习惯于接受者的角色。但我们相信这是一个过程。有很多睿智的、良知的中国人理解自我帮助及把中国未来建立在坚实的基础上的深远改革的必要性。他们感谢其他人迄今为止对中国所做的一切，也感到一个时代的临近——中国人愿意并有能力百分之百的照顾自己而不再需要进一步的礼物。而像洛克菲勒基金会这样的赐予会作为国际友好的标志，也标志着其为中国人自己能够用自己的方式建设国家打下了基础"。

协和精英办学及极小的规模和优越的条件，难免是阳春白雪，脱离中国大众。布洛克评论到："尽管洛克菲勒二世从来没有严肃质疑把美国医学教育模式用在像中国这样的贫穷发展中国家，但多年后，他确实改变开始批判协和的精英教育本质。洛克菲勒个人对中国的慈善变得以社会为导向，因此支持洛克菲勒后来的解决中国农村经济和社会需求的项目中去。"①虽然中国社会大加赞扬协和的现代化，但在所有国立、私立学校中协和学生人数最少，1948 年只招生 22 名医学生和 47 名护理学生。(1948 年，北京有燕京大学、辅仁大学及协和三所美国出资的高校)。从开业起，

① Mary Brown Bullock, *The Oil Prince's Legacy Rockefeller Philanthropy in China*, Stanford, California: Stanford University Press, p.33.

在北京的中文报纸上总会有一些批判协和文章。在国内民族主义的语境下，对于协和医院临床服务的批判最终都上升到对其美国机构身份上。1921年7月6日英文 *The Leader* 报纸转发了《新社会报》7月3日刊登的编者的一位华人朋友在协和医院所受到的怠慢与粗鲁的待遇，他引述到“协和工作人员说；这是‘大美国’医院，中国人没有权利说话”，文章指出“很多华人和外国人对协和机构的宗旨不明确。”

3. 美国机构的终结

1949年，北平解放之后，中美间资金与人员的往来并没有戛然停止。10月张锡钧教务长还提到“本校自复校后，逐渐发展，已恢复四分之三，经费由前罗氏所捐之基金的年利六十万美金维持，该基金由纽约中华医学促进社（根据李宗恩校长建议，将罗氏驻华医社 CMB 更名为此）保管。”11月，在美国进修的协和学者有六名回到协和（包括两名护士）。协和医院院长李克鸿按计划去英、美、苏联考察公共卫生、医院管理及医学教育。10月，CMB 代表及协和外科主任美籍的娄克斯（Loucks）给新生讲 CMB 与协和的关系。协和的灵魂人物书记长美籍福梅龄（Mary Ferguson）也照常工作（两人11月回到美国休假）。

然而，从1949年9月开始，协和内部已经开始讨论“美帝国主义统治阶级与人民的问题”。10月后开始讨论“协和的本质、美帝和美资本家的关系、协和是否美帝在华百害之一利等问题。总结到美帝与美大资本家之间关系已极明显；资本家在外的文化事业往往是不自觉地或自觉地不可避免地又传播他的思想、意识的效果，因此影响所及，除了有像胡绳同志在人民日报上所写《美国‘教育’中国学生的‘友谊’》中所揭露的种种动机及后果外，以纯学术立场而言，也有极多的唯心成分和形式主义。譬如，强调既有容易保守；强调鼓励以个人为中心的竞争；目空一切，唯我独尊；漠视落后条件，影响为中国人民服务之热诚，以及过分依赖，盲目幻想心理的养成等等，这是协和之所以特殊之处，然而，另一方面协和也自有它的不特殊一面，这就是，绝大多数的‘协和人’都是爱国的，都有决心为人民服务，因之每一个同学，都应该随时提高警惕，对一切加以批判的接受，这样才能使协和对于中国的作用向好的一方面发展下去。”①

① 《协和周刊》，北京协和医学院档案室，077。

1949年建国后至1950年朝鲜战争前的国内政治环境对协和产生了愈来愈大的压力。《协和周刊》1949年11月在记录了协和的医疗队在张家口的察哈尔军区直属医院里工作情形，“在这里我们有机会和一些老革命同志和解放军人做更密切的接触，在谈话中常常谈起协和，据我们主观的感觉，他们对协和的态度如下：协和是一个谜：在谈话中我们常常遭到的问题是‘协和的经费哪来的？’‘协和还有美国人吗？他们怎样？’‘协和里的同志对于共产党的看法怎样？’甚至有一位新参加革命的医生很关切的问过我：‘你们看到反美的文章宣传，心理有异样的感觉不？’”

1950年朝鲜战争爆发，在美国等待回协和的四个美籍员工最终没有能如愿。1951年，协和正式收归国有，1952年停止招生。协和的国有化是在国际区域战争爆发的背景下发生的。但协和的人员中国化过程是渐进的、没有间断过。在珍珠港事件之前，协和培养的中国医学人才逐渐在各个部门取代外国人成为学术领导和管理者，聂毓禅成为协和护校第一任中国人校长，战后李宗恩又成为第一个中国人校长。中国人的教员比例也越来越高，珍珠港事件前已经高达92%。1920年有22名西方人教师，中国人9名；1935—1936，西方人22，中国人102；1940—1941，西方人10名，中国人109名。[①]到1950年前后，整个协和的外籍人员只有六个：福梅龄、娄克斯、瑞士籍的寄生虫组何博礼，生化学的窦维廉（Wm.H.Adolph），医院副院长安思礼（Wm.M.Emslie）。

虽然国际关系的变化促成了协和的国有化的实现，但协和的所有权转移到中国人的手中是历史使然。西医在中国本土的生根及发展还是要通过培养更多的中国人来成为西医的专业人才来实现。西方的资本和教员只能解决最初阶段的一时之需。正如洛克菲勒二世在1921年协和开业仪式上谈到：“只有中华民族自己才能解决其自身的科学与健康问题。西方人只是指明了方向”。[②]协和从资金到人员从外国机构走向国有化的过程也可以镜像到西医的身份变化，当中国人占据了医学制高点，中国人成为医学的主要力量时，西医真正脱去了西方的外衣，而成为

---

① 数据来自协和年度公报，1920—1941，协和档案室，077。

② “*My Highest Hopes Are Centered on College*,” *Wires J.D. Rockefeller Sr.*, The China Press, 1921年8月20日，p.A-1.

中国医学的一部分。

三 结 语

冷战深入及朝鲜战争爆发使中国与西方的互动降到最低点。早在1951年协和就作为"美国文化侵略中国的最大堡垒"遭到批判,要"肃清美帝国主义文化影响,彻底清理'三美'(亲美、崇美、恐美)主义",协和断绝了与美国的任何关系。①20世纪70年代初,尼克松访华有了几次互动,直到70年代后期,中国重新向西方世界打开大门。1979年5月11日,美国政府与中国政府签订了索赔和解协议,经过协商,中国政府最终给CMB归还3 659 952美元,用以偿付1951年协和国有化时应给CMB的财产款项。(CMB根据1949年国际索赔解决法案的第五条向美国的外国索赔和解委员会提交申请,CMB最初的申请为9 368 288美元,但经过中美政府协商为中国降低了偿付款)。②在中国外汇缺乏的70年代末这足以表明中国对西方开放的决心。1987年,协和庆祝了其70周年校庆,在中美友好的语境下,协和将其起源追溯到1917年洛克菲勒在豫王府举办的奠基典礼,而没有追溯到1906年的英美教会办的协和医学堂。

20世纪上半叶,临床基督教开启了协和跨国机构的历史,之后,中国对现代化的追求与怀揣用现代西方医学改变中国之理想的洛克菲勒相遇,协和进入洛克菲勒全球医学卫生事业,成为其在远东的示范性项目,更深、更广地参与国际医学卫生互动。在抗战前的民国时期,在现代化与国际友好的语境下、在相关国家之间的关系(中、日、英、美)相对和平时期,协和经历了其黄金发展期;当国际形势剧烈动荡、国与国冲突激化甚至升级到战争(中日、韩战)时,其命运也随之发生巨大的震荡并出现两次中断。虽然协和停办,协和医院也曾经在1960年代更名为"反帝医院",但协和的学者在医院、医科院、军科院及其他研究、临床机构坚守了医学

① 胡成:《"新协和"的医学专业化(1951—1966)》,载《协和百年纪念文集》,第235—237页。

② Laurie Norris, *The China Medical Board 50 Years of Programs, Partnerships, and Progress 1950—2000*, New York: China Medical Board of New York, Inc.2003, p.103.

的高标准。[①]正如白玛丽所写,50 年代开始的各种运动,使协和“在意识形态和政治上与其外国起源区分开来,但是依然在本质上致力于保持西方生物医学的标准和做法。在西方生物医学向公立机构转型过程中,协和保留了其代表国家级西方生物医学的标杆作用。”[②]

20 世纪前半叶协和的历史也展现了这个历史阶段生物医学、公共卫生在全球迅速发展及在国际关系语境下越来越重要的地位。基督教将西医带到中国并逐渐将西医机构化,并促成了中国医学的多样性,也将自己处在东西方文明相遇、国与国关系动态变化的交界面(intersection)上。与其他学科相比,西方医学在跨越国界及种族的知识、思想、文化、人员、资金、制度的流动中表现得更加活跃,成为知识产生(knowledge production)、文化跨国流动的最好的表现形式。虽然 20 世纪后半叶,冷战将位于不同阵营的中国与西方世界的互动大幅减少,在医学卫生领域更是停滞,但冷战之前的在华跨国机构为冷战后期中国与美国及其他西方国家恢复知识、技术、人员及资金的跨国互动打下了基础。然而 20 世纪前半叶以协和为代表的西方在华跨国医学项目,是西方世界领导与主导的,按照西方对东方的理解、期望与梦想[③],甚至是个人偏好,凭借其掌握的资金与人力资源及先进的科学技术,为中国的医学发展规划方向、制定优先发展的路线图及日程计划。当 70 年代末中国再次向西方世界打开大门时,在新的全球治理格局和国际关系的语境下,在中国与西方医学卫生交往中,中国开始自己主导并决定发展方向及日程,这与 20 世纪前半叶形成了天壤之别。

---

① 胡成:《“新协和”的医学专业化(1951—1966)》,第 231—252 页;蒋育红:《中国医学科学院的成立及早期运作(1956—1966)》,第 287—286 页,载《协和百年纪念文集》。

② Mary Augusta Brazelton, *Western Medical Education on Trial: The Endurance of Peking Union Medical College, 1949—1960*, *Twentieth-Century China* 40(2015):126.

③ 资中筠,洛克菲勒基金会与中国,http://www.aisixiang.com/data/17498-4.html, 2008-01-29。

近代民族主义浪潮中的教会在华医疗事业

——以20世纪20年代广州博济医院为例[*]

叶丹丹　崔军锋[**]

【内容提要】 20世纪20年代是中国社会急剧变动的时期，民族主义运动不断高涨。受此影响，博济医院爆发因开除护生而引发的罢工风潮，以及部分杂务工人要求改善待遇、成立广州杂务工社博济分社向医院当局施压所引起的罢工及围困医院事件。从事件酝酿到爆发，医院当局尽力与广州杂务工社周旋，广州革命政府亦从中斡旋。但双方谈判最终破裂，导致医院停办三年半之久。本文将教会医疗事业置于20世纪20年代民族主义高涨的社会环境中进行考察，以博济医院为个案，借以窥探20世纪20年代世俗化、本土化潮流中教会医院的应对之策与生存之道。

【关键词】 教会医疗事业，博济医院，民族主义，本土化

【Abstract】 In 1920s, The nationalist movement was running high in an era when China was changing dramatically. By the influence of nationalism, workers of Canton hospital got off the job to protest that some nurse students were fired by the hospital. Moreover, some chore workers set up Canton Hospital Branch of Miscellaneous Worker's Union to fight for a better treatment. The hospital authorities tried to deal with the Miscellaneous Workers' Union under the mediation of Guangzhou revolutionary government but unfortunately the negotiation broke down. The picket of Miscellaneous Workers' Union besieged Canton hospital, and finally caused the hospital to shut down more than three years. Canton hospital was a typical case of Chinese missionary medical enterprise during the Chinese nationalist movement. By the research of it, we can see the missionary hospital reacted and survived on the trend of the secularization and localization in 1920s.

【Key Words】 Missionary Medical Enterprise, Canton Hospital, Nationalist Movement, Localization

* 本文为崔军锋所承担的2017年度国家社科基金后期资助项目《中国博医会与中国现代医学的发展(1886—1932)》(项目编号:17FZS031)阶段性研究成果。感谢河南大学赵广军教授、暨南大学张龙平教授对拙文提出的宝贵修改意见。

** 叶丹丹，中山大学历史系2016级博士生；崔军锋，浙江师范大学人文学院讲师。

近代西方民族主义观念形成于法国大革命时期拿破仑征服欧洲之际，它强调本民族的文化与传统，强调民族平等、独立与反抗外来侵略。近代民族主义观念于鸦片战争后逐渐传入中国，并在戊戌变法时期初步形成现代意义上的中国人的民族意识和观念。近代中国民族主义运动兴起后，在20世纪20年代得到蓬勃发展。五四运动后，关于政党、国家和民族的舆论宣传铺天盖地，中国人民争取主权独立的意识日显急迫；期间“非基督教”和“收回教育权”运动以及因五卅运动所引发的全国性反帝民族主义运动，对教会医疗事业几乎造成毁灭性的打击。受此影响，部分教会医院、医学院被迫暂时关闭，或相继向中国政府立案，逐步由华人担任院长。

目前学界对近代中国民族主义的研究已取得丰硕的成果。[①]这些研究成果多少都涉及20世纪20年代民族主义高涨的情况。已有学者关注到20世纪20年代民族主义浪潮中的教会医疗事业的处境。[②]其中李传斌的《条约特权制度下的医疗事业：基督教在华医疗事业研究(1835—1937)》是代表性的著作。李著对教会医疗事业在20世纪20年代民族主义运动中的处境及其遭受的冲击情况进行了总体论述，但也正因此，论述显得浅泛，缺乏对细节的把握，未能深入探讨其中的具体情况，也因此缺乏说服力。[③]博济医院在面对20世纪20年代民族主义运动时做出的各种因应措施，体现了中国教会医疗事业在此历史时期的共性。因此，本文将教会在华医疗事业置于近代民族主义高涨的社会环境中进行考察，全面梳理20世纪20年代广州博济医院因院内护士与杂务工人相继罢工及被工会组织围困而致停办的动态过程，旨在以这一时期的博济医院为个案，论述教会医院如何应对工潮，如何与政府及工会组织角力周旋，以期呈现出近代中

---

① 参见罗志田：《乱世潜流：民族主义与民国政治》，上海古籍出版社2001年版；杨思信：《文化民族主义与近代中国》，人民出版社2003年版；俞辛焞：《孙中山与日本关系研究》，人民出版社1996年版，费约翰(John Fitzgerald)：《唤醒中国：国民革命中的政治、文化与阶级》，李恭忠等译，三联书店2004年版，等等。

② 相关成果有杨天宏：《基督教与民国知识分子》，人民出版社2005年版；李传斌：《条约特权制度下的医疗事业：基督教在华医疗事业研究(1835—1937)》，湖南人民出版社2010年版，等等。

③ 参见李传斌：《条约特权制度下的医疗事业：基督教在华医疗事业研究(1835—1937)》，第79—90页。

国民族主义运动勃兴情况下，教会医疗事业的世俗化、本土化的应对之策和生存之道。

广州博济医院作为近代中国大陆地区的第一家西医院，是由晚清西方来华医学传教士伯驾（Peter Parker）所创办的"新豆栏眼科医局"发展而来，是教会医院的典型代表。目前学界对广州博济医院的研究已积累了一定的成果，但缺少对20世纪20年代民族主义运动时期情况的专门论述。[①]在西方医学专业化趋势的影响下，博济医院从1914年开始专业化进程，20年代正是博济医院专业化发展的关键时期。然而，中国社会急剧变动，民族主义思潮空前高涨，"非基督教"运动、"收回教育权"运动、省港大罢工（尤其是省港大罢工）等的发生对博济医院造成了巨大冲击。

一　民族主义浪潮中的博济医院

（一）"非基督教"与"收回教育权"运动对教会医疗事业的冲击

五四运动后，民族主义风潮一浪高过一浪。20世纪20年代，中国爆发声势浩大的"非基督教"运动。该运动在知识分子的领导下，以民族主义为立场，以青年学生为主力，对基督教发起强烈冲击。[②]教会医疗事业作为基督教的传教媒介，在运动中也受到巨大冲击。在承认教会医院治病救

① 目前学界关于博济医院的研究，整体论述的有 William W. Cadbury and Mary H. Jones, *At the Point of a Lancet*, *100 Years of Canton Hospital*, *1835—1935*, Kelly and Walsh, Limited, 1935（即嘉惠霖、琼斯著《博济医院百年（1835—1935）》，中译本由沈正邦译，广东人民出版社2009年版）；Sara Waitstill Tucker, *The Canton Hospital and Medicine in Nineteenth Century China*（*1835—1900*）, Indiana University, Ph.D.1982; XuGuangqiu（许光秋）, American Doctors in Canton, *Modernization in China*, *1835—1935*, New Bruswick (U.S.A.) & London(U.K.), 2011。相关的文章（也有一些学位论文），主要是对博济医院所从事事业及重要医师和杰出毕业生之事迹进行的研究，数量众多，发表在不同级别的期刊上，如李计筹、郭强的《博济医院与广州公共卫生事业》（《中华医史杂志》2015年第45卷，第210—215页）；刘泽生的《晚清广州博济医院的杰出学生（1855—1900）》（《中华医史杂志》1999年第3期，第162—165页）；崔军锋、叶丹丹：《民国早期广州博济医院的专业化发展》，（《学术研究》2017年第6期，第126—135页）；王芳：《嘉约翰与晚清西方医学在广州的传播》，中山大学博士学位论文，2006年；王惠贤：《美国传教医生关约翰与博济医院（1885—1914）》，中山大学硕士学位论文，2016年，等等。

② 杨天宏：《基督教与民国知识分子》，人民出版社2005年版，第187页。

人的客观作用的同时，一些非基督教者对基督教在华创办教会医院的目的提出质疑。1926年，广州成立的“反抗文化侵略大同盟”就公开指出：外国在华所创办的学校、医院等都是“欺骗和诱惑弱小民族的工具”。①需指出的是，教会医院在管理上确实存在不少问题，如中西职员的差别待遇、外籍职员对待中国文化传统的态度，等等。

1922年“非基督教”运动对教会医疗事业的影响，主要是信仰领域的冲击；而从1924年兴起的“收回教育权”运动的目标则非常明确，对教会学校（包括医学校、护士学校）产生了深远影响。此外，中国共产党于1921年成立后，积极参加和引导民族主义运动，并与孙中山领导的中国国民党实现合作，在广东省建立起中国第一个党治政权，广州成为革命策源地的中心。在国共两党积极合作下，受苏俄模式的影响，广东地区的工潮与学潮迅速兴起。1924年3月，广州圣三一学校的学生受“非基督教”运动影响，要求实行学生自治。校方开除了几名积极分子，并提前放假。师生乃愤而罢课，直接点燃了全国“收回教育权”运动的导火索。②对此，有学者认为：“教会学校当局对学生实施的高压政策以及强制性的宗教教育已经在教会学校内部激起了强烈的不满，作为教会学校内部凝聚力的信仰基础并不牢固。”③广州圣三一学潮爆发后，得到社会舆论的广泛同情与支持，教会学校在华的合法性受到质疑。许多人强烈要求教会学校向政府立案或要求政府取缔，教会学校的学生积极响应，纷纷以罢课、退学或转学的方式予以支持。有人从反对帝国主义侵略的立场出发，提出如何对待外国教会学校和教会医院等问题。如曾任晚清法部主事、民国众议院议员的杨润身在五卅惨案发生后，就提出学生不入英、法、日等国在华创办的学校、医院，国人不用英、法、日等国的教员及医生等。④总之，声势浩大的“非基督教”运动和“收回教育权”运动对教会医疗事业造成巨大冲击。

北洋政府迫于“非基督教”运动和“收回教育权”运动的舆论压力，着手

---

① 《广州反抗文化侵略大同盟告教会学校同学书》，《广州民国日报》1926年12月16日，第5版。

② 连东、张喜爱：《基督教的传承与变异》，社会科学文献出版社2012年版，第293页。

③ 杨天宏：《基督教与民国知识分子》，第207页。

④ 杨润身：《沪粤惨杀案对待的目标和策略》（二），《广州民国日报》1925年8月6日，第1版。

规范教会学校。1925年11月16日，北洋政府教育部颁布《外人捐资设立学校请求认可办法》，规定：凡外人出资办理的各级学校须依条例向中国教育官厅申请承认；校长或副校长应为华人；校董会半数以上须为华人；学校不得以宣传宗教为宗旨。①然而直至30年代，教会学校迫于形势无奈才纷纷向国民政府教育部立案注册，推荐华人担任校长。

五四运动后，在知识分子的引导下，尤其受俄国十月革命的影响，中国人民日渐觉醒。1924年，国民党一大通过《中国国民党第一次全国代表大会宣言》，确立"联俄"、"联共"、"扶助农工"的"三大政策"。《宣言》在阐释民生主义时，指出"国民革命之运动，必恃全国农夫、工人之参加，然后可以决胜"。②国共合作确立后，国内的政治气候发生巨大变化。1924年5月1日，广州工人代表举行成立大会，孙中山莅临讲话，勉励工人代表"组织一个工人大团体"，不但要同压迫工人的资本家作斗争，而且在废除中外不平等条约上可以"做全国人的指导，作国民的先锋"，打破外国对中国的压迫。③在国共两党的协同领导下，广东的工农运动迅速走向高潮并扩及其他各省。从1925年始，上海、广州、北京、武汉、青岛、唐山等地的外国在华工厂或文、教、医事业，纷纷发生中国工人"罢工"事件，掀起了中国民族主义运动的高潮。

（二）博济医院护士罢工事件

在20世纪20年代民族意识觉醒和民族主义运动迭兴的影响下，教会医院的中国职工表现出极大的态度转变，表现出强烈的政治参与意识。1925年2月，博济医院附设高级护士职业学校就因开除护生而发生罢工风潮。

博济医院附设高级护士职业学校（the Canton Hospital Training School for Nurses，以下简称博济护校）创立于1913年，作为教会学校代表之一，其教育权掌握在穗传教差会手中，校政多由美籍护士掌管。护生除

---

① 《外人捐资设立学校请求认可办法》，《江苏教育公报》1925年第8卷第11期，第3—4页。

② 《中国国民党第一次全国代表大会宣言》，《孙中山全集》第9卷，中华书局2011年版，第121页。

③ 孙中山：《在广州市工人代表会的演说》，《孙中山全集》第10卷，中华书局2011年版，第143—149页。

接受专业教育外，还需接受宗教教育，教授内容为《圣经》。这是当时所有中国教会学校的共性。1921 年，博济护校在校生共 26 人，其中多数加入学校组织的基督教促进会(Christian Endeavour Society)。该会每周集会一次。除少数非基督教徒的护士外，医院护士和实习护生每周皆须参加祷告会。校长史密斯(Miss I. M. Smith)曾提出希望从基督教学校招收信奉基督教的学生来护校接受护理教育。①上述各项举措旨在将学生培养成为信奉基督教的护理专家，从而达到利用医学和教育促进传教活动、增加教徒人数、提高教会社会影响力的目的。

博济护校学生修业年限为 3 年，在其学业早期即接触临床，大量时间用于临床实践。一、二年级护生每天上课 4 小时，病室见习 6 小时；三年级护生每天上课 2 小时，病室见习 8 小时。当时医院只有一位护士长负责管理工作，各病房的护理工作则由护生负责，一年级护生做初级护理；二年级护生负责一般治疗，如换药、物品消毒；三年级护生做技术复杂的操作，如发药、注射等；由病室的护士长负责检查护生的学习态度与实习质量。②在如此高强度的学习环境下，不排除医院及校方存在变相使用廉价劳动力、压榨护生的可能。此外，护生在校表现若达不到校方要求，将会面临退学的危险。如 1921 年就有 1 名见习护生被校方劝退。③在医院及校方的高强度学习及严格实习管理下，护生学习压力大，极易产生不满情绪。而自清末以来即已开始兴起的学生运动，使得学生自主意识日益觉醒，容易引发学生与学校之间的矛盾冲突。④

1925 年 2 月，博济护校因开除一名护生引发博济医院护士集体罢工。罢工造成医院整个护理系统崩溃，大量病患无人护理，以致医院无法维持日常运转，面临被迫关闭的威胁。院长小谭约瑟(J.O.Thomson)和护理委员会极力斡旋，罢工问题才得以妥善解决。⑤不过，这次开除护生引发护士集体罢工的事件却是博济医院杂务工人工潮的预演。中外接触密切的西

① Canton Hospital, *Annual Report of the Canton Hospital for the year 1921*, p.70.

② 周英：《广州私立博济医院高级护士职业学校概述》，《中华医史杂志》2007 年第 3 期，第 183 页。

③ Canton Hospital, *Annual Report of the Canton Hospital for the year 1921*, p.69.

④ 可参见桑兵：《晚清学堂学生与社会变迁》(广西师大出版社 2007 年版)一书。

⑤ 嘉惠霖、琼斯：《博济医院百年(1835—1935)》，沈正邦译，广东人民出版社 2009 年版，第 228 页。

人在华机构客观上有益于促进中国的现代化，但也天然容易引起国人的反对。在民族主义运动还未兴起的阶段，国人对西人在华机构的反对情绪并不明显；然而在民族主义运动高涨时期，因民族敌对情绪，这些机构容易成为国人攻击的对象。此外，这类事件的发生也不排除近代中国人有被殖民地区民众对西方人的普遍殖民意象，一种屈辱感，所以对近代西人在华所做事务容易敏感和敌视，特别是在民族主义情绪高涨的20世纪二三十年代。反之，西方人对于中国人的反应也容易敏感，进而采取不妥协的态度，以下博济医院对于杂务工人的态度即能说明，这似乎是历史的悖论。①

二　工潮中博济医院的停办

五卅运动自上海爆发后，全国各地各阶层民众纷纷举行声势浩大的反帝示威游行、抵制外货和罢工罢课等斗争活动以示支持。在全国的声援运动中，以华南的省港大罢工最具声势。省港大罢工持续一年零四个月(1925.6.19—1926.10.10)，在全国都造成很大影响。1925年6月23日，广州的商人、学生、工人、农民等聚集举行反帝示威游行。当游行队伍行至沙基马路时，遭到河对岸沙面英法租界警察的开枪扫射，死伤达百人以上，造成震惊全国的“沙基惨案”。此后，全国掀起更大规模的反抗活动。五卅运动以后，青年学生成群结队南下加入国民革命的行列。国民党亦迎来一个组织扩充的高潮时期。在广州地区尤甚。②第一次国共合作实现后，广东的工人运动取得了合法地位，并得到国共两党的高度重视与支持。在此背景下，广州成立了省港罢工工人代表大会、省港罢工委员会、省港罢工委员会纠察队、广州杂务工社等工人组织。据统计，1926年5月1日在穗召开第三次全国劳动大会时，广州工人代表会属下的工会组织已

① 关于殖民意象，可参见玛丽·路易斯·普拉特(Mary Louise Pratt)著，方杰、方宸译的《帝国之眼：旅行书写与文化互化》(译林出版社2017年版)一书。

② 王奇生：《中国近代通史第7卷国共合作与国民革命(1924—1927)》，江苏人民出版社2013年版，第173页。

达172个。①

博济医院紧邻沙基惨案发生地,亦受到影响。在枪击停止后,立即有38人被送往博济医院救治。广东革命政府要求院长小谭约瑟提供受伤人员情况的详细报告,“以便从伤口的位置和性质证明是谁发动的枪击”。②博济医院全力配合广东革命政府协助救治受伤人员,并未因沙基惨案的爆发而中断日常工作。据当时广州以医传道联合会③(Canton Medical Missionary Union)董事会主席李诺思(W. Graham Reynolds)报告称:“(博济)医院全体人员面临一个非常严峻的时期。医院的中外医务人员都由衷庆幸他们在整个这段极其艰难的时期采取了恰当的行事方式”。④

沙基惨案发生后,全国的教会医院因所在地政治环境的不同而受到不同程度的影响,如发生工潮,出现罢工现象,以致一些教会医院被迫停办。博济医院亦受到省港大罢工期间工潮的影响,爆发了医院杂务工人罢工事件。

(一)广州杂务工社博济分社的成立

1925年,博济医院陷入各种风波之中。自2月的医院护士集体罢工事件起,尤其在6月的省港大罢工开始之后,医院面临各种考验,其管理一度陷入僵局。12月,博济医院辞退一名表现不佳的男护士。院方在辞退该护士之前,曾给予多次机会责令其改进,然而这名男护士并未达到院方的期待,最终被辞退。⑤医院辞退不合格员工属于正当的管理行为,但在省港大罢工的背景下,这一行为被赋予了鲜明的政治色彩。

此前的6月25日,广东公医医科大学全体学生举行游行示威活动,广东革命政府趁机下令接收广东公医医科大学,并入广东大学,改称为“广

① 志钦、蒋祖缘主编:《广东通史现代》下,广东高等教育出版社2014年版,第250页。

② 嘉惠霖、琼斯:《博济医院百年(1835—1935)》,第229页。

③ 广州以医传道联合会是博济医院的信托人,其成立后,作为医院产业业主的广州医务传道会仍然长期存在,直到1930年医院与岭南大学合并。博济医院可以说是广州医务传道会多年精心维持的主要产业。关于广州医务传道会与广州以医传道联合会的关系,参见Proposed Constitution of the Canton Medical Missionary Society,及Proposed Method of Procedure for the Organization of the Canton Medical Missionary Union,均载于*Annual Report of the Canton Hospital for the year 1916*, pp.34—39。

④ 嘉惠霖、琼斯:《博济医院百年(1835—1935)》,第228页。

⑤ 同上书,第229页。

东大学医学院”。①此时公医医院的医护人员大多已加入工会。博济医院该名男护士被辞退前，曾多次与公医医院一些护士会面；在其被辞退后，声称受某个国民党支部派遣的4名公医医院护生来到博济医院，要求院方出具一份解雇该名护士的书面说明。鉴于当时的政治环境及舆论对博济医院十分不利，院方被迫作出书面回应，解释该名护士之所以被开除，完全是由于他个人品质问题，与他的政治观点无涉。②此事发生后不久，翌年1月底，院内部分杂务工人受工潮所趋，因不满工资待遇酝酿向医院当局提出改良待遇的要求。

由于这一时期省港大罢工对广州的教会事业产生不同程度的冲击，1925年12月底的开除护生事件给博济医院敲了警钟，医院当局陷入自危的情境中，对雇员行动十分警惕。1926年1月底，医院当局风闻院内部分杂务工人筹谋罢工，遂向广州市政委员长伍朝枢去函，希望伍朝枢派员来院调查，以免事态扩大影响医院的运转。伍朝枢认为广州市政府虽对此类罢工事件极为关心，但因所处地位不同，不可涉入谈判，只可居“第三者调人地位”。③于是伍朝枢将此函转给广东省农工厅厅长陈公博。农工厅接函后，立即派员到博济医院询问杂务工人。杂务工人纷纷表示“只要求增加工资，改良待遇，绝无罢工”之意。④此时，受省港大罢工的影响，博济

---

① 广东公医医科大学由华人募资开办，时称广东公医学堂，于1909年2月15日正式开学，学制定为4年，推举潘佩瑜为学校监督兼代校长；又于1910年春，在广州长堤购楼，建立公医医院，聘达保罗(Paul J.Todd)为公医医院院长。从1923年开始，该校接受美国洛克菲勒基金委员会每年50万美元基金及每年2万美元津贴的资助，校政受到洛氏基金会的干涉。之后，校方要求学生信仰基督教，读圣经、守礼拜，学生对此十分不满。1925年五卅惨案爆发后，广东公医医科大学的学生为支持反帝运动，实行罢课，并参加之后的六二三反帝示威游行。但学校当局不准学生罢课，并禁止学生组织演讲队进行反帝宣传活动。该校新学生社社员旋即召集部分进步同学举行会议，提出“反对奴化教育”、“收回教育权”的口号，并发动全校同学向政府请愿：收回公医，归并广东大学。6月25日，公医医科大学全体学生列队游行，前往国民党中央党部、广东革命政府及广东大学请愿。该校学生在向广州革命政府请愿之际，曾自发组成纠察队，与校方对抗，甚至把守学校附属公医医院的水井，对医院实行断粮断水，以逼迫校方妥协。是日下午，廖仲恺以广东革命政府的名义下达的正式命令：“即日派李文范接收公医，并入广东大学，改称为广东大学医学院”。参见何国华：《第一次国共合作时期的广东教育》，《广东文史资料》第70辑，广东人民出版社1993年版，第109—110页。

② 嘉惠霖、琼斯：《博济医院百年(1835—1935)》，第229页。

③ 《伍朝枢报告两月来磋商解决罢工经过》，《广州国民日报》1926年1月28日，第3版。

④ 《农工厅调处博济工潮经过》，《广州民国日报》1926年3月17日，第11版。

医院部分杂务工人加入了广州杂务工的维权组织——广州杂务工社(Pok Tsai Hospital Branch of Miscellaneous Workers' Union),想通过这一组织向医院当局施压,提高工资待遇。当时医院有杂工55名。据此,广州杂务工社认为有必要在博济医院杂工中扩大该社的影响,遂于2月10日晚,派数名社员代表到博济医院,召集医院杂工集会,成立广州杂务工社博济分社。在此之前,广州杂务工社亦多次鼓动医院工人加入该社。①广州杂务工社声称:博济医院的所有杂工(55人)均已加入该社。②然而,院方表示广州杂务工社有强迫医院杂工加入该社之嫌。因为有多名杂工向院方表明愿意接受医院以往给他们提供的优厚条件,同时声称"不想给自己和医院制造麻烦,但是有人禁止他们接受"。③这说明了当时医院杂工的复杂状态。

在广州杂务工社动员医院杂工要求增薪、罢工的压力下,2月26日,小谭约瑟给广州市公安局呈递了陈情信。信中陈明医院以慈善为本旨,一直以来财务状况十分困窘,工人的增薪要求对医院来说实属重负,工人罢工又将给医院的病人带来生命威胁,故希望政府加以调停,消除工人的增薪要求与罢工动机。④广州市公安局将此函转呈农工厅,农工厅当即通知广州杂务工社代表到厅,"严饬不得罢工,仍应静候调处,以求解决"。⑤此时的农工厅作为广州杂务工社与医院的调停方,极力调解。然而,事态却并未朝着院方所愿的方向发展。

(二)医院与广州杂务工社的磋商

在广州杂务工社的积极动员下,1926年2月28日晚,广州杂务工社博济医院分社给院方递交了一份关于改良杂务工人待遇的要求信,要求院方同意该社的七项要求,并给予三天的答复期限。要求如下:

(1)本院工人由三月起,照原有工金外,十元以上加四元,十元以下加四元半。

(2)凡在本院雇工,不得无故开除及苛待情事。

(3)如本院事实上应裁员时,应预先十日通知总社,查明属实,方能

---

① 嘉惠霖、琼斯:《博济医院百年(1835—1935)》,第229页。
② 《博济医院工人大罢工》,《广州民国日报》1926年3月11日,第10版。
③ 嘉惠霖、琼斯:《博济医院百年(1835—1935)》,第230页。
④⑤ 《农工厅调处博济工潮经过》,《广州民国日报》1926年3月17日,第11版。

辞退。

(4) 凡国庆及纪念巡行各时节等日,应轮值休息。

(5) 凡在院内工人倘有疾病,应由院担任医理,在院医理期内,工金照给。

(6) 凡在院内服务工人到年底时,一律照复第二条。

(7) 本院如雇佣杂务工人时,须一律加入杂务总社,但入会手续,照该会章程办理。①

可以看出,这些要求基本是以工人为主体制定的,反映了他们的诉求。作为博济医院的管理者,广州以医传道联合会董事会②就信中要求进行多次商议,一致认为"同意所有这些要求,势必违背和牺牲医院管理与服务的根本原则,妨碍服务效率,造成病人的生命危险。"③故否决了该社的要求。

农工厅在传讯博济医院的司账员后,了解到博济医院于经济上十分"穷困",故通知博济医院与广州杂务工社代表人于 3 月 2 日到厅进行磋商。在当天的协调中,小谭约瑟转述广州以医传道联合会董事会的意见:博济医院雇佣工人的种类甚多,且每位工人自有所属工会,若医院与工人间发生事件,均须向工会交涉,"当至烦不胜烦",故董事会议决不准院方与工会进行直接交涉。④而广州杂务工社已向广州市政府立案,为政府承认的正式工会,有代表所属社员之权。农工厅悉数了解双方的状况后,处调停人之位,尽力斡旋。当博济医院表示不再直接与工社洽谈之后,农工厅不得已由调停人转而变为工社利益的代理人,与博济医院当局就条款内容进行交涉。在院方拒绝上述七项要求后,农工厅令工社考虑博济医院的实际情况,对条款作适当删改。

当医院收到修改后的条款时,发现除两条略有差异外,其他内容并无不同。故广州以医传道联合会董事会认为:博济医院是一个艰难维持的慈善机构,如果工人薪酬涨幅过高,董事会将难以承担如此巨额的财政支

① 《博济医院工人大罢工》,《广州民国日报》1926 年 3 月 11 日,第 10 版。

② 广州医务传道联会是博济医院的管理者,联会的一切事物(包括对博济医院的管理)由下设的董事会具体负责管理。

③ 嘉惠霖、琼斯:《博济医院百年(1835—1935)》,第 230 页。

④ 《农工厅调处博济工潮经过》,《广州民国日报》1926 年 3 月 17 日,第 11 版。

出。而对于医院必须允许杂工加入杂务工社的要求,院方则认为:"如果医院真的设法这样做,那将会是一种帝国主义行为"。①但为了能够与广州杂务工社迅速达成和解,医院当局同意在杂工的薪资福利及病假工资方面做出有限度的让步:"(工资)在 10 元以上者,增加 2 元;工资在 10 元以下者,增加 2.5 元",并每年给予 2 元年终奖金;在合乎规定的情况下,可享受免费医疗及最长一个月的病假工资。但在工人聘解上,医院当局则不愿出让主动权,受制于工会。此外,医院当局强调不阻止工人参加任何政党和社会团体,若参加则不得干涉医院的事务及规章制度。②院方希望尽量在可承受范围内与工社达成和解,以恢复医院的平静,维持运转。然而,院方却错估当时的形势,作出错误决定,以致爆发更为严重的工社围困医院事件。

（三）医院推翻既成条款

此前所发生的广东公医医科大学因为学生运动被广东革命政府接收事件,给博济医院当局以强烈的震撼。博济医院吸取教训,认为如果要避免医院的管理权被移交给广州革命政府,就应持强硬态度,拒绝与工会直接交涉,以免被工会无止境的要求所蚕食。③故 1926 年 3 月 8 日,当农工厅的张姓科员将经工社同意改修后的条款转达给医院并要求给予书面答复时,院方当即否决了这些条款,并拒绝继续磋商。杂务工社因未能获得预期效果,遂于次日发布公告,声称:"美国人恃其帝国主义者之强悍,藐视我官厅,欺压我无产阶级,对于敝社工人要求条件,绝不容纳。敝社同人,忍无可忍,迫得罢工,做最后的奋斗,以促其帝国主义者之觉悟。"④工社还发动博济医院的杂工进行罢工,并组织纠察队。

3 月 9 日中午 12 时,博济医院的部分工人发起罢工。是日,杂务工社纠集若干社员,包括博济医院的杂工,以及公医医院、培正中学和其他机构的雇员,组成纠察队,手持棍棒和旗帜,意欲冲进博济医院。纠察队起先被院内的美籍职工和几名警察所阻挡。随后医院部分杂工在杂务工社的指示下,不顾院方的阻拦闯进医院,强行打开医院大门。杂务工社社员们

①② 嘉惠霖、琼斯:《博济医院百年(1835—1935)》,第 231 页。

③ 同上书,第 233 页。

④ 《博济医院工人大罢工》,《广州民国日报》1926 年 3 月 11 日,第 10 版。

愤慨激昂，其“领头的人叫嚷说，他们是奉政府的命令发动罢工，任何人不得干涉，谁要是不离开的，格杀勿论”。①工社派纠察队看守医院南门，不允许人们自由出入长堤之门及西门（即出仁济街之门），“以防不肖之徒破坏罢工”。②斯时院内情形混乱：杂务工社成员命令院内其余华人雇员速速撤离，部分华人雇员为守护私物在院内到处躲藏坚持不走；而医院外，所有的大门被纠察队把守，除医院外籍职员外，全部华人（包括病人）准出不准入，“如到院探病者，至少在二人以上，留一人站于门口保证，始放其一入内探视，探毕即出，若一人前往，因无人在门口作保证，故不能入内，”以防止任何食物进入医院。③至 3 月 10 日，医院日常所需的自来水、食物和电话线路皆被切断，处于被罢工工人所围困的状态。工社企图用这种方式迫使院方妥协。

当时医院住院部尚有 75 名病患，以及反对罢工行为的华人医护人员、护生和美籍医护人员。医院的所有任务都落在这些医护人员肩上。医院因食材来源中断及厨师离职以致膳食供应不继，只得由医务人员炊制，“但弄炊不惯，常有煮生饭之事，又因不能出外买食，致病人一咸蛋而食餐者有之”。④这对病人的康复十分不利。故 3 月 11 日，院方安排身体状况稍好的病人自行或由亲友搀扶下离院回家休养；身体状况较差者转入其他医院继续医治。同时，院方劝说反对罢工行为的华人医护人员及护生撤离。

罢工发生后，作为调解方的农工厅接到公安局关于博济医院杂务工人已实行罢工的电话后，当即通知博济医院及杂务工社代表人到厅协商解决问题，缓解紧张局面。但小谭约瑟向农工厅表示：谈判已破裂，没有继续磋商的必要。他还提出应先由政府发出布告，申斥工人；并布告医院杂务工人，不能罢工，否则医院不能够继续再办，威胁到病人的生命安全。⑤3 月 10 日，伍朝枢以医院“关系市民生命，甚为重要”，向广州政治委员会报

① 嘉惠霖、琼斯：《博济医院百年（1835—1935）》，第 231 页。

② 《博济医院工人罢工后之情形》，《广州民国日报》1926 年 3 月 16 日，第 11 版。

③ 《博济医院工人大罢工》，《广州民国日报》1926 年 3 月 11 日，第 10 版；嘉惠霖、琼斯：《博济医院百年（1835—1935）》，第 232 页。

④ 《博济医院工人大罢工》，《广州民国日报》1926 年 3 月 11 日，第 10 版。

⑤ 《农工厅调处博济工潮经过》，《广州民国日报》1926 年 3 月 17 日，第 11 版。

告博济医院工潮一事。经政治委员会议决:由广州市政府及农工厅设法调停,"务须速将罢工风潮解决,以免影响市民健康"。[①]陈公博立即下令广州杂务工社停止罢工及围困封锁博济医院。然而,至3月11日,杂务工社纠察队仍未停止对医院的封锁。即便政府部门进行干预,亦不能调解医院与工社工人的矛盾,医院最终被迫关闭。

广州革命政府一向对教会医院在态度和政策上表示支持。这种支持在对待博济医院上表现得较为突出。1924年,广州市政府曾答应为该院的扩建划出一块官地,只是后来因这块地不适用而归还政府。[②]医院陷入工潮时,广东革命政府不仅未对医院采取强制措施还给予支持,被迫关闭主要原因是工会斗争。1926年夏,广东革命政府代理外交部长陈友仁试图帮助博济医院重开,但院方考虑到当时形势并未复开。[③]

(四)博济医院的停办与善后

博济医院因杂务工人罢工造成巨大损失。医院被杂务工社纠察队围困期间,近八十名留医病人的生命受威胁,其中一名病人因转院挪动致死。医院丧失医疗功能,众多的病人不能享受医疗服务;院内120名中国医务人员和其他雇员也失去工作与收入,这些收入合计每年至少3万元。[④]夏葛医学院、光华医学院的学生失去在临床及课程教学方面继续深造的机会。博济护校被解散,护生学业被迫中断。在此情形下,护校对校内护生作了如下安排:(1)完成两年或两年以上学业的护生发给两年制课程结业证书;(2)已经通过考试的护士颁发毕业证;(3)其他的则发给肄业证明。[⑤]

1926年3月11日,在所有华人医务人员撤离医院后,医院进入实质性的关闭状态。广州医务传道会(the Canton Medical Missionary Society)及广州以医传道联合会董事会针对当时的紧张局面,已然做了最坏打算,旋即默许医院关闭。[⑥]医院关闭后,小谭约瑟夫妇、老恩赐(Frank Oldt)夫

① 《博济医院工人大罢工》,《广州民国日报》1926年3月11日,第10版。

② 孙逸仙博士医学院筹备委员会编:《广州博济医院创立百周年纪念》,私立岭南大学1935年印,第22页。

③⑤⑥ Canton Hospital, *Annual Report of the Canton Hospital for the year 1924—1930*, p.40.

④ 嘉惠霖、琼斯:《博济医院百年(1835—1935)》,第232页。

妇等为保护医院的设备免遭损害，在医院留守了几周。医院在正式关闭前，做了最后的善后工作。广州以医传道联合会董事会被告知医院的 X 光设备如长时间不使用容易损坏，将该设备转让给 Leung Kwong Hospital；并将其余设备清查登记，全部租借给沙面工部局（Shameen Municipal Council）的沙面护理院（Shameen Nursing Home）。[①]之后，小谭约瑟一家于该年夏天返美。

1926 年 3 月，省港大罢工仍在进行；同年 4 月，国民党开始北伐。此时，人们的注意力有所转移，规模宏大的省港大罢工运动亦开始松懈，工人罢工风潮得以平息，不再困扰医院的复开。但直到 1928 年，博济医院因经费所困仍然未能复院，并在短时间内无法重开。

三　博济医院的复办与归并岭南大学

五卅运动后“西方的威望再也没有从这一事件中恢复过来，外国人的言行举止变得更加谨慎，他们知道自己的安全不再有确定的保障，自己的特权再也不能确定地继续下去”。[②]1928 年南京国民政府成立后，出于对内、对外政策的需要，继续承认在华教会医疗事业的地位。而经过“非基督教”运动和北伐战争的冲击，传教士对基督教本土化有了新的体认。因此，教会医疗事业面临着全新的环境，教会医疗事业在发展中日益向本土化迈进。

1929 年 4 月 19 日，广州医务传道会召开第 90 届年会，小谭约瑟、达保罗（Paul J.Todd）、嘉惠霖（William W.Cadbury）等 34 人出席会议。会上一致通过两项关于复办博济医院的决议：(1)授权给广州以医传道联合会董事会重开董事会；(2)由岭南大学董事会与广州以医传道联合会董事会分别派出六人代表，组成一个十二人联合委员会，领导医院的复办工作。[③]十

① Canton Hospital, *Annual Report of the Canton Hospital for the year 1924—1930*, p.41.

② 费约翰：《唤醒中国：国民革命中的政治、文化与阶级》，李恭忠等译，三联书店 2004 年版，第 461 页。

③ Canton Hospital, *Annual Report of the Canton Hospital for the year 1924—1930*, p.8.

二人联合委员会举行会议，选举达保罗担任主席，岭南大学副校长李应林为秘书。同时，任命达保罗为医院院长，嘉惠霖则担任医务人员会议秘书。①

博济医院因杂务工人罢工而被迫关闭三年半后，于1929年9月5日才开始恢复小规模的运营。复办后医院住院病人数与实施手术数都不及1925年的三分之一。博济医院无法立即恢复元气，主要原因在于设备与人员的缺乏。医院时隔三年半后复办，硬件设施陈旧，落后于广州的其他医院；在员工构成上，尚缺乏一定数量的护理人员与杂务工人。②此外，差会母国的形势也在一定程度上左右西方教会在华医疗卫生事业的发展。1929年，美国爆发空前的经济危机，这使差会获得的捐款数额大为减少，教会也因此减少对医疗卫生事业的投入；此外，物价上涨特别是医药和医疗设备涨价，对本就资金不足的教会医院来说更是雪上加霜。鉴于当时国内外的形势，广州以医传道联合会开始考虑博济医院的自养问题，认为在条件具备的情况下，对医院进行重组与重建。③条件具备主要是指找到能接收医院的强有力机构。此时，岭南大学作为合适的接管对象再次被广州医务传道会提出。其实，早在1907年1月17日的广州医务传道会第68届年会上，美北长老会的博格斯(J.J.Boggs)牧师就曾动议该会将全部财产通过法律手续移交给广州格致学堂(即岭南大学前身)，并提出一旦移交生效后，广州医务传道会即行解散。④但此建议未获采纳。

需要说明的是，此时博济医院谋求与岭南大学合并，也符合世界医学发展趋势。在近代早期，由于医学很大程度上还是经验医学，所以往往是医院为了自身发展需要附设医护学校，而随着19世纪后期实验室医学的迅猛发展，高校科研机构的实验室医学引领着医学发展的潮流，医院转而成为实验室医学的试验、应用场所。医学与医院的关系，由医校附属于医院，一举转变为医校附设医院的关系。

---

① Canton Hospital, *Annual Report of the Canton Hospital for the year 1924—1930*, pp.16—18.

② 嘉惠霖、琼斯:《博济医院百年(1835—1935)》,第235页。

③ Canton Hospital, *Annual Report of the Canton Hospital for the year 1924—1930*, p.21.

④ 嘉惠霖、琼斯:《博济医院百年(1835—1935)》,第237页。

1930年6月6日，广州医务传道会召开第91届年会，通过了将博济医院及其物业移交予岭南大学董事会的建议，并对岭大董事会提出两项前提要求：(1)广州医务传道会在其会章中提出的宗旨仍予维持；(2)凡属出售医院物业的收入，一概只能用于开展医院的工作或用于医学教育，不得移作他用。①6月7日，广州医务传道会秘书小谭约瑟把会上决议函致岭大校长钟荣光。6月17日，钟荣光表示校董事会接受广州医务传道会的条件，并同意由钱树芬医生、嘉惠霖医生及岭大校长等人负责移交事宜。②7月23日，医院所有权移交予岭大董事会的手续正式完成。岭南大学在1927年即向政府呈请立案，于1930年获正式立案。③博济医院归并岭大后，向政府登记备案。自此，为促进博济医院发展而组建的广州以医传道联合会完成它的历史使命。同时，也开启了由多数的中国人士和少数外国人士组成的岭大董事会管理博济医院的新时代。

四 结 语

1927年，广州以医传道联合会董事会主席苏维新(C. W. Shoop)牧师在总结董事会的历年工作时称：要给医院创造出更好的条件来为所有中国人服务，然而这项慈善事业却因杂务工社工人发动的罢工戛然而止。④博济医院的工潮经历了一个复杂过程，除冲突的各当事方之外，在事件发酵过程中，广东省农工厅负责人尽力调解医院与杂务工社之间的矛盾，然而由于院方不能接受工社提出的超出自身能力的要求，以致调停失败，医院遭杂务工社工人围困，被迫关闭三年半之久。博济医院在此工潮中的境遇，带有20世纪20年代中外矛盾的普遍印记。

民族主义作为一种社会思潮有理性的认识与非理性情感的表达，对

① Canton Hospital, *Annual Report of the Canton Hospital for the year 1924—1930*, p.6.

② Ibid., p.7.

③ 《本校奉准立案》，《私立岭南大学校报》1930年(第2卷)第18期，总第119页。

④ Canton Hospital, *Annual Report of the Canton Hospital for the year 1924—1930*, p.34.

历史的进程产生了重大影响。近代中国民族主义运动兴起后，中国人对政府无作为以及外国在华特权的不满越来越强烈。五四以降，国家、民族、政党的观念日益广泛传播，强化了中国人民的主权独立意识，时人积极投身于争取主权独立的运动中。20世纪20年代的“非基督教”运动、“收回教育权”运动与五卅运动后全国性的反帝爱国运动对西方世界包括基督教会在内的在华各项事业造成巨大冲击，教会医疗事业也被迫对中国的民族主义运动做出回应。从民族主义运动的成果来看，外国在华的特权结构已然开始松动，尤其是在倡导民族主义的南京国民政府成立前后，废除特权更是取得一定的成果。据马雅各(马克斯韦尔，J.L.Maxwell)报告称，1927年移交给华人管理的医院主要有三种类型：(1)“被军事当局占用而仍继续医药事业之医院”，此类医院甚属少数，但简直不能称为医院；(2)“大部分医院因政潮的缘故，负责者离院他往，遂有现有职员分配暂时维持现状”，此类医院因各地情形互异，难有切实地评断，总体而言在服务能力上大打折扣；(3)“小部分医院……依照郑重的计划与布置，把事业的督察权已经移交到了华人手内”，此类医院运转良好。[①]博济医院虽是在1930年方移交给岭南大学，并向中国政府注册备案，但它符合马雅各所述的第三种情况。随着中国社会的现代化发展、教会医疗事业日益本土化，教会医疗事业逐渐被置于中国政府的管辖之下，殖民色彩日趋减弱。教会医疗事业与近代中国政治的关系经历了一个变化过程：即冲突日渐减弱，协调日益增强。这个变化过程既是近代中国反抗外来侵略、收回国家利权的必然产物，也是基督教努力适应中国社会的结果。博济医院在此阶段的境遇一定程度上体现了在华西方教会医疗事业在此时期的历史共性，体现了20世纪20年代中国民族主义高涨的社会趋势下，在华西方教会医疗事业在世俗化、本土化潮流中的应对之策和生存之道。

① 马雅各：《一九二七年医药事业报告》，载中华续行委办会编：《中华基督教会年鉴》1928年第10期，第4—6页。

健康权保障:从全球公共卫生治理到全球健康治理

唐贤兴　马　婷*

【内容提要】　尽管“健康权”概念本身具有一定的模糊性,但将健康权确立为一项人权已逐渐成为当今全球范围内人权建设的重要议题。从健康权视角审视全球公共卫生治理是全球治理领域的新趋势和新热点。本文剖析了全球公共卫生治理上升为全球民众健康治理的逻辑与过程,认为这种转变是全球治理中历史性和革命性的范式转换。同时,全球健康治理的未来,依然受到国际规范的制约效力、健康权观念、社会决定因素的障碍等多方面的挑战。

【关键词】　健康权,全球公共卫生治理,全球民众健康治理

【Abstract】　Although the concept of “right to health” itself has a certain degree of ambiguity, the establishment of it as a human right has gradually become an important issue in the construction of human rights around the world. Viewing global public health governance from the perspective of the right to health is a new trend and hot spot in the field of global governance. This paper analyzes the logic and process from global public health governance to global population health governance, and holds that this change is a historical and revolutionary paradigm shift in global governance. At the same time, the future of global health governance continues to be challenged by the constraints of international norms, the concept of the right to health, and barriers to social determinants.

【Key Words】　Right to Health, Global Public Health Governance, Global Population Health Governance

* 唐贤兴,复旦大学国际关系与公共事务学院教授,博士生导师;马婷,管理学博士,上海对外经贸大学法学院讲师。

一　人权与健康的融合:全球公共卫生治理的新趋势

健康权越来越成为一项基本人权,这已经成为国际社会的一项共识。许多国际人权公约和一些国家的宪法把健康规定为一项人权来保障。[①]过去数十年来,全球公共卫生治理领域发生的深刻变革,正好见证了国际社会对健康权的持续关注。这种关注在人权领域的一个表现便是,在过去几十年里,人权和健康同时成为国际社会的一个热点问题,并成为全球公共卫生治理的一个重要议程。促进健康、增进人们的健康权利是人权领域的重要内容,是事关人类可持续发展的一个关键议题。因此,从健康权和人权的角度审视全球公共卫生治理,是人类社会发展与文明进步的必然要求。这给当前的全球治理研究与实践,提出了新的挑战。

关于健康权的研究文献,大多数是由法学(包括国际法)研究者所贡献的。作为人权研究领域的一个主要力量,法学家花了大量的精力对国际人权公约和有关国家的法律进行了细致的研究。公共卫生学(包括医学伦理)和全球治理理论是研究健康权的另一个主要力量。前者是直接研究不同群体的健康状况及其影响因素的专业学科领域,后者则对全球或国际层面上的卫生和健康等问题的治理表现出巨大的关切。由于人权、公共卫生与健康等都是具有跨域性质的议题,于是,公共卫生学和全球治理理论在这里找到了多学科的交叉点。政治科学(主要是国际关系理论)的研究者也是人权研究的一个主要力量,不过,他们的研究多侧重于人权与国际关系,较少具体涉及这一框架下的人权和健康权问题。尤其是,在政治科学的相关研究文献里,几乎看不到公共行政领域研究者的影子。

---

① E. D. Kinney, B. A. Clark, "Provisions for Health and Health Care in the Constitutions of the Countries of the World," *Cornell International Law Journal*, Vol.37, No.2, 2004, pp.315—355.

学术界就健康权与人权之间的关系一直存在着争议。这主要体现在对健康权的权利属性存有不同的认识,或者关于健康权的责任主体有着不同的主张。在以英国思想家洛克(John Locke)为代表的自然法学派眼中,健康权是一种天赋人权,是一种不可转让和不可剥夺的自然权利,每一个人应该遵守理性,不得侵害他人的健康。①这就是说,对于先验的健康权,国家等其他行为体不可以进行阻碍或干涉。澳大利亚学者罗斯·霍恩(Ross Horne)对现代医疗进行了谨慎的批判,他认为健康是人与生俱来的权利,但他强调的是个人能力对于健康的重要性,鼓励每个人对自己的健康与享有健康的权利负责。②如今,越来越多的学者认同健康权属于基本人权的观点,强调国家与政府的责任,比如,有研究者指出,"与健康权密切相关的卫生资源分配是否公平反映了一个社会对基本人权的保障状况"。③正如哈佛大学公共卫生学院教授乔纳森·曼因(Jonathan Mann)在第二届国际健康与人权大会上指出的那样,健康与人权运动的交融及其范式的精妙转变,是人类正在见证、参与和创造的非凡历史,作为人权的健康权已日渐得到国际社会的认可与增进。④有学者认为,这直接反映医学(教育)模式和健康照护服务体系的结构性变化,人们越来越注重通过改善社会环境和结构来增进个人健康。⑤曼因和格鲁斯金(Gruskin)明确提出"促进和保护人权与促进和保护健康密不可分"⑥;格鲁斯金等人强调人权是获得健康的一个先决条件⑦;而斯蒂芬·马克斯(Stephen P.

① 约翰·洛克:《政府论》(二),杨思派译,九州出版社2007年版,第307页。

② 罗斯·霍恩:《现代医疗批判——21世纪的健康与生存》,姜学清译,三联书店2005年版,第1页。

③ 王云岭、杨同卫:《论影响卫生资源分配公平性的因素》,《医学与哲学》2005年第7期。

④ Jonathan Mann, "Health and Human Rights: If Not Now, When?" *Health and Human Rights*, Vol.2, No.3, 2nd International Conference on Health and Human Rights, 1997, pp.113—120.

⑤ 刘继同、郭岩:《从公共卫生到大众健康:中国公共卫生政策的范式转变与政策挑战》,《湖南社会科学》2007年第2期。

⑥ J. M. Mann & S. Gruskin, *Health and Human Rights: A Reader*, New York: Routledge, 1999, p.445.

⑦ S. Gruskin, L. Ferguson & D. O. Bogecho, "Beyond the Numbers: Using Rights-based Perspectives to Enhance Antiretroviral Treatment Scale-up," *AIDS*, Vol.21, Suppl.5, 2007, p.S13.

Marks)等人通过比较研究的视角所进行的研究,也支持了这一判断[①]。

随着全球化的不断深入,公共卫生问题成为人类社会必须共同面对的事关生存与发展的重大问题。因此,有学者主张对于全人类利益的关注应当成为全球公共卫生治理的价值取向。[②]国际人权机制中的健康权,将一种新的价值观引入到全球公共卫生治理中来,这对各类行为体之间公共价值观的塑造具有重要意义。[③]这种新的价值观强调"人"的价值,"包括对人类福祉和人类共同利益的关怀",而这正是全球公共卫生治理重大变革的契机。[④]

因此,学术界众多学科与实践中不同领域对于健康权研究的愈发重视、对于健康权与人权之间关系的建设性争论、以及对于健康与人权的融合性范式转换的推动,都反映出从健康权角度审视全球公共卫生治理的意义,这也是(国际)公共管理领域研究者的重大机遇。

二 "健康权"概念的模糊性

本文所形成的一个基本认识是,一旦把健康权这个属于权利和人权范畴的概念、观念及其价值融入全球公共卫生治理中,治理范式的转变或许是一个不可避免的趋势。但是,健康权的概念在措辞上是多样且模糊的,这首先根源于人们对"健康"和"权利"有着不同的理解,而"健康"和"权利"的结合所导致的误解,则加大了健康权概念在含义上的模糊性。因此,为了更好地描述和理解全球公共卫生治理范式的转型,我们有必要对健康权的相关含义及其争议作出一定的认识。

作为一项人权的健康权(right to health as a human rights),在官方文

---

① Stephen P. Marks ed., *The Right to Health in Comparative Perspective*, Cambridge: Harvard School of Public Health, 2008.

② 参见高岚君:《国际法的价值论》,武汉大学出版社2006年版,第120—145页。

③ 陈颖健:《公共卫生问题的全球治理机制研究》,《国际问题研究》2009年第5期,第52—55页。

④ 参见路易斯·亨金:《国际法:政治与价值》,张乃根等译,中国政法大学出版社2005年版,第146页。

书和学术文献中有着多样化的表述。健康权(right to health)①,健康保障权(right to health care)②,健康权利(health rights)③,健康保护权(right to health protection)④,等表述的背后,可能反映了学理上的某些争议,但的确给健康权的国际治理实践带来了相应的困惑。人们很容易把健康权误解为人们获得健康的权利(a right to be health)。这样理解会引起麻烦。因为,在现有的发展水平和条件下,任何一个国家都无法保证每一个人能获得"完美的健康"(perfect health)。一些国际公约和国家的立法实践已经把增进和保障公民健康权确立为国家(政府)的责任或义务,那么,如果从人们获得完美健康,享有保持或达到完满健康状态而诉诸的权利,来对国家或政府的义务提出不恰当的要求的话,必然引起政治上的过大压力和不良反应。正因为这样,联合国人权事务高级专员玛丽·鲁宾逊认为,健康权的内容应考虑各国的承受能力,当然,在最可能的时间内制定与实施具有一定效率和效益的政策及行动是一个重要的考量,在此基础上,各国政府要竭尽所能推行所有人都有能获得和享有的卫生保健。⑤这就是说,健康权不是指人们获得健康的权利,它并非包括有关健康的一切事项⑥,人们不应该把健康权看作是获得完美健康的权利。⑦

那么,健康权究竟是一种什么样的权利?讨论和探究健康权与人权之间的关联,从而理解健康权在全球公共卫生治理中所处的位置,其最合

① 比如,V. A. Leary, "Implications of a Right to Health," in K. E. Mahoney and P. Mahoney, eds., *Human Rights in the Twenty-first Century*, Boston: Martinus Nijhoff Publishers, 1993, pp.481—493.在联合国的文件里,最为常用的也是这个术语。

② 比如,R. Roemer, "The Right to Health Care: Gains and Gaps," *American Journal of Public Health*, Vol.78, No.3, 1993, pp.241—247.

③ 与其他措辞相比,"健康权利"的说法则更为宽泛。参见 K. Tomaševski, "Health Rights," in A. Eide *et al*., *Economic*, *Social and Cultural Rights*: *A Textbook*, Boston: Martinus Nijhoff Publishers, 1995, pp.125—143。

④ 比如,《欧洲社会宪章》第 11 条。

⑤ WHO, 25 *Questions & Answers on Health & Human Rights*, Health & Human Rights Publication Series Issue No.1, July, Geneva: World Health Organization, 2002, p.9.

⑥ B.特贝斯:《健康权》,载 A.艾德等编:《经济、社会和文化权利教程》,四川人民出版社 2004 年版,第 141 页。

⑦ R. Roemer, "The Right to Health Care," in H. L. Fuenzalida-Puelma & S. S. Connor(eds.), *The Right to Health in Americas*, Washington DC: Pan-American Health Organization, 1989, pp.17—23.

适的途径是对健康权的范围和核心内容作出明确的界定。健康权范围的不确定是已有健康权理论最突出的问题。①法学家亨德里克(Hendriks)认为,健康权既是享有基本卫生和保健服务的权利,也是获得诸如安全卫生的饮用水和环境,以及适当充足的卫生设备等保障措施的权利,这些保障措施是健康的"基本前提条件"。②亨德里克的这个定义被很多人认为最符合国际条约中的有关规定。

从当前的情形来说,国际社会对健康权的范围的界定,基本限定在让所有人获得卫生保健(包括民众健康所需的基本治疗和预防保健),和使所有人享有健康的基本决定因素这两个方面。③在这样的范围内,健康权具有其一些核心方面的内容,它们包含了那些国际社会中国家理应予以立即加以实现的事项,即不管其可获得的资源状况如何,在任何情形下国家都必须保证实现的那些要素。根据世界卫生组织制定和发布的"人人享有健康"④和每个人的"初级保健"⑤战略,健康权的核心内容有:计划生育等提升人口质量的措施在内的母婴保健、对主要流行性疾病的免疫或防控、对普通伤病的合理用药或适当治疗与慰藉,以及关于普遍健康问题等方面的教育、食物供应和适当营养的促进、安全用水和基本卫生设备的足够供应等方面的有关健康的基本前提条件。更高的健康权标准是在基本和初步战略实现后,各国根据其当时的发展情况而尽最大可能采取措施以进一步实现的内容。

三　从全球公共卫生到全球民众健康权:治理范式的转换

人口、资本、货物等生产要素在世界范围内快速流动这种全球化力

① 孙晓云:《全球健康治理的理性思考》,《社会科学家》2008年第3期。

② A. Hendriks, "The Right to Health in National and International Jurisprudence," *European Journal of Health Law*, Vol.5, No.4, 1998, pp.390—391.

③ 联合国经济及社会理事:《人人有权享有最佳身心健康问题特别报告员保罗·亨特的报告》,联合国经济及社会理事 E/CN.4/2006/48,第10段。

④ WHO, *Global Strategy for Health for All by the Year 2000*, 1981, chap.3, para.1.

⑤ WHO *Primary Health Care*: *Report of the International Conference on Primary Health Care*, Sep, 1979t.

量,促使公共健康问题越来越表现出显著的跨国特征。当我们观察全球范围的健康问题时,就会发现治理领域正在出现一个重要变化,即:国际治理正在从关注全球公共卫生,转变到强调以民众权利为本位的健康治理。这一转变正是对以往的全球公共卫生治理实践作出反思的结果。

全球公共卫生治理旨在捍卫人类健康,重点是防范和应对各种(潜在)严重危害民众健康或具有强毁伤力的公共卫生威胁①,比如传染病、空气污染和核生化事件,等等。跨域公共卫生事件的频发,让人们意识到全球公共卫生治理遭遇到了结构性挑战——仅靠卫生领域的治理已经难以解决或有效预防全球公共卫生与民众健康领域出现的诸多问题甚至危机。2014年爆发的西非埃博拉疫情,其规模空前,危害巨大,后果严重,对科学界和民众心理造成严峻挑战。这是一次典型的全球公共卫生治理危机。②1986年渥太华宪章指出"健康是一个积极的概念,它不仅是个人素质的体现,也是社会和个人的资源"。③全球民众健康直接或间接的与跨越国界的经济、社会和技术等方面变化相关联,这使公共健康领域的国际国内政策相互交织。④因此,推动跨领域、多元化、融合性的全球民众健康治理格局的逐步形成,是全球治理中的急迫与重大议题。

从全球公共卫生治理到全球民众健康权治理,范式的转换主要包括两层含义:一是全球公共卫生治理与人权的结合;二是从公共卫生治理到民众健康权治理的转变。

对经济社会的可持续发展来说,人是其中的核心要素,这是因为,人们的健康需求及对健康权的享有是可持续发展的基础。在全球治理领域,基于权利的治理途径(right-based approach)是当今全球健康治理战略的出发点,是全球公共卫生治理(global public health governance)应有的价值定位。公共卫生治理中对人的基本权利的保障和重视,是随着近代人权运动的发展和公共卫生问题的凸显才被逐渐意识到的。从人权的发展、健康治理的实践及其效果等方面来说,积极考虑并充分重视人权的公共卫生治理,要比忽视、无视甚至侵犯人权的那些公共卫生治理,在效果

---

① 徐彤武:《当代全球卫生安全与中国的对策》,《国际政治研究》2017年第3期。

② 徐彤武:《埃博拉战争:危机、挑战与启示》,《国际政治研究》2015年第2期。

③ 傅华等主编:《现代健康促进》,复旦大学出版社2003年版,第4页。

④ D. Y. and D. Bettcher, "The Globalization of Public Health: Threats and Opportunities," *American Journal of Public Health*, 1998, Vol.88, p.735.

上要来得更好。①20世纪80年代以来,艾滋病疫情的蔓延造成世界范围的公共卫生治理危机。为应对这种跨越国界的人类健康威胁,多国领导人在2006年联合国HIV/AIDS问题高级别会议上进一步达成共识。这些领导人重申了这样一个主张:实现所有人的人权是应对全球艾滋病疫情的重要内容。②提出这一主张的背后,是存在着这样一个严酷的现实:对人权的忽视、漠视和侵犯,总会对健康造成一定的不良影响,而在艾滋病危机中,患病者的权利并没有得到应有的成分的尊重和保障。正如一些学者所批评的,正是由于对人权的无视和侵犯而导致了艾滋病疫情的大面积恶化和泛滥。③实际情形更不乐观,因为对艾滋病患者的歧视,广泛存在于政府、企业、个人与社会之中,几乎发生在各类组织、各个层面。④长此以往,人类社会将被迫付出高昂代价,任何国家都不可能使其民众真正获致健康并得到应有发展。因此,尊重和保护人权对全球公共卫生治理具有积极的理论、政策和现实意义。

全球公共卫生治理体制作为应对公共卫生领域的跨国性、跨地区性和国际性问题而制定的规范总和⑤,其目的在于降低全球公共卫生安全领域的脆弱性。由于健康问题本身的脆弱性,加上健康权的实现依赖于解决一系列阻碍健康权的基本决定因素,因此,要实现有效的治理,除了必须充分发挥国家和非国家行为体在这一治理体系中发挥积极作用,更重要的还在于要从基于权利本位的途径来制定和实施相应的卫生与健康政策。只有在充分认识到人权是获得健康的一个先决条件⑥,以及充分保护

① A. S. Menon-Johansson, "Good Governance and Good Health," *BMC International Health and Human Rights*, Vol.5, No.4, 2005, pp.1—10.

② R. Jùrgens & J. Cohen, *Human Rights and HIV/AIDS: Now More than Ever*, New York: Open Society Institute's Law and Health Initiative, 2007, p.2.

③ J. Csete, "Missed Opportunities: Human Rights and the Politics of HIV/AIDS," *Development*, Vol.47, No.2, 2004, p.83.

④ L. O. Gostin & Z. Lazzrini, *Human Rights and Public Health in the AIDS Pandemic*, Oxford: Oxford University Press, 1997, p.75.

⑤ W. Hein, L. Kohlmorgen, "Global Health Governance", *Global Social Policy*, Vol.8, No.1, 2008, p.84.

⑥ S. Gruskin, L. Ferguson & D. O. Bogecho, "Beyond the Numbers: Using Rights-based Perspectives to Enhance Antiretroviral Treatment Scale-up", *AIDS*, Vol.21, Suppl.5, 2007, pp. S13—S19.

人权是保障民众健康的关键①等问题之后，公共卫生治理和人权之间的结构性联系，才会得到有效的建立，并在诸多政策领域中得以深入体现与贯彻。全球公共卫生治理与人权理论都是强有力的社会科学研究范式，两者的相互交融可以被称为极其重要的历史时刻。②

当然，从人权的角度来考察全球公共卫生治理，我们会发现，相应的全球治理行动及其进展并不是最近几年里才出现的现象。实际上，促进和保障健康权的国际治理体系，至少在规范建设上早已开展了多方面的工作。根据《世界卫生组织宪章》的规定，人人拥有获致健康的基本权利，健康权这项基本人权不应由于每个人的文化与社会背景等方面的因素不同而遭受不平等对待。在《世界人权宣言》第25条、《消除对妇女一切形式歧视公约》第12条，以及《萨瓦尔多议定书》第10条等国际或区域公约及规范中，人们都可以找到健康权的有关规定。2000年的《欧盟基本权利宪章》也从人权的角度界定了公共卫生治理的职能和要求："接受基本的疾病预防和得到良好的治疗是人类的基本权利，国家的法律要保障这些权利的实现；欧洲联盟要通过切实的政策和实际的行动来界定和落实高水平的健康治理"③。上述这些一般性的规范还需要完善与细化，更重要的是，这些国际规范最终还是要落实到国家层面。这是一个长期的艰巨工作。尽管如此，从人权角度来审视全球公共卫生治理，或者说，全球公共卫生治理与人权理论的交融，已经成为国际社会的共识。

现在我们来看全球公共卫生治理范式转化的第二层含义。公共卫生是民众健康的基础性内容，因此，公共卫生治理只是保障健康权的一个基本方面。如果仅仅从公共卫生的视角出发，面向民众健康的治理在保障民众健康权问题上必然会产生规范和政策设计上的困惑。比如，在认知上，Public Health 概念通常被译为"公共卫生"，这种中文译法只体现了英

① R. Jürgens & J. Cohen, *Human Rights and HIV/AIDS: Now More than Ever*, New York: Open Society Institute's Law and Health Initiative, 2007, p.7.

② Jonathan Mann, "Health and Human Rights: If Not Now, When?" In *Health and Human Rights*, Vol.2, No.3, 2nd International Conference on Health and Human Rights, 1997, p.113.

③ European Union, *Charter of Fundamental Rights of the European Union* (2000/C 364/16), http://www.europarl.europa.eu/charter/pdf/text_en.pdf.

文词汇中一部分狭义的意思，并具有相当的含糊性，隐藏了“民众健康”概念中丰富的含义。①“公共”使“民众”的权利主体地位变得模糊，而综合性的、全方位和全周期的“健康”理念不只是单一的“卫生”问题，也就是说，促进健康，保障健康权，不只与食品、职业、生活与环境等领域的“卫生”状况相关，还包括健康促进、健康素养提升、健康生活的习惯形成与氛围营造、参与健康政策制定过程的机会等一系列政策议题领域的工作。然而，长期以来，上述那种狭义的认知使保障健康权的政策逻辑趋于片面化，这制约了健康权领域积极公共政策的推行。

在全球民众健康治理范式中，健康权不只是一项单一的权利，同时，其权利的内涵也发生了变化。首先，在这一治理范式下，健康权是一种基础性和综合性的权利。维也纳国际人权会议制定的《维也纳宣言和行动计划》明确阐述了人权具有直接的不可分割性。两个国际人权公约虽然把人权划分为公民和政治权利（B公约），以及经济、社会和文化权利（A公约）这两大类，并在两大类之下罗列了一系列人权清单。但是，人权清单中的各种具体权利，几乎都与公共健康或人的健康密切相关。人权与健康之间正在形成的结构性联系，使得保障人权和保障健康几乎成为同一个问题：“保护人权就是保护公共健康，充分保护人权是保护公共健康的关键”。②也正因为如此，有学者提出，公民权利和政治权利，与经济、社会、文化权利，应该相互结合而不是分离。③

其次，全球健康治理需要更加重视影响健康的基本因素以及非健康领域的问题，注重从源头上控制和预防疾病的传播。④从人权的角度来说，全球健康治理范式必然大大拓宽健康权概念的外延。比如，在传染病疫情暴发时，确保民众的知情权具有重要的意义，民众能及时、准确地获得

---

① Robert B. Wallace (ed.), *Maxcy-Rosenau-Last Public Health & Preventive Medicine* (Fourteenth Edition), Stanford: Appleton & Lange, 1998.

② R. Jùrgens, J. Cohen, “Human Rights and HI V/AIDS: Now More than Ever.”

③ C. Scott, “The Interdependence and Permeability of Human Rights Norms: Towards a Partial Fusion of the International Covenants on Human Rights,” *Osgoode Hall Law Journal*, 27 (4), 1989, pp.769—878.

④ Melinda Moore, Philip Gould, and Barbara S. Keary: “Global Urbanization and Impact on Health,” *International Journal of Hygiene and Environmental Health*, Vol.206, No.4, 2003, pp.269—278.

政府或相关机构发布的真实信息，是保障健康权的一个重要前提。因此，知情权在这里便成为健康权的一个重要内容。从逻辑上来说，民众若想准确地理解与健康相关的信息，则他们必须具备必要的理解能力，显然，受教育权就是民众获得这种能力的基础。再进一步，如果民众要参与和健康相关的政策制定过程，就需要在制度上和程序保证民众享有充分的参与权。与知情权一样，上述这些权利因此都会成为健康权的组成部分，它们都是人人应当平等享有的基本权利。在这样的背景或要求下，治理范式的转变表现出一些新的特点。从全球公共卫生治理到基于权利的全球民众健康治理，其核心内涵是医学（教育）模式与健康照护政策范式的变化，但不限于这一个方面，范式转变的广阔外延包括了环境保护、公民参与、职业安全、社区治理、全民健身、企业社会责任等诸多领域政策范式的融合或转换。因此，从权利和人权的角度来反思全球公共卫生治理，进而促进治理范式的转变，实质上是要求重新界定个人与国家在健康领域中的权利与义务。这种重新界定既要遵循科学，也要强调政治，关键是要保证人人平等享有获得健康与健康权的条件、能力与机会，制定和实施以权利为本位的积极公共政策。

那么，治理范式转变之后所形成的治理体系，是一个什么样的结构与过程呢？全球健康治理超越了全球公共卫生治理的理念和结构，有着更加融合性的治理方式与路径。以权利为本位的全球民众健康治理，其治理进路强调通过整合公共卫生领域以外的方法，倡导采取跨国界、跨部门和跨学科的共同行动来促进健康决定因素的达成及应对相关问题，以克服人类健康治理的共同挑战。①在全球化时代，卫生和健康概念已经不再只是一个生物医学上的概念，而是一个包含人权、可持续发展、教育、农业、贸易等所有与健康有关的因素而形成的综合性概念。②在促进和实现健康权的议题上，各种相关行为体可以通过多维举措，经由合作与协同的途径，共同推动全球卫生与民众健康治理目标的实现。在这里，全球健康治理的过程涵盖了国际、区域、国家、地方和社区等多个层次，治理结构与过

---

① 任苒：《全球健康的内涵与特征》，《医学与哲学》2015 年第 8 期。

② 高明等：《全球卫生治理的变化和挑战及对中国的启示》，《国际展望》2017 年第 5 期。

程随着全球化的不断加深而持续更新。①

"健康城市"建设是能较好体现全球健康治理范式的其中一个项目。根据世界卫生组织(WHO)在1994年给出的定义,健康城市是指"一个由健康人群、健康的环境和健康的社会有机结合发展的一个整体,应该能改善其环境,扩大其资源,使城市局面能互相支持,以发挥最大的潜能"。世界卫生组织从1986年开始致力于制度化地实现健康城市项目,以确保城市民众健康的改善、健康权利的更好获得与享有。②这项建设旨在通过提高人们的认知,动员民众、地方政府与社会组织之间的合作,以形成有效的环境支持和健康服务,进而改善环境和健康状况。③显然,健康城市项目突破了公共卫生管理与医疗救助等传统概念,认为人们居住在健康的城市时,应该"享受与自然的环境、和谐的社区相适应的生活方式"。④在国家实践层面,加拿大、美国、澳大利亚、日本、马来西亚、中国、柬埔寨、挪威、立陶宛等国家陆续加入健康城市项目的行列。一些西方发达国家最初通过三个五年计划、分四个阶段来实施健康城市项目:一是围绕《WHO人人健康》和《渥太华宪章》等规范性文书等开展活动;二是将健康及健康促进等内容纳入城市发展规划;三是将城市发展与健康有机结合;四是督促相关政府和机构兑现政治承诺。⑤健康城市项目在全球民众健康治理中发挥着独特作用,它关注"人"的核心诉求与发展基础,探索将"人人健康"战略转化为民众享有的实质性权利。通过促进国家与地方政府变革和落实相应的健康政策,健康城市项目不断优化自然环境和社会环境,持续扩充社区资源。通过权责机制倡导或保障多元行为体共同参与民众健康治理,健康城市项目促进了不同部门、社区、企业、家庭等之间的合作。

---

① Ilona Kichbusch, "The Development of International Health Policies-accountability Intact?" *Social Science and Medicine*, Vol. 51, No. 6, 2000, pp. 979—989.

② Takehito Takano, *Healthy Cities and Urban Policy Research*, Spon Press, 2003, 4, p.x.

③ Takehito Takano, "What is A Healthy City?" Tokyo, WHO Center for Healthy Cities and Urban Policy Research, 1998.

④ NiyIA, "The Healthy Cities: Approach-Reflections on a Framework for Improving Global Health," Bull WHO, 2003, 81(3), p.222.

⑤ 周向红、褚大建:《国外健康城市项目发展脉络与基本规则论略》,《东方学术文库》第2卷,第208页。

四　以权利为本位的全球健康战略:三个步骤和层次

全球健康治理是在世界范围内不分国界和国籍的一种行动,目的是促进全球民众的健康和健康公平,方式是多方集体行动。①集体行动既发生在跨国的和跨区域的层面,也发生在各个国家内部跨领域和跨组织的层面。国际社会和有关国际机构提出的“以权利为本位的路径”,其基本观点或主张是,获得健康与健康权是民众应该享有的一项基本人权。以权利为本位的全球健康治理,超越了以往以政策制定者/机构为中心、以降低公共卫生领域脆弱性为目的的政策设计与实践,追求的是现代化文明进程中以权利为本位的根本遵循,以及以保障民众健康权为目的的政策价值与理念。全球健康治理涉及公共卫生、环境、教育、就业、信息、知识产权等广泛领域,国际组织、国家、非政府组织及跨国机构等众多行为体都参与其中,它们的作为或不作为都会对健康权的实现产生直接或间接影响。有学者甚至认为,全球健康治理的秩序表现出一些“宪法纲领”的特征②。

在以权利为本位的全球健康治理战略中,国际组织发挥着不可替代的作用。其中,联合国、世界卫生组织、世界银行、国际货币基金组织、世界贸易组织等都是有力载体。它们通过与各个国家、非政府组织(NGO)和企业等行为体在机制、资金、人员、项目等方面的合作,形成了一系列的战略举措,不断推动着全球健康治理的变革与进阶。这些不同的战略并非是替代关系,而是不断深化与优化的过程。正如我们前文所述,以权利为本位的全球健康战略发展至少已有数十年的历史,有着相应的国际规范基础。纵观整个发展进程,人们发现,当今以权利为本位的全球健康治理战略,分为三个方面的步骤或层次。

---

① R. Beaglehole & R. Bonita, “Global Public Health: A Scorecard,” *The Lancet*, Vol.372(9654), 2008, p.1988.

② David P. Fidler: “Constitutional Outlines of Public Health's ‘New World Order’,” *Temple Law Review*, 2004(Summer), pp.247—1001.

第一个步骤或层次，是基于权利本位来强化初级卫生保健战略。1978年9月，由世界卫生组织、联合国儿童基金会组织的国际初级卫生保健会议在阿拉木图召开。来自134个国家的代表，同世界卫生组织、联合国儿童基金会建立正式联系的专门机构及非政府组织的67名代表共同发表了《阿拉木图宣言》。宣言重申，健康不仅是疾病与体虚的匿迹，而是身心健康社会幸福的总体状态，是一项基本人权——“人民有个别地及集体地参与他们的卫生保健的权利与义务”。该宣言强调，达到尽可能高的健康水平是世界范围的一项最重要的社会性目标，政府有责任和义务为增进民众健康而提供适当的技术与方法，为其人民的健康负责。在这里，初级卫生保健被看作是实现全球民众更高质量的健康状态和全人类共同发展的基础。[①]《阿拉木图宣言》明确提出，初级卫生保健是实现“2000年人人享有卫生保健”目标的关键和基本途径。实际上，初级卫生保健也是全球健康治理实务的基本价值导向、理论基础和规范性指南。[②]

国际初级卫生保健会议其中一个主要目的在于促进所有国家对初级卫生保健的理解。但值得指出的是，在全球健康治理的实践中，基本医疗卫生保健的概念来自中国、坦桑尼亚、委内瑞拉等发展中国家的经验。早在20世纪70年代末，世界卫生组织和联合国儿童基金会（UNICEF）对包括中国在内的9个发展中国家的卫生投入和健康成就开展了联合考察，最终形成《在发展中国家满足基本卫生服务需求的选择》报告，后来在此基础上进一步发展出“基本医疗卫生保健”的理念。[③]这一概念后来被其他国际组织所沿用。世界银行在其1993年《投资于健康》的世界发展报告中所提出“最小健康服务包”概念，就是一个包括基本医疗服务等与健康相关的一揽子基本卫生服务项目。初级卫生保健战略要求政府除了提供健康的基础性服务之外，还应通过改善健康的社会决定因素来规避健康风险。这些工作显然不可能由天然逐利的市场来完成，也无法由能力和资源都

---

① World Health Organization, *Primary health care: report of the International Conference on Primary Health Care*, Alma-Ata, 1978, http://apps.who.int/iris/bitstream/10665/39228/1/9241800011.pdf，2017年11月30日登录。

② World Health Organization, *Health equity through intersectoral action: an analysis of 18 country case studies*, WHO, 2008.

③ 马琳等：《部分国家基本医疗卫生保健制度比较分析——基于政策执行视角的研究设计初探》，《中国初级卫生保健》2013年第9期。

有限的NGO来承担。因此,政府在健康治理方面应扮演明确的主导作用,来引导跨部门协调机制与多元健康治理模式的发展。

第二个层次或步骤是以权利为本位的健康促进战略。"健康促进"的概念是在1986年的首届全球健康促进大会的《渥太华宣言》中提出的。作为由世界卫生组织发起的健康促进领域最高级别的官方会议,全球健康促进大会旨在通过发展健康促进理论和实践,改善各国人民的健康和健康公平。大会的目标是多方面的,包括明确并优化"健康促进"在改善健康及健康公平方面的重要作用及成就;动员人民群众、政府及市民社会通过解决影响健康的社会决定因素来实现可持续发展目标;以实现可持续发展目标为途径,鼓励对"人人为了健康"这一理念作出政治承诺;等等。

国际社会的历届健康促进大会为增进和保障健康权指明了发展方向。根据"健康促进"的概念和理念,健康权的实现依赖于推动公共政策、支持环境、社区参与、个人健康技能和服务模式等领域的积极行动,致力于解决收入、安全、社会保障等八个影响健康的社会决定因素。具体而言,就是在微观个人层面要求提升居民的健康知识与技能;在中观组织层面要求强化社区的参与行为,重新定位医疗健康服务的功能与模式;在宏观国家层面要求系统制定促进健康的公共政策,改革健康服务体制、增加投资、创造健康的支持环境等。

健康促进战略在全球治理和国家治理等多个层面得到展开。一个例证是,世界银行通过资金支持改善资源结构以促进全球民众健康,特别是,在有关公共卫生的规章制度中引入健康和人权考量。①实际上,世界银行是全球最大的健康项目外部投资人,通过卫生贷款项目使受惠地区在健康领域的基础设施、管理模式、服务能力等方面得到加强。②比如,在抗击艾滋病的运动中承诺提供每年13亿美元的贷款,关注妇女、儿童、年长者、贫困人口、艾滋病患者等脆弱人群的健康促进。在国家行动中,中国在20世纪90年代进行的"计划生育优质服务",通过与联合国人口基金开展合作,引入了以人为本和生殖健康等国际理念。该计划最初在全国30个

① World Bank, *Development and Human Rights: The Role of the World Bank*, Washington DC: World Bank, 1998.

② 段明月:《世界银行贷款卫生项目对我国生发展的影响》,《中国卫生经济》2004年第12期,第12页。

省(自治区、直辖市)的30个县(市区)实施,以教材、指南、手册等为传播与教育载体,积极推进多种优质健康服务,包括维护服务对象的生殖健康及相关权益、避孕的知情选择、生殖健康计划生育服务的规范化标准化、部门间加强合作等①。中国的国家行动注重项目的综合性和协调性,强调维护服务对象的生殖健康权利,提高育龄人群的生殖健康水平。

第三个步骤和层次是以权利为本位"将健康融入所有政策"的战略。"将健康融入所有政策"(Health in All Policies, HiAP)的理念在《阿拉木图宣言》中已见雏形,号召成员国建立"健康的公共政策"(Healthy Public Policy)的《渥太华宣言》,则进一步主张将健康问题纳入各个部门与各级决策者的政策议程,使各环节的决策者承担对民众健康造成影响的责任。2013年6月,WHO举办的第八届全球健康促进大会审议通过的《赫尔辛基宣言》,正式提出"将健康融入所有政策",指出HiAP是实现联合国千年发展目标的战略构成,也应成为各国起草后续发展计划时重点考虑的政策方法。这种政策制定方法要求各国政府和决策者从人类社会可持续发展的宏观视角出发、立足于实际、综合考虑公共政策对健康造成的影响。2016年,在上海召开的第九届全球健康促进大会提出要将健康融入可持续发展议程,这将HiAP更向前推进一步。

其实,联合国千年发展目标(MDGs)②,以及其之后指引全球各国健康协同共荣的可持续发展目标(SDGs)③,都对这项战略的推动有着重要影响。其中,与保障健康权直接相关的指标有降低儿童死亡率、改善产妇保健、与艾滋病(毒)和其他疾病作斗争;密切相关的指标有消灭极端贫困和饥饿、确保环境的可持续能力;有直接影响的指标有普及初等教育促进男女平等并赋予妇女权利、全球合作促进发展。MDGs与SDGs的指标实际上是基于健康权来综合考量所有公共政策的具体举措。比如2000年,国际社会推动实现MDGs的举措开始聚焦减贫,全球抗艾滋病基金、抗击

---

① 汝小美:《加强国际交流合作促进生殖健康》,《国际生殖健康》2010年第6期,第389—390页。

② 2000年9月联合国千年首脑会议上,来自189个会员的国家元首、政府首脑或代表通过了《联合国千年宣言》,各国领导人达成共识,明确了人权等七个领域的政治承诺,很多方面的共识与承诺都与健康权相关。

③ 2015年9月,各国领导人在联合国大会上通过了可持续发展目标,旨在千年发展目标到期之后,继续指导全球2015—2030年的发展。

结核与疟疾协会以及消除疟疾联盟等 NGO 持续加大对全球贫困人口的援助力度。①再比如,《国际卫生条例》第 32 条规定 WHO 缔约国应该尊重旅行者并保障其尊严和人权。②这些不同的国际机构的战略,都包含将健康融入全球不同政策领域的积极举措。一些学者还为该战略下的多元行为体给出了参与策略,比如,有研究者指出 NGO 参与全球健康治理的工具包括产生知识和证据、合作、参与、协商一致、透明性、组织建设、制定政策或战略方向、责任和规制等九个方面。③

上述三个层次或步骤,并不是基于时间序列而形成的全球健康治理的结构与过程,而是从全球健康治理行动的内容和逻辑的变化作出的概括。需要进一步强调的是,以权利为本位的全球健康治理战略,能体现其实际成就的进展,还是要落实在各个国家的实现情况上。《经济、社会和文化权利国际公约》规定的国家报告制度,是一种督促、推进或帮助国家保障健康权的重要实施机制。国家报告制度最基本的要求,主要体现在第 17 条第 1 款的规定:缔约国"于本公约生效后 1 年内所制定的计划,分期提供报告";以及第 16 条第 1 款及第 17 条第 2 款的有关规定:缔约国须报告"在遵行本公约所承认的权利方面所采取的措施和所取得的进展"、以及对公约义务履行中的"影响因素与困难"。上述这些条款的规定,既是国际机构对国家所提出的国家在尊重和保障健康权上所应当履行的义务,同时也是国际机构对国家履约行为的一种监督。2000 年联合国经济、社会、文化权利委员会通过的《第 14 号一般性意见》从消极和积极两个方面强调了国家对健康权负有尊重、保障和实现三种义务,并对缔约国的落实情况提出可获得性(available)、可接近性(accessible)和可支付性(affordable)三个方面的衡量标准。因此,以权利为本位的全球健康治理的实现方式,一方面,从健康权作为消极权利的面向来讲,包括了政府不限制人们获得健康服务的公平机会、不歧视或忽视脆弱人群(比如妇女、儿童和

① *Global health in 2012: development to sustainability*, The Lancet, 2012, 379(21): 193.

② World Health Organization, *International Health Regulations (2005)*, Geneva: World Health Organization, 2005.

③ 郭敏璐:《国际非政府组织参与全球健康治理的工具研究》,《中国卫生政策研究》2016 年第 11 期。

年长者)的健康需求、不阻止或妨碍民众参与健康领域的各项事务等。另一方面,从健康权作为积极权利的面向来讲,政府的责任体现在引导社会多元力量发挥积极作用,合作提供质优价廉的健康服务与保障体系,帮助民众提升健康素养与能力,在所有政策制定与实施过程中以健康权为优先考量等方面。

五　全球民众健康治理面临的挑战

全球民众健康治理最终将体现于人的自由、尊严和幸福,"其间的价值、理论、政策、技术和方法则极尽复杂而精微"。①因此,从全球公共卫生治理到全球民众健康治理的转变,必定面临着多方面的挑战。一旦以权利为本位的价值和路径被注入治理过程,以往的"以治理机构为中心"的模式,必然被"以人为中心"的模式所替代。考虑到全球治理结构和国际制度在实施上的复杂性,以及健康权本身的属性和特点,治理范式的转型必然不是一个很顺畅的过程。其中,国际规范制约效力较低,权利观念尚未完全确立,各国民众实现健康权的社会决定因素很复杂,构成了治理范式转型的结构性障碍。

首先,国际组织的规范性约束普遍存在着非强制性的问题,这既是国际制度的特点,也是国际制度的弱点。全球化降低了一些国家处理全球健康治理挑战的合作能力与服务能力②,而现有的治理机制和安排,还不能有效地应对全球化的这种负面影响。尤其是,国际社会对民众健康治理在全球治理框架中的定位问题,至今并未达成普遍共识,在不同的治理框架中,全球民众健康治理的地位不同,由此产生了差异较大的健康政策与执行效果。③

---

① 那力等:《WHO与公共健康:一个世界性的前沿话题》,《中州学刊》2006年第1期。

② Dodgson R., Lee K., Drager N., *Global Health Governance: A Conceptual Review*, Geneva: World Health Organization and London School of Hygiene and Tropical Medicine, 2002. p.7.

③ William Aldis, "Health Security as a Public Health Concept: A Critical Analysis," *Health Policy and Planning*, Vol.23, No.6, 2008, pp.369—375.

国际机构或机制的局限性在 WHO 身上暴露无遗。尽管 WHO 是推行全球健康治理战略的主要机构,它一直以来在健康促进和健康权保障领域发挥着重要作用,但是,WHO 存在的一个严重缺陷是,它对各国的具体政策与落实情况缺乏有效的法律约束力。在 WHO 看来,全球健康治理体系的变革与全球化进程基本同步,在这一过程中,国家及相关机构承担义务并履行职责,以确保对民众公共健康服务的提供与财政投入,但一些经济的和政治的危机却同时对这种治理形成了巨大挑战①,其中最突出的问题是一些国家不履约、忽视甚至践踏民众的健康权利。更为严重的是,在全球流行疾病的应对问题上,发达国家狭隘的国家利益观成为 WHO 等国际组织在全球健康治理中自主行动的长期掣肘因素。为此,WHO 自 1998 年起利用构建公私伙伴关系的形式寻求外部支持,这在一定程度上克服了被少数实力雄厚的西方大国左右决策与执行的困境。②但这种做法依然不能解决国际治理的结构性问题。

其次,在国际社会中普遍确立健康权是一项基本人权的观念,还有很长一段路要走。在目前的国际治理体系中,国际制度和机制的有效性根本上取决于各个国家的态度、认识和能力。实际情形却是,在很多国家,有关健康权的观念并没有完全在国家的法律和社会的行动上确立起来。不少国家尚未将"健康权"纳入宪法,国家和社会的健康教育尚不够普及,民众自身的健康权意识还比较薄弱。这些因素必然对"将健康融入所有政策"形成制约。事实上,尽管人们不否认健康是人类社会发展的基础,但在实际的政策过程中,始终存在的不同部门与人群的资源争夺与博弈行为,依然凸显着健康与相关领域的潜在冲突。比如,环境与卫生之间的冲突,正如一些研究者指出的,既可能来自价值观的不同,也可能来自对环境、卫生与发展之间关系的理解不同③。实际上,将资金过多地投入疾病预防和治疗之中治标不治本,降低了对于真正的全球民众健康体系建设的前

---

① WHO, *World Health Report 2008*: *Primary Health Care Now More than Ever*, Geneva: World Health Organization, 2008.

② 汤蓓:《伙伴关系与国际组织自主性的扩展——以世界卫生组织在全球疟疾治理上的经验为例》,《外交评论》2011 年第 2 期。

③ 董亮、张海滨:《全球环境与卫生的关联性:政策响应与制度构建》,《中国卫生政策研究》2015 年第 7 期。

瞻性支持，会恶化全球健康治理格局。①

第三，健康权的社会决定因素，比如贫困问题的解决、教育发展、环境改善、性别平等的实现等，在全球范围的实现是一个长期和艰难的过程。比如，财富分配不公的加剧恶化了全球民众健康权的享有。瑞信（Credit Suisse）《全球财富报告 2016》显示，2015—2016 年，世界人均财富是 5.281 9 万美元，北美的均值达到 33.7 万美元，而非洲的均值只有 4,261 美元，底层赤贫群体（半数集中在非洲和印度）甚至人均负债 2 628 美元。②不断扩大的财富鸿沟增加了全球健康风险，许多发展中国家公共卫生安全能力低下，营养不良和健康资源的匮乏使贫困人群更容易遭受传染病等生物性威胁的侵害。再比如，从今天的发展角度来说，健康权的社会决定因素还包括制度和参与问题。在这方面，像推进跨部门/跨领域的合作制度，以及广泛有效的公民参与，并不是很容易的事情。各部门之间常常因为职能划分和认知差异而产生意见分歧③，不同部门在改善民众健康状况的政策执行上也常会产生激烈分歧④，在摩擦与矛盾中形成保障健康权的有机体系是不易的。健康权的保障除了应该明确各国的义务之外，还应该突出民众个人的健康能力。这在价值和含义上接近于经济学家阿马蒂亚·森所说的"实质自由"，包括免受饥饿和疾病等困苦的"基本可行能力"，以及能够接受一定教育、参与社会政治文化生活等诸多方面的实际上的自由。⑤显然，如何提高个人的健康能力，对很多国家的治理能力来说，是一个巨大的考验。

① Nora Y. Ng and Jennifer Prah Ruger, "Global Health Governance at a Crossroads," *Global Health Governance*, Vol.3, No.2, 2011, pp.1—20.

② Credit Suisse, Research Institute, *Global Wealth Report 2016*, Nov. 2016, Credit Suisse AG, Research Institute, Paradeplatz 8, CH-8070, Zurich, Switzerland, p.6, p.30.

③ 参见王绍光、樊鹏：《中国式共识型决策——"开门"与"磨合"》，中国人民大学出版社 2013 年版，第 224 页。

④ 安格斯·迪顿：《逃离不平等——健康、财富及不平等的起源》，崔传刚译，中信出版社 2014 年版，第 90 页。

⑤ 阿马蒂亚·森：《以自由看发展》，任赜等译，中国人民大学出版社 2002 年版，第 30 页。

跨国公私伙伴关系的兴起及原因探究

丁梦丽　刘宏松*

【内容提要】 20 世纪 90 年代以来，在联合国第七任秘书长科菲·安南(Kofi Annan)的推动下，跨国公私伙伴关系迅速崛起，它们广泛参与到全球治理实践中，成为全球治理领域不容忽视的力量。作者试图在界定跨国公私伙伴关系内涵的基础上，深入分析全球治理视域下跨国公私伙伴关系的发展过程及兴起原因。本文首先驳斥了功能主义的解释，指出公私伙伴关系的兴起并不是因为这种合作模式满足了全球治理的需要。在此基础上，作者提出了基于行为体(actor-based)的解释路径：公私部门的利益计算与观念力量共同推动了公私伙伴关系的兴起。以全球契约(global compact)为例，该理论解释得到经验分析的支持。

【关键词】 跨国公私伙伴关系，兴起原因，功能主义，行为体路径

【Abstract】 Promoted by the seventh general secretary of United Nations Coffey Annam, the UN-centered transnational public private partnerships (thereafter PPPs for short) have grown rapidly since 1990s and play an indispensable part in global governance nowadays. After giving a comprehensive definition of public private partnership, the paper attempts to articulate causes of PPPs' emergence. On the basis of criticizing the perspective of functionalism, the authors put forward a hypothesis on actor-based perspective that partners' consideration of self-interest and ideational forces jointly lead to the rise of PPPs. The case of Global Compact (GC) is chosen to test such theoretical hypothesis by process tracing.

【Key Words】 Transnational Public Private Partner-Ships, Causes of Rise, Functionalism, Actor-based Approach

* 丁梦丽，复旦大学国际关系与公共事务学院 2016 级博士研究生；刘宏松，上海外国语大学国际关系与公共事务学院教授，博士生导师。

引　言

作为公有部门与私有部门的一种合作模式，公私伙伴关系(public private partnership)最早被用于发达工业国家国内的城市建设与经济发展。[①]随着全球性挑战日益增多，公私伙伴关系开始突破国界，成为区别于传统的国家中心主义治理模式的全球治理新形式。[②]

20世纪90年代以来，在联合国第七任秘书长科菲·安南(Kofi Annan)的推动下，以联合国为中心的跨国公私伙伴关系迅速兴起，并一度被视为“联合国实现千年发展目标(Millennium Development Goals)的唯一机会”。[③]2002年约翰内斯堡(Johannesburg)世界可持续发展峰会之后，公私伙伴关系取得跨越式增长，共计348个伙伴关系在联合国可持续发展委员会(CSD)的数据库登记注册。2012年，在里约(Rio)伙伴关系论坛上，联合国秘书长将伙伴关系称为“实现联合国核心目标的主要途径”。[④]

如图1所示，如今，跨国公司伙伴关系广泛存在于环境、健康等各大全球治理议题。[⑤]其中，健康领域的伙伴关系所占比重最高。在总计757个伙伴关系中，21%的伙伴关系属于医疗健康领域。作为全球健康伙伴关系的突出代表，全球基金(Global Fund)与全球疫苗免疫联盟(Global Alliance for Vaccines and Immunization)被誉为“深刻改变了全球健康政

---

① Clyde Weaver, “Public-Private Partnership in Third World Development,” Presented at 19th Norma Wilkinson Memorial Lecture, Scotland, May 1990.

② Rebecca Homkes, *Analysing the Role of Public-Private Partnerships in Global Governance: Institutional Dynamics, Variation and Effects*, PhD thesis, London: The London School of Economics and Political Science(LSE), 2011, p.60.

③ Marianne Beisheim, “Partnerships for Sustainable Development,” *SWP Research Paper*, Berlin, 2012, p.10.

④ Nikhil Chandavarkar and Patricia Chaves, *Rio＋20 Partnerships Forum Advocates for Concrete and Practical Actions to Implement the Mandates of Rio*, http://business.un.org/en/documents/10582, 2012.

⑤ Thomas Hale and David Held, eds., *The Handbook of Transnational Governance: Institutions and Innovations*, Cambridge: Polity Press, 2011.

策制定的环境”。①

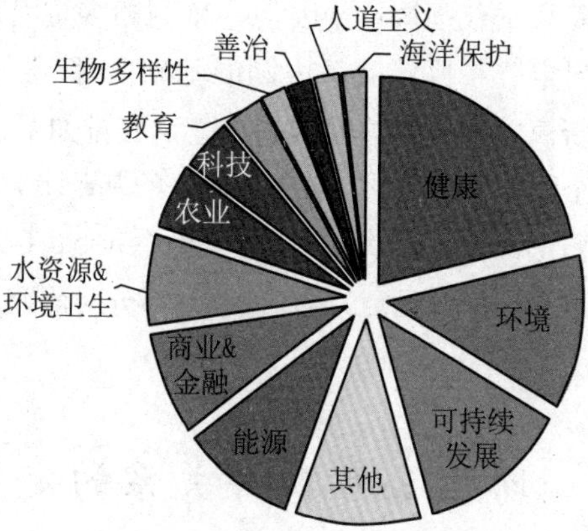

图1　公私伙伴关系领域分布

资料来源:跨国伙伴关系数据库(TPD),2011,https://globalppps.org。

随着跨国公私伙伴关系遍及全球治理各领域,值得关注的是,哪一种治理模式可归为跨国公私伙伴关系的范畴?公私伙伴关系经历了怎样的发展历程?是什么力量推动了公私伙伴关系在全球治理领域的兴盛?对于上述问题,既有研究并没有给出令人满意的答案。一则现有文献就公私伙伴关系的定义并未达成共识②,给出的定义大多较为片面,仅仅强调公

---

① Thomas Hale and David Held, eds., *The Handbook of Transnational Governance: Institutions and Innovations*, Cambridge: Polity Press, 2011, p.21.

② Kent Buse and Gill Walt, "Globalisation and Multilateral Public-Private Health Partnerships: issues for health policy", in Kelley Lee, Kent Buse and Suzanne Fustukian, eds., *Health Policy in a Globalising World*, Cambridge: Cambridge University Press, 2002, p.44; John Hailey, "NGO partners: The Characteristics of Effective Development Partnerships", in Stephen Osborne, eds., *Public-Private Partnerships Theory and Practice in International Perspective*, London: Routledge, 2000, p.315; Ronald McQuaid, "The Theory of Partnership", in Stephen Osborne, ed., *Public-Private Partnerships Theory and Practice in International Perspective*, London: Routledge, 2000, p.10; Tanja A. Börzel and Thomas Risse, "Public-Private Partnership: Effective and Legitimate Tools of Transnational Governance?" in Louis W. Pauly and Edgar Grande, eds., *Complex sovereignty reconstituting political authority in the twenty-first century*, Toronto: University of Toronto Press, 2005, p.197; Peter Utting and Ann Zammit, "Beyond Pragmatism: Appraising UN-Business Partnerships", *Markets, Business and Regulation Programme Paper*, No.1, 2006, p.1.

私伙伴关系某一维度的特征。二则对于公私伙伴关系的兴起原因，已有研究或遗漏关键因素①，或仅强调单一因素②，而忽略多重因素的综合影响。

本文试图在界定公私伙伴关系内涵的基础上，探寻导致公私伙伴关系这一全球治理新模式兴起的关键因素。文章安排如下：首先，给出跨国公私伙伴关系的全面定义。其次，在已有理论的基础上，构建起公私伙伴关系兴起原因的理论框架。再次，以全球契约(Global Compact)为例，阐明并支持本文提出的理论解释。最后，在结论部分对研究发现进行总结。

一 跨国公私伙伴关系的定义

在进行解释工作之前，需要准确界定公私伙伴关系。现有文献对于公私伙伴关系的界定较为模糊，许多学者对于伙伴关系概念的理解存在偏差。既有文献通过以下五个维度对公私伙伴关系进行界定：伙伴关系的性质、行为体划分、目标、空间、时间。

就伙伴关系性质来说，有学者认为伙伴关系的本质是一种基于协议的合作关系，伙伴关系强调平等性、自愿性以及各方的自主性参与。③联合国将伙伴关系定义为“自愿性和合作性协议……其中，所有的参与者共同致力于实现一个共同目标或履行一项特殊任务，共同承担风险和责任，共

① Karin Bäckstrand, “Multi-Stakeholder Partnerships for Sustainable Development: Rethinking Legitimacy, Accountability and Effectiveness,” *European Environment*, Vol. 16, No.5, 2006, p.301; Wolfgang Reinicke and Francis Deng, *Critical Choices: The United Nation, Networks, and the Future of Global Governance*, Toronto: International Development Research Council, 2000, p.4.

② Liliana B. Andonova, “The Rise of Public-Private Partnerships in Global Governance,” presented at Conference on the Human Dimensions of Global Environmental Change, Berlin, December 2005; Judith Richter, “*We the Peoples*” *or* “*We the Corporations*”? *Critical Reflections on UN-Business* “*Partnerships*”, Geneva: Geneva Infant Feeding Association, 2003, p.7.

③ Kent Buse and Gill Walt, “Globalisation and Multilateral Public-Private Health Partnerships: Issues for Health Policy,” in Kelley Lee, Kent Buse and Suzanne Fustukian, eds., *Health Policy in a Globalising World*, Cambridge: Cambridge University Press, 2002, p.44.

享资源和收益。”①然而，假定伙伴关系模式下参与者的地位平等、责任收益平等的做法招致了许多批评。有学者指出，伙伴关系“被用于掩盖真实的权力现实”，事实上，大部分参与伙伴之间都存在不平等的权力关系，②伙伴关系的内部关系有时会因权力争夺而紧张，并且在公私伙伴关系的不同阶段，权力关系会发生变化：伙伴关系建立初期，所有参与方都均等地享有影响决策的机会，这是公私伙伴关系一开始能够建立的重要原因；然而当协议签署之后，主要资助者的观点会变得相对重要，此时，权力可能会从一些志愿性群体转移到主要资助者手中。③与此同时，有学者对伙伴关系的自愿性也提出修正：虽然行为体选择加入公私伙伴关系的决定是自愿的，但决定一旦做出，就有履行承诺的义务，擅自退出是要付出代价的。④除了这种带有一定价值判断色彩的概念界定，有学者将公私伙伴关系理解为一种特殊的治理形式。在他们看来，治理是指“一种与等级控制模式不同的管理模式，是一种对合作状态的管理”。⑤据此，公私伙伴关系可被界定为一种公共部门和私有部门共同参与的水平治理模式。

在有关文献中，对公私部门之间界限的划定同样存在争议。其中，关于公共部门的界定争议较少，研究者们基本认同公有部门指代旨在提高社会福利的政府和政府间国际组织。真正具有争议的是对私有部门的定义。有学者将私有部门与非国家行为体等同，并认为私有部门可以进一

① Jane Nelson and Simon Zadek, *Partnership Alchemy: New Social Partnerships in Europe*, http://www.zadek.net/wp-content/uploads/2011/04/Copenhagen-Centre_Partnership_Alchemy_New-Social-Partnerships-in-Europe_2000, 2000.

② John Hailey, “NGO Partners: The Characteristics of Effective Development Partnerships”, in Stephen Osborne, ed., *Public-Private Partnerships Theory and Practice in International Perspective*, London: Routledge, 2000, p.315.

③ Ronald McQuaid, “The Theory of Partnership”, in Stephen Osborne, eds., *Public-Private Partnerships Theory and Practice in International Perspective*, London: Routledge, 2000, p.10.

④ Ken Caplan, *The Purist's Partnership: Debunking the Terminology of Partnerships*, The Copenhagen Centre, http://www.ircwash.org/sites/default/files/Caplan-2003-Purists.pdf, 2003.

⑤ Tanja A. Börzel and Thomas Risse, “Public-Private Partnership: Effective and Legitimate Tools of Transnational Governance?”, in Louis W. Pauly and Edgar Grande, eds., *Complex Sovereignty Reconstituting Political Authority in the Twenty-First Century*, Toronto: University of Toronto Press, 2005, p.197.

步划分为营利性组织(包括公司和商会),以及非营利性部门(包括志愿性和倡议型的非政府间国际组织)。①有学者则认为私有行为体仅指营利性组织或与营利性组织有密切联系的组织,具体包括盈利性公司以及与公司关系密切的私有基金会、商业协会等。②罗伯特·里德利(Rober G. Ridley)对此提出反对,他认为基金会并不具备营利性质,因此应属于公共部门。③联合国虽然将基金会与公司进行了清晰的区分,但也认为两者之间存在密切联系。还有学者认为基金会和商业协会应属于公民群体范畴。

公私伙伴关系的目标也引起了学者们的广泛关注。有些学者认为,公私伙伴关系通常拥有一个各部门共同接受的整体目标,即提供与国际社会成员休戚相关的公共产品和服务,聚焦于公共利益而非私有利益。④因此,那些意图为政府或组织提供某种商品和服务(如信用评级机构)或提供一些"公害"(如跨国黑手党)的行为或协定通常不属于公私伙伴关系范畴。正因如此,为了保证私有部门能够为公共利益服务,联合国在挑选私有部门作为合作伙伴时,设置了一些标准,如商业伙伴能够支持联合国的核心价值观,富有责任心与公民精神等。然而,另有学者犀利地指出,公私部门拥有共同目标的假定与公私部门概念上的分离是矛盾的。诚然,一个共同的目标对增强伙伴关系的团队精神而言是必要的,但共有目标的说法不符合实际,因为不同的部门必然存在不同的偏好或目标。⑤因此,与强调共有目标相比,了解每个部门的偏好和预期更具现实意义。对此,有学

① Peter Utting and Ann Zammit, "Beyond Pragmatism: Appraising UN-Business Partnerships," *Markets, Business and Regulation Programme Paper*, No.1, 2006, p.1.

② Benedicte Bull and Desmond McNeill, *Development Issues in Global Governance*, Abingdon: Routledge, 2007, p.7.

③ Rober G. Ridley, "Product Development Public-Private Partnerships for Diseases of Poverty. Are There More Efficient Alternatives? Are There Limitations? " Presented at Workshop of the Initiative on Public-Private Partnerships for Health "Combating Diseases Associated with Poverty: Financing Strategies for Product Development and the Potential Role of Public-Private Partnerships", London, April 2004.

④ Tanja A. Börzel and Thomas Risse, "Public-Private Partnership: Effective and Legitimate Tools of Transnational Governance?", in Louis W. Pauly and Edgar Grande, eds., *Complex Sovereignty Reconstituting Political Authority in the Twenty-First Century*, Toronto: University of Toronto Press, 2005, p.198.

⑤ Eran Vigod, *Managing Collaboration in Public Administration*, Westport: Praeger, 2003, p.64.

者指出，在实际运作过程中，伙伴关系的目标更像是一个连续体（continuum），连续体的一端是公有部门的目标——服务于公共利益，在连续体的另一端则是公司的政策目标——追求公司利益最大化。①反对公私伙伴关系模式的学者据此认为，私有部门的参与可能损害公共利益。更为激烈的批评者则认为公私伙伴关系只为私有企业的利益服务。②

从范围上看，公私伙伴关系分为国内伙伴关系和跨国伙伴关系。公私伙伴关系缘起于国家内部。③英国撒切尔夫人和美国里根总统执政期间，为了减少政府开支，提高经济效率，政府部门开始与私有部门展开合作，以公私伙伴关系的形式促进城市经济的振兴与发展。国内的公私伙伴关系并不在本文讨论的范围内，本文主要聚焦于跨国性或全球范围内的公私伙伴关系，参与的行为体至少跨越两个以上的国家。从时间维度看，大部分学者都认为短期的公私合作项目不属于公私伙伴关系，伙伴关系需要持久地存续较长时间。

基于以上文献，我们发现既有定义要么仅强调五大维度中的某些维度，要么在一些维度上存有分歧。就前者而言，一些定义忽略伙伴关系的某些重要维度。例如，莉莉安娜·安多诺娃（Liliana B.Andonova）将公私伙伴关系定义为“为了影响不同层次的治理行动，国家行为体与非国家行为体共同承认的机制性安排。”这个定义虽然强调了伙伴关系的性质与目标，却忽略了时间维度与范围维度，对于公私部门的界定也较为模糊。

就后者而言，现有文献对于公私伙伴关系定义的分歧主要集中于伙伴关系的性质、目标与公私部门的划分等三大维度，而对于范围与时间维度争议相对较小。对此，要给出关于公私伙伴关系的准确定义，不仅要全面囊括五大维度，还需厘清面临争议较大的三个维度，纠正其中的理解偏差。

---

① Tanja A. Börzel and Thomas Risse, “Public-Private Partnership: Effective and Legitimate Tools of Transnational Governance?”, in Louis W. Pauly and Edgar Grande, eds., *Complex Sovereignty Reconstituting Political Authority in the Twenty-first Century*, Toronto: University of Toronto Press, 2005, p.199.

② Judith Richter, “*We the Peoples*” *or* “*We the Corporations*”? *Critical Reflections on UN-Business* “*Partnerships*”, Geneva: Geneva Infant Feeding Association, 2003, p.10.

③ Clyde Weaver, “Public-Private Partnership in Third World Development”, 19th Norma Wilkinson Memorial Lecture, Scotland, 15 May 1990.

由于伙伴关系和治理机制具有功能上的相似性，笔者认为将公私伙伴关系(PPP)界定为公私伙伴机制(PPI)不仅抓住了公私伙伴关系的本质，消除了概念的模糊性，还为进一步考察公私伙伴关系提供了理论分析工具。因此，从国际机制的视角出发，基于上文提到的五个维度，本文对公私伙伴关系的概念界定如下。

第一，就伙伴关系的性质而言，伙伴关系是建立在一系列原则、规范、规则和决策程序基础上的机制安排。将伙伴关系描述为一种满足治理需要的国际机制，不仅剔除了非正式的互动行为，而且淡化了价值判断色彩。

第二，就公私部门的划分而言，"公有部门"即"国家行为体"，具体包括国家和有国家参与的政府间国际组织。"私有部门"即"非国家行为体"，这类行为可进一步划分为营利性部门和非营利性部门：营利性部门包括私营公司或与公司有密切经济联系的商会和基金会；非营利性部门又可称为社会部门，是属于政府和市场之外的社会力量，兼具非官方性与非营利性，具体包括非政府间国际组织、学术机构、工会等。就此而言，参与公私伙伴关系的行为体有三方：公共部门、营利性部门、社会部门。例如，作为全球最大的企业社会责任（CSR）倡议，全球契约（global compact）的参与者由公共部门（联合国开发计划署、联合国环境规划署、联合国工业发展组织、联合国人权委员会、国际劳工组织）；社会部门（人权领域的非政府间组织、劳工组织、学术团体）以及营利性部门（私有企业）共同组成。

第三，就公私伙伴关系的目标而言，与机制功能相似，公私伙伴关系的出现是"对全球治理的回应"，是为了"管理某一具体的议题领域内的行为体互动"。因此，公私伙伴关系的目标是提供与国际社会成员休戚相关的全球公共物品和服务，私有部门的参与并不能改变这一目标设定，即使私有部门拥有自身偏好和利益。研究者的关注重点不应局限于私有部门的参与是否损害了公共利益的实现，而更应扩及何种机制安排可以更好地管理私有部门的行为，使其不致背离原有的治理目标。

第四，如上文所言，本文主要聚焦于跨国或全球范围内的公私伙伴关系。

第五，虽然少有学者提及公私伙伴关系的时间维度，但伙伴关系的存续时间反映了公私伙伴关系的稳定性和机制化程度，因此，公私伙伴关系必须在一段相当长的时间内持续存在。

综上所述，全球治理领域的跨国公私伙伴关系（PPP）实为跨国公私伙伴机制（TPPI：Transnational Public Private Institution），这一治理模式可以界定为：在全球范围，为了提供公共产品或实现公共政策目标，公有部门、营利性部门与社会部门之间自愿达成的基于一系列规范、原则、规则和执行程序的持续性机制安排。

二 公私伙伴关系的兴起及原因

跨国公私伙伴关系不是21世纪的新兴现象，这种合作模式在全球治理领域从出现到兴起经历了漫长的过程。直至20世纪90年代，公私伙伴关系才成长为全球治理实践中一股不容忽视的力量。

（一）公私伙伴关系的兴起过程

早在20世纪60年代，跨国公私伙伴关系就开始出现。1966年至1978年间，联合国粮食与农业组织（FAO）设立了有私有部门参与的“工业合作项目”。①然而这一时期伙伴关系模式并未得到推广，原因在于，20世纪40年代至60年代间，冷战和去殖民化是国际政治的主题，国家之间的对抗占据中心地位，非国家行为体在国际政治中的影响力微乎其微。因此，该时期的伙伴关系不仅数量稀少，作用也极为有限。

20世纪70年代，随着非国家行为体的数量与影响力大大提升，公私伙伴关系理应迎来发展的黄金时期。但是这一时期国家与非国家行为体之间却处于对立而非合作的状态。一方面，全球范围呼吁保护环境、妇女权利以及裁减军备的社会运动将矛头对准各国政府。另一方面，大多数政府或政府间国际组织对跨国公司的经济实力和政治影响心存戒备。以联合国为例，1973年，联合国成立跨国公司中心（UNCTC），其职能是密切监视跨国公司的各项商业活动，并协商制定出约束跨国公司行

① Jens Martens, “Multistakeholder Partnerships-Future Models of Multilateralism?” Presented at Dialogue on Globalization, Berlin, January 2007, p.12.

为的法律准则。UNCTC的成立标志着联合国对跨国公司的敌意和担忧公开化。与此同时发达国家内部的经济治理理念发生变化。20世纪70年代,新自由主义理念开始挑战凯恩斯主义,国家在经济治理中的作用遭受质疑,与凯恩斯主义将差强人意的经济表现归咎于市场失灵不同,新自由主义认为经济衰退的主要原因在于政府的低效。为了推动经济私有化,公私伙伴关系成为政府部门与国有企业的替代选择。20世纪80年代,英国政府率先与私有企业在基础设施领域展开合作,之后,公私伙伴关系成功拓展至主要发达国家国内的教育、医疗、监狱等各个领域。这些国家内部的合作实践为公私伙伴关系在全球治理领域的兴起奠定了基础。

20世纪90年代初期,相较于苏东经济治理模式的崩塌,里根/撒切尔时期的新自由主义经济理念被视为获得巨大成功,私有化的治理模式开始对全球治理领域产生影响。1992年,巴西里约热内卢(Rio de Janeiro)召开的联合国环境与发展大会成为跨国公私伙伴关系发展的转折点。里约峰会通过了《二十一世纪议程》,《议程》强调九大"主要团体"(major groups)在议程的实施上发挥着关键作用,这九大团体包括:妇女、儿童、原住民、非政府间组织、地方当局、工人和工会、工商界、科技共同体、农民。此外,《议程》第三十章第七点明确规定:"政府与工商界应该加强联系,建立伙伴关系,共同执行可持续发展的原则和规范"。①这些均表明联合国对私有部门,尤其是对跨国公司的态度发生了转变。1993年,联合国终止了联合国跨国公司中心(UNCTC)的运行。1995年,联合国秘书长在联合国可持续发展委员会(CSD)的报告中指出:"发展与主要团体的伙伴关系是成功实现21世纪议程的必备条件之一"。②在接下来的十年里,尤其是在联合国可持续发展委员会的框架下,跨国公私伙伴关系获得稳步增长,伙伴倡议在全球治理领域的作用越来越突出。

2002年,联合国在约翰内斯堡(Johannesburg)召开第二次可持续发展世界峰会,联合国秘书长科菲·安南在峰会上呼吁加强与私有部门的合

---

① Agenda 21, Chapter 30, Point 7, 3—14 June, https://sustainabledevelopment.un.org/content/documents/Agenda21.pdf, 1992.

② Jens Martens, "Multistakeholder Partnerships-Future Models of Multilateralism?", Presented at Dialogue on Globalization, Berlin, January 2007, p.13.

作，利用公私伙伴关系模式执行约翰内斯堡计划，公私伙伴倡议被视为帮助实现联合国千年发展目标的更为灵活的方式。[①]在联合国的大力推动下，2002 年至 2004 年间，跨国公私伙伴关系出现了井喷式增长，这一时期伙伴关系发起数量高达 670 个。2004 年，联合国可持续发展委员会（CSD）建立了一个跨国公私伙伴关系数据库，所有可持续发展领域内的公私伙伴关系都可以自愿选择登记注册。2006 年，共计 321 个跨国公私伙伴关系在 CSD 数据库注册。

如图 2 所示，纵观跨国伙伴关系发展史，20 世纪 90 年代是伙伴关系兴起的开端，21 世纪前十年是伙伴关系蓬勃发展的时期，大部分的伙伴关系是在 2000 年到 2004 年间建立的。

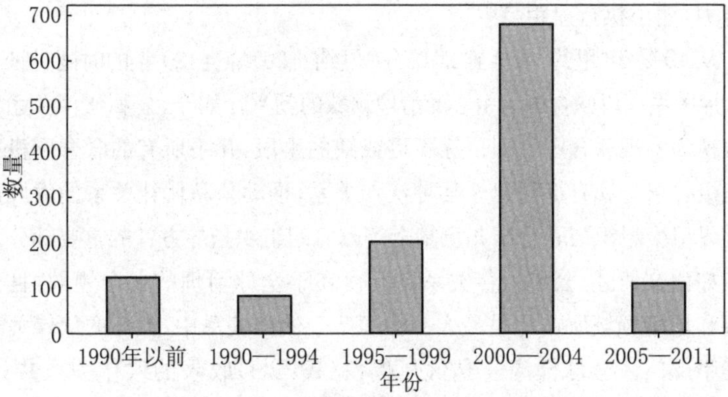

图 2　公私伙伴建立时间

数据来源：跨国伙伴关系数据库（TPD），2011，https://globalppps.org。

截至 2011 年，在联合国可持续发展委员会（CSD）数据库登记的伙伴关系多达 348 个，新公共财政倡议（NPF）数据库收录的伙伴关系高达 304 个，全球健康公私伙伴倡议（IPPPH）收录的伙伴关系共 71 个。在以上三个数据库的基础上，丽贝卡·霍姆科斯（Rebecca Homkes）建立了跨国伙伴关系数据库（TPD），该数据库收录的伙伴关系数量高达 757 个。

① Marianne Beisheim, "Partnerships for Sustainable Development," *SWP Research Paper*, Berlin, February 2012, p.10.

表 1　数据库收录的公私伙伴关系数量

联合国可持续发展委员会(CSD)	352	46%
新公共财政倡议(NPF)	379	50%
全球健康公私伙伴倡议(IPPPH)	71	9%
跨国伙伴关系数据库(TPD)	757	100%

数据来源:跨国伙伴关系数据库(TPD), 2011, https://globalppps.org。

2012 年 6 月,联合国可持续发展大会"里约 + 20 峰会"在巴西里约热内卢举行。7 月,峰会通过了决议——《我们期望的未来》,决议第二章第五十五点表示,"我们承诺振兴可持续发展领域的全球伙伴关系。为了给可持续发展注入新的动力,我们承诺与'主要群体'和其他利益攸关方共同努力,缩小执行差距。"①

从 1992 年"里约"峰会到 2012 年"里约 + 20"峰会,20 年的时间见证了跨国伙伴关系在以联合国为中心的治理领域的勃兴。如今,公私伙伴关系模式已被视为实现联合国治理目标不可或缺的手段,几乎所有的联合国机构都在积极寻求与私有部门建立某种伙伴关系,推动公私伙伴关系的发展已成为世界卫生组织与联合国儿童基金等政府间组织指导方针的重要部分。②

如前文所述,公私伙伴关系广泛存在于全球治理的各个领域,且健康领域和环境领域所占比重最大。在 757 个伙伴关系中,21%的伙伴关系属于健康部门。全球健康公私伙伴倡议(IPPPH)收录的伙伴关系共计 71 个。作为全球健康伙伴关系的突出代表,全球基金(Global Fund)与全球疫苗免疫联盟(Global Alliance for Vaccines and Immunization)被认为"深刻地改变了全球健康政策制定的环境"。③环境领域的公私伙伴关系数量在过去 20 年间呈指数式增长。④1998 年至 2008 年间,在联合国国际合

① The Future We Want, Chapter 2, Point 55, http://www.uncsd2012.org/content/documents/727The%20Future%20We%20Want%2019%20June%201230pm.pdf.

② Judith Richter, "*We the Peoples" or "We the Corporations*"? *Critical Reflections on UN-Business "Partnerships"*, Geneva: Geneva Infant Feeding Association, 2003, p.11.

③ Ibid., p.21.

④ Liliana B. Andonova, "Public-Private Partnerships for the Earth Politics and Patterns of Hybrid Authority in the Multilateral System," *Global Environmental Politics*, Vol. 10, No.2, 2010, p.25.

作基金(UNFIP)帮助下发起的环境领域的伙伴关系多达150余个。1992年至2009年间,全球环境基金(GEF)资助过的伙伴关系项目高达1万多个。事实上,所有涉足环境领域的国际组织,比如联合国环境规划署(UNEP)、联合国开发计划署(UNDP)、联合国训练研究所(UNITAR)以及联合国教科文组织(UNESCO),都拥有大量的伙伴关系项目。

(二) 公私伙伴关系的兴起原因

21世纪头十年见证了跨国公私伙伴关系的蓬勃兴盛,伙伴关系如今已经成为全球治理的重要手段之一。接下来需要探究的问题是,什么原因导致公私伙伴关系的勃兴?对此,已有不少文献尝试从不同的理论视角提供解释。

一些学者率先从功能主义理论视角分析公私伙伴关系的兴起原因。功能主义者认为,经济全球化这一结构性变迁一方面带来了人员、技术、资本、信息的自由流通,使全球性跨国公司等非国家行为体的兴起成为可能,使公有部门和私有部门的频繁互动成为可能,使新型行为体在全球事务的治理中不断扩大自身影响力成为可能,从而为公私伙伴关系的兴起与发展铺平了道路。①另一方面,全球化进程也使国际国内的界限模糊,诸多国内事务会产生外溢效应,许多国际事务也会对一国国内事务产生影响。因此,许多全球性议题需要国家间通力合作,但由于国际社会缺乏中央权威,国家之间的协调常常面临困境,无法妥善地处理全球性问题。②或者说,国家中心主义治理模式本身可能是应对全球治理挑战的障碍。在这种情形下,公私伙伴关系的支持者认为,这一新型治理模式能够应对这些挑战,弥补国家间合作在全球治理中的功能缺陷。具体而言,与政府间合作机制相比,公私伙伴机制拥有更强的合法性。③其中,合法性分为输入合法性与输出合法性,输入合法性强调机制的运行过程,以责任制、透明

① David Held, Anthony McGrew, David Goldblatt and Jonathan Perraton, *Global Transformation*, Stanford: Stanford University Press, 1999.

② Charlotte Streck, "Global Public Policy Networks as Coalitions for Change," in Daniel Esty and Maria Ivanova, eds., *Global Environmental Governance, Options and Opportunities*, Yale: Yale School of Forestry and Environmental Studies, 2002.

③ Karin Backstrand, "Multi-Stakeholder Partnerships for Sustainable Development: Rethinking Legitimacy, Accountability and Effectiveness," *European Environment*, Vol. 16, No.5, 2006, p. 301.

度与代表性三大维度为衡量标准。而输出合法性强调机制的运行结果，即是否有效(有效性)。就输出合法性而言，在责任制方面，伙伴关系通常按照水平式的责任机制运作，使得利益攸关者能够参与决策，从而确保参与者能够共同承担行动后果。在透明度方面，私有部门的参与使公共开支更加透明。就代表性而言，私有部门的参与使伙伴关系的决策结果和行动更具代表性。依据以上三点原因，公私伙伴关系比排斥私有部门参与的国家间合作机制更具(输入)合法性。

而就输出合法性而言，功能主义者认为，由于伙伴关系最初就是以一种务实的路径兴起的，并且通常按照预先设定好的目标解决一些具体问题，因而更易促成有形的结果。①同时，伙伴关系又能够从不同的部门汇聚资源，弥补了公共政策制定者所缺少的资金、信息、知识以及工具。此外，伙伴关系还具备国家间治理机制无法比拟的灵活性和快速反应能力，进而为某一领域问题的解决提供了能力保障。因此，在结果维度，伙伴关系被认为能够增加协议的执行力度，从而具备输出合法性(有效性)。

此外，还有部分学者基于理性主义路径开展分析，他们认为，仅因为公私部门均可从合作中受益是导致公私伙伴关系在全球治理领域兴起的首要原因。②这些学者认为，就公有部门一方而言，当各国政府认为参与公私伙伴关系既能利用私有部门的资源和技能，又能维持市民责任、公共产品等公共原则，且不会损害政府利益时，政府便会推动伙伴关系的建设。其次，对政府间国际组织来说，它们呈现的自主性越强，越倾向与私有部门合作。具体而言，国际组织的自主性常使其背离国家(委托人)的要求，继而招致国家的批评。国际组织还要遭受来自公民社会的压力，即使合作的失败不是国际组织的过错，但国际组织展现出的自主性往往使非政府间组织或民众认为国际组织能够独立作出决策，从而将合作失利归咎

① Wolfgang Reinicke and Francis Deng, *Critical Choices: The United Nation, Networks, and the Future of Global Governance*, Toronto: International Development Research Council, 2000, p.4.

② Liliana B. Andonova, "The Rise of Public-Private Partnerships in Global Governance," Presented at Conference on the Human Dimensions of Global Environmental Change, Berlin, December 2005.

于国际组织。同时，相较于分散的国家，某一领域拥有权威的国际组织更易成为攻击目标。因此，采用理性主义分析路径的学者认为，为了抵抗来自各国政府和公众的压力，以联合国为代表的国际组织有充分的利益动机借助公私伙伴关系模式吸引资金、增加资源，以改变"低效"的形象，实现相关领域的治理目标。而另一方面，对私有部门来说，为了树立良好的公司形象，扩大企业影响力，增强企业在某些治理领域的权力，跨国公司等私有部门同样有充分的利益动机参与伙伴机制。

除功能主义与理性主义的解释路径，秉持建构主义视角的学者认为，"观念力量"是促进公私伙伴关系兴起的重要推力。这种"观念力量"是新自由主义理念在全球治理领域的自然延展。这部分学者认为，自1992年冷战结束以来，在政治经济领域，国家与市场截然分离的观念开始衰落，一些原本属于公共部门负责的领域开始有私有部门的参与，政府在处理一些政治经济事务时也开始依赖市场资源。这种新自由主义治理理念随后溢出政治经济领域，扩展到社会和环境领域。尤其是随着可持续发展概念和企业社会责任概念的提出，政府越来越鼓励私有部门在环境或社会等领域的参与。私有部门在这一过程中不断增强的权威使其成为一股塑造国际议程的力量。公有部门和私有部门在国内事务上合作的成功使公众坚定地认为公私合作就意味着"双赢"，而这种观念必然影响行为选择，进而推动了跨国性公私伙伴治理机制的兴起。

现有研究所提供的解释基本沿袭以上三种理论路径，而这些文献要么忽视对事实的考察，没有抓住伙伴关系兴起的真正原因，要么仅仅聚焦于某个单一因素，未能综合考察多种因素对结果的影响。其中，功能主义的解释最为薄弱，缺乏事实依据。而理性主义与建构主义的路径虽解释力较强，但这两派学者囿于单一路径，对利益计算与观念力量这两大因素的互动未加考察。

就功能主义视角而言，该理论所持的"公私伙伴关系比传统的政府间机制更具合法性和有效性"的假设与实际并不相符。首先，公私伙伴关系在实际的运作过程中并不具备功能主义者所声称的输入合法性。具体来说，就责任制而言，参与伙伴之间不平等的关系、缺乏工作汇报意愿的政府及政府间组织以及伙伴之间资源分配的不平等实际上损害了伙伴关系的责任体制。①更糟糕的是，公私伙伴关系有时甚至成为政府规避议会审查以及公司躲避公众批评的借口或“避风港”。就透明性而言，由于国际社会并未对公私伙伴关系的财政汇报制定标准，因而伙伴关系能够利用各种汇报策略来逃避公众审查。②就代表性而言，一些公私伙伴关系代表的是特殊群体的利益，突出表现为许多跨国伙伴关系代表了北方国家的利益而忽视了南方国家的利益。还有一些学者认为，相较于国际组织与跨国公司，公民社会在伙伴关系上的参与度是非常低的，缺少应有的话语权。根据霍姆科斯做出的大样本调查结果，在757个伙伴关系中，就参与性而言，只有45%的伙伴关系拥有三方的参与者，只有不到40%的伙伴关系拥有至少一个来自南方国家的参与伙伴；就责任制而言，几乎没有任何迹象表明伙伴关系拥有责任机制，仅有13%的伙伴关系会公布指导性法律文件；就透明度而言，仅32%的伙伴关系会发布年度报告，仅13%的伙伴关系会公布财政报告。③因此，从伙伴关系实际运作的结果来看，无法得出公私伙伴关系的输入合法性较强的结论。

此外，根据功能主义解释的推论，倘若公私伙伴关系能够弥合国家间合作机制的功能缺陷，在治理缺陷越严重的领域，公私伙伴关系的数目理应越多。然而莉莉安娜·安多诺娃（Liliana B. Andonova）却用相关数据证明，在环境领域，现实情况并非如此，公私伙伴关系分布较多的领域与存在严重治理缺陷的领域并不一致④，在治理能力不足的领域，伙伴关系反而分布较少。显然，功能主义视角并不能解释公私伙伴关系为何在20世纪90年代迅速兴起。

与上述解释相比，从行为体（actor-based）的立场分析更具现实根基

① Ronald McQuaid, “The Theory of Partnership”, in Stephen Osborne, ed., *Public-Private Partnerships Theory and Practice in International Perspective*, London: Routledge, 2000, p.19.

② Fiscal Affairs Department of International Monetary Fund, *Public-Private Partnerships*, Washington, 12 March 2004.

③ Rebecca Homkes, *Analysing the Role of Public-Private Partnerships in Global Governance: Institutional Dynamics, Variation and Effects*, PhD thesis, London: The London School of Economics and Political Science(LSE), 2011, p.297.

④ Liliana B. Andonova, “The Rise of Public-Private Partnerships in Global Governance”, Presented at Conference on the Human Dimensions of Global Environmental Change, Berlin, December 2005, p.40.

(见图3)。行为体分析路径涵盖公私部门背后的利益动机、观念力量对私有部门行为模式的影响以及这两个因素的相互作用。

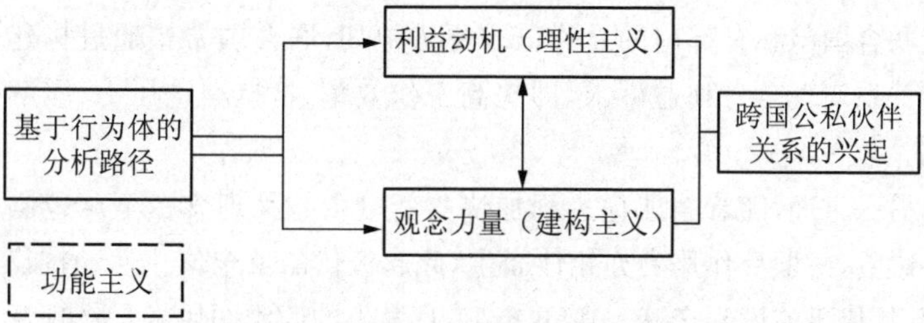

图3　公私伙伴关系兴起原因的理论解释

首先,公私伙伴关系兴起离不开公私两大部门的利益驱动:当双方皆从中有利可图时,伙伴关系才会被发起。虽然早在20世纪60年代,公私伙伴关系就开始出现,但由于该时期的非国家行为体影响力微弱,公有部门缺乏与私有部门合作的需求与动力。这一情况本应在70年代因私有部门的影响力不断上升而有所转变,然而,这一时期双方的利益冲突却阻碍了合作。一则一些反战或环保性质的非政府间组织将批判的矛头指向政府。二则联合国等政府间组织对跨国公司也怀有敌意。直至20世纪90年代,冷战的结束与反全球化运动才为两大部门提供了合作契机,催生了公私部门寻求合作的利益诉求。

一方面,对于联合国等公有部门而言,冷战结束使公众对联合国的期望更高,舆论普遍认为,摆脱了"美苏大国权力桎梏"的联合国有望在维和、法治及人权等领域发挥独立作用,联合国也因此逐渐被视为相对独立的施动者。与此同时,随着联合国开始逐渐背离主要出资国的要求,呈现出更强的自主性时,主要大国在利益诉求得不到满足的情况下,会加大对联合国的批判或指责力度,而无论这些指控真实与否,作为独立的施动者,联合国往往需要独自承担舆论压力。20世纪90年代,美国为首的主要大国多次指责联合国存在管理和执行缺陷、官僚机构腐败且臃肿。针对此类指控,1994年,联合国秘书处成立了"内部监督事务厅",负责审查对于联合国腐败、资金滥用、效率低下的指控。该机构成立之后,陆续揭露多起联合国贪污腐败、挪用公款等案件,而丑闻的不断曝光,无疑坐实了国家对联合国的指控。以此为借口,美国多次拒绝支付或拖欠认缴费用①,致使联合国在 90 年代陷入严重的财政危机。还有一些国家以联合国存在“执行缺陷”为理由规避自己在治理领域的合作责任。②舆论压力与财政危机使联合国与私有部门的合作需求更为迫切,联合国希望通过构建公私伙伴关系实现自身利益诉求,即提高工作效率、抵抗舆论压力、缓解财政危机。

另一方面,随着全球化进程加快与新自由主义理念在全球范围内的强势影响,一股反作用力亦相伴而生,此起彼伏的反全球化运动抗议浪潮在 90 年代迅速席卷全球。1999 年 11 月发生的西雅图风暴是体现反全球化运动力量的标志性事件。作为私有部门的重要行为体,跨国公司在此次浪潮中成为主要的批判对象,全球公民社会开始向跨国公司施压,期待跨国公司承担更多的环境、人权等领域的社会责任。在一片批判声中,跨国公司逐渐意识到,公司品牌形象对于产品销售与市场占有率的重要意义。而通过与联合国等公有部门展开合作,借助其公信力,跨国公司能够树立良好的品牌形象,提高在某些治理领域的影响力,进而更好地维护公司利益。

根据相关文献提供的统计分析,以下假设在国际环境领域得到验证:当国家参与国际合作的程度越深、牵涉利益越大时,国家越有可能参与公私伙伴合作;当政府间国际组织自主性越强,越有可能推动公私伙伴关系;当跨国公司面临的公众压力越大或公司名声越大时,公司越有可能推动公私伙伴关系。③

值得注意的是,在构建伙伴关系的进程中,公私部门并非完全秉承理性逻辑,“观念”力量对两大部门的影响同样不容忽视。

自 1992 年冷战结束以来,在政治经济领域,国家与市场截然分离的“观念”开始衰落,一些原本属于公共部门负责的领域开始有私有部门的参与,政府在处理一些政治经济事务时也开始依赖市场资源。这种新自由主义趋势随后溢出政治经济领域,扩展到社会和环境领域。尤其是随

①② Liliana B. Andonova, “The Rise of Public-Private Partnerships in Global Governance”, Presented at Conference on the Human Dimensions of Global Environmental Change, Berlin, December 2005, p.28.

③ Ibid., pp.42—46.

着可持续发展概念和企业社会责任(CSR)概念的提出,政府也越来越鼓励私有部门在环境或社会等领域的参与。私有部门在这一过程中不断增强的权威使其成为一股塑造国际议程的力量。公有部门和私有部门在国内事务上合作的成功使公众坚定地认为公私合作就意味着"双赢",而这种观念依赖必然影响行为选择,推动跨国性公私伙伴治理机制的兴起。

这样一种观念力量的持续发酵,使公私伙伴关系在联合国各大机构中发展为一种"政策范式(paradigm)"。[①]这种范式基于如下假设:公私伙伴关系必然基于"信任"与"互利";伙伴关系必是"双赢的";伙伴关系是一种不可阻挡的"机制创新"。这样一种"新型政治文化氛围"几乎弥漫在联合国各大机构。1998年,联合国秘书长科菲·安南(Kofi Annan)在建立联合国国际合作基金(UNFIP)时表示:"只有通过发展与私有部门的伙伴关系,我们才能解决全球性问题"。[②]在1998年全球卫生大会上,世界卫生组织总干事格罗·哈莱姆·布伦特兰(Gro Harlem Brundtland)声称:"私有部门在技术创新和提供服务方面起到重要作用,我们需要与私有部门建立建设性的关系,互相取长补短。"[③]世界卫生组织发布的"与商业企业互动指针"开篇就强调:"世界卫生组织必须(*must*)从合作伙伴那里获得支持,世界卫生组织需要发展与公共机构、市民社会与企业的伙伴关系,使健康成为每个人的事情。伙伴关系的基本原则建立在互相尊重、互信与互利的基础上。"联合国秘书长助理迈克尔·道尔(Machael Doyle)坦言:"联合国想要实现千年目标,公私伙伴关系是最好的选择,也许是唯一的选择。"[④]这种观念范式的力量如此强大,以致使那些反对公私伙伴关系模式的人成为联合国中的"异类"。那些质疑"伙伴关系"是否真的能够带来"双赢"局面的人被边缘化,他们被贴上"缺乏实用主义精神"以及

① Judith Richter, "*We the Peoples*" *or* "*We the Corporations*"? *Critical Reflections on UN-Business* "*Partnerships*", Geneva: Geneva Infant Feeding Association, 2003, p.7.

② Jens Martens, "Multistakeholder Partnerships-Future Models of Multilateralism?", Presented at Dialogue on Globalization, Berlin, January 2007, p.14.

③ Ibid., p.12.

④ Marianne Beisheim, "Partnerships for Sustainable Development", *SWP Research Paper*, Berlin, February 2012, p.11.

“因循守旧”的标签，有些人甚至因无法接受新范式而被迫选择离职。[①]

联合国内对公私伙伴关系的推崇使伙伴关系的“政策范式”与伙伴关系的“实际表现”难以区分，换言之，即使公私部门短期内无法通过伙伴关系获得实际利益，即使双方没有真正获得“双赢”的结果，这样一种范式力量依然能够激励双方发展伙伴关系。此外，虽然采用功能主义视角的文献对公私伙伴关系兴起原因的解释在某种程度上被推翻，但是这些早期文献认为伙伴关系是“合法而有效的治理工具”这一假设也进一步增强了公私伙伴关系范式的观念力量。

综上所述，作为理性的行为体，当公有部门与私有部门都认为自己能够在公私伙伴关系中获利时，双方会建立伙伴关系。即使双方短期内无法通过伙伴关系获得“双赢”，在观念力量的驱使下，政府、国际组织、市民社会、私有企业会“认为”伙伴关系符合自身利益，进而推动公私伙伴关系的发展。20 世纪 90 年代，冷战的结束、反全球化浪潮的翻涌与新自由主义理念的流行等三者的加总，不仅催生了公私部门对彼此的利益需要，也为公私部门展开合作注入强大的观念动力，最终催生了跨国公私伙伴关系在这一时期的蓬勃兴盛。

三　全球契约(global compact)的兴起及原因

为了说明第三部分提出的理论解释，本文将以全球契约(GC)为案例，阐明公私伙伴关系的兴起原因。

1999 年 3 月，在世界达沃斯经济论坛上，联合国秘书长安南提议建立全球契约，同年 7 月，联合国秘书长科菲·安南、国际商会主席阿德南·卡萨尔(Adnan Kassar)发表联合声明，全球契约得以正式成立。全球契约的首要目标是督促企业实现在人权、劳工和环境三大领域的社会责任，促进发展中国家的发展。作为“真正的全球企业公民责任(CSR)倡议”，全球契约由联合国开发计划署、联合国环境规划署、联合国工业发展组织、联合

① Judith Richter, “*We the Peoples*” *or* “*We the Corporations*”? *Critical Reflections on UN-Business* “*Partnerships*”, Geneva: Geneva Infant Feeding Association, 2003, p.9.

国人权委员会、国际劳工组织、人权领域的非政府间组织、劳工组织、学术团体以及私有企业共同参与。

依据功能主义的观点，全球契约的兴起是由于其具备输入合法性，能够弥补国家间合作在全球治理中的功能缺陷，然而事实并非如此①。就责任制而言，虽然全球契约要求企业在年度财政报告中提供有关是否遵守标准的信息，但这些报告的质量堪忧，对评估公司的企业社会责任（CSR）信用和承诺的履行情况而言用处有限。这些报告可能会使用一些模糊词汇，或只强调九大规则中的一两条，少有公司会汇报有意义的绩效数据。虽然全球契约实施了少量的监督行为，例如全球契约的网站会公示已经发布报告以及没有发布报告的公司名称，但全球契约对自身的定位始终是“既不管理也不监督公司的报告和方案”。②还有研究认为全球契约仅仅是企业洗白的工具，它不仅帮助企业规避社会责任，还帮助企业清除污名。以全球契约的重要参与者——国际商会为例，在签订全球契约之后，国际商会依然继续从事反对国际公约的活动，并将参加全球契约作为挡箭牌，趁机从其他的联合国倡议脱身。2002年，长期违反国际母乳替代品销售准则的雀巢公司加入全球契约，利用该机会洗白了公司形象，加入之后也没有真正遵守全球契约的规范。

就透明度而言，全球契约的表现同样令人失望。全球契约没有公布所有参与公司的名单，也缺乏任何公开透明的审查机制，公众根本无法了解全球契约是如何审查公司资格的。在原则的遵守方面，全球契约一直阻碍公共审查，因此，外界无法知晓公司成员是否真正遵守了九大原则。由于全球契约本身并不承担监督企业行为的义务，这意味着全球契约应更加依赖公众和道德团体的监督，但就目前而言，监督所需的信息明显不足。

就代表性而言，发达国家的大公司与发展中国家的小公司在全球契约的框架下享有的话语权和资源并不相同。全球契约每年都会召开政策对话会议，而这些会议一般由发达国家的大公司组成，这是由于大公司能

---

① Ann Zammit, *Development at Risk*: *Rethinking UN-Business Partnerships*, South Centre and the United Nations Research Institute for Social Development (UNRISD), 2003.

② 参见 https://www.unglobalcompact.org/。

够承担参加会议的成本，而小公司却缺乏人力和物力。

虽然在责任制、透明度和代表性方面的表现并不比传统的政府间机制更出色，但全球契约依然迅速成长为“规模最大”以及“最具影响力”的公私伙伴倡议①。截至2015年，全球契约共计拥有来自180多个国家的12 000多个参与者，其中包括8 000多家公司，4 000多个公民社会组织。同时，全球契约还发展了国家层面的子网络，迄今共建立60多个当地网络。②

全球契约之所以能够兴起，首先是因为联合国和私有部门都能从中获利。就前者而言，作为全球最大的政府间国际组织，联合国的自主性相对较强，因而常常需要独立承受外界批评。如上所述，美国曾以联合国自20世纪90年代以来的“低效”为理由拒绝支付认缴费用。1992年，里约峰会通过《二十一世纪议程》，《议程》虽然强调了九大“主要团体”的作用，但偏向于是政府间合作，即“第一类型”(Type I)协议。但1992年到2002年，对“第一类型”协议(政府间协议)的执行被视为“缓慢而迟钝的”。③为了回应对“第一类型”协议的不满，联合国需要获得跨国公司的支持，提高在人权、环境、劳工等议题领域的话语权，展示“强硬的”联合国形象④，改变“软弱而低效”的作风，更好地实现联合国的目标。根据全球契约官方公布的研究文件所述，联合国“想要完成工作，就必须与企业和公民社会合作”。⑤此外，借助与公司的合作，联合国还可以缓解因美国政府缴费不足而引起的财政危机。1997年，时代华纳(AOL Time Warner)公司副总裁就曾宣布向联合国捐赠10亿美元。⑥在联合国面临形象与财政双重危机之际，全球契约为联合国提供了获得政治和财政支持的契机。

尽管公民社会也是全球契约的重要参与者，但全球契约的主要督促

① Susanne Soederberg, “Taming Corporations or Buttressing Market-Led Development? A Critical Assessment of the Global Compact”, *Globalizations*, Vol.4, No.4, 2007, p.502.

② 参见 https://www.unglobalcompact.org/。

③④ Marianne Beisheim, “Partnerships for Sustainable Development”, *SWP Research Paper*, Berlin, February 2012, p.10.

⑤ Jan Martin Witte and Wolfgang Reinicke, *Business Unusual. Facilitating United Nations Reform Through Partnerships*, New York: United Nations Global Compact Office, 2005.

⑥ Jens Martens, “Multistakeholder Partnerships-Future Models of Multilateralism?” Presented at Dialogue on Globalization, Berlin, January 2007, p.15.

对象是跨国公司,因此跨国公司的参与对全球契约的兴起至关重要。8 000 多家公司选择参与全球契约背后有着不容忽视的利益动机。

20 世纪 90 年代,随着新自由主义理念在全球范围的传播,反对自由主义和全球化的呼声也日益高涨。越来越多的民间力量和学术团体开始批判跨国公司的逐利行为,他们将跨国公司视为"市场暴政的工具,就像传染病一样弥漫在地球的每一个角落,殖民地球上的每一寸生存空间,摧毁原有的生活方式,使民主机构变得软弱,使人民变得贪得无厌"。①越来越多的民众要求受惠于全球化的跨国公司承担起环境、人权和社会责任。抵制全球化与跨国公司运动的标志性事件是 1999 年 12 月的西雅图抗议,来自世界各地的 5 万余人聚集起来,反对不断增长的公司权力。在工会和非政府组织的积极推动下,20 世纪 90 年代对跨国公司在发展中国家雇佣童工、破坏环境和忽视人权的指控持续吸引消费者的关注。②由此,跨国公司意识到企业声誉或形象的重要性。美国公关公司埃德尔曼(Edelman)在一项跨国调研中发现,非政府组织的"品牌"——例如绿色和平组织——比公司品牌拥有更大的公信度。③一家加拿大的咨询公司环境国际(Environics International)在 20 个国家内发起问卷调查,结果显示,顾客对公司的印象不仅取决于产品品牌,还取决于公司的社会实践。④就此而言,公司是否拥有良好的声誉成为吸引顾客的关键因素之一。因此,通过参与全球契约,跨国公司能够改善企业形象,打造"负责任"的企业品牌,进而获得顾客认可,增加产品销量,获取更多的产品利润。同时,一些尖端企业发现,高薪有时并不能吸引世界上最优秀的人才,而高尚的社会目的更有可能汇聚一批高精人才,因此企业声誉不仅能够吸引顾客,还可以吸引公司所需的高端人才,从而为企业创造更多价值。⑤另外,

---

① Stefan Fritsch, "The UN Global Compact and the Global Governance of Corporate Social Responsibility: Complex Multilateralism for a More Human Globalisation?", *Global Society*, Vol.22, No.1, 2008, p.3.

② John Gerard Ruggie, "The Theory and Practice of Learning Networks", *Journal of Corporate Citizenship*, Vol.2002, No.5, 2002, p.29.

③④ Ibid., p.4.

⑤ Stefan Fritsch, "The UN Global Compact and the Global Governance of Corporate Social Responsibility: Complex Multilateralism for a More Human Globalisation?", *Global Society*, Vol.22, No.1, 2008, p.10.

通过参与全球契约，企业还能够寻找到新的商机，例如，发明高效利用资源、减少污染的产品。①

除此之外，公司选择加入全球契约，还缘于全球契约的性质——一个学习型论坛而非管制性机制。全球契约在官方网站上强调："全球契约是一项自愿性倡议，而不是一个管制性工具。"②虽然全球契约要求企业在年度财政报告中提供有关是否遵守九大标准的信息，但全球契约"既不管理也不监督公司的报告和方案"。③这意味着全球契约所规定的原则或标准并不具备任何法律约束力，违反契约标准的企业也不会遭到惩罚。这为那些想要改变企业形象但又不愿承担社会责任的公司提供了机遇。2003 年 6 月，国际商会（ICC）发表声明："许多公司担心企业社会责任（CSR）领域的自愿性倡议会逐渐变成管制性的机制。"④由此可见，许多企业并不愿接受严格管制，全球契约的自愿性成为吸引这些公司广泛参与的主要原因。全球契约也因此被指责为公司的"洗白（bluewash）工具"。

因此，无论是那些想要通过承担社会责任改善形象的企业，还是对那些根本不愿承担责任却想要"洗白"形象的公司，全球契约都成为企业实现商业利益的最佳选择。

除各方利益所致外，全球契约的兴起还离不开"契约理念"的助力。1992 年，冷战的结束被视为新自由主义理念的胜利，英美等发达国家国内的私有化以及贸易和投资自由化等举措被证明是成功的，国内公私伙伴关系的成功经验开始影响全球治理领域，1992 年里约峰会成为跨国公私伙伴关系兴起的开端。然而，作为硬币的另一面，经济自由主义与经济全球化也激发了 20 世纪 90 年代的反全球化浪潮。约翰·鲁杰指出，反全球化的声音主要来自：对财富分配高度不均的不满，以及对全球规

① Stefan Fritsch, "The UN Global Compact and the Global Governance of Corporate Social Responsibility: Complex Multilateralism for a More Human Globalisation?", *Global Society*, Vol.22, No.1, 2008, p.9.

②③ John Gerard Ruggie, "The Theory and Practice of Learning Networks," *Journal of Corporate Citizenship*, Vol.2002, No.5, 2002, p.7.

④ Ann Zammit, *Development at Risk: Rethinking UN-Business Partnerships*, South Centre and the United Nations Research Institute for Social Development(UNRISD), 2003, p.186.

则发展不平衡的反抗。①具体而言,经济全球化带来了财富在发达国家与发展中国家之间以及国家内部的分配不均,大部分发展中国家并没有享受到全球化带来的好处。其次,在全球规则制定领域,支持市场扩张的贸易规则较为完善且有约束力,而劳工环境标准等促进社会正义的规则却脆弱且匮乏,这种全球规则发展的不平衡引发了市民社会的不满。最后,经济自由化与全球化带来全球身份危机,在全球化浪潮的席卷下,本土文明遭遇两难境地,对"我们是谁"的质询体现出民众的认同危机。

20世纪90年代末,新经济泡沫的出现、跨国公司的丑闻以及公司在发展中国家的不当行为又进一步增强了上述反全球化的力量。②对此,作为全球契约的主要缔造者,联合国秘书长科菲·安南与联合国秘书长助理约翰·鲁杰提出"全球契约"的理念。③"契约"理念首先源于国内,约翰·鲁杰认为第二次世界大战后国际经济自由化所取得的突出成就,根源于国家和社会之间所达成的一个国内契约,即社会支持自由化的国际经济政策,国家则通过社会和政治安全网的建设,减轻自由化政策带来的负面效应,其中一个有效的手段就是通过税收和财政支出计划,调节自由市场经济带来的财富分配不均。由此,鲁杰提出"内嵌式自由主义"的理念,"内嵌"的含义是指,经济自由主义必须内嵌于社会共同体的意志之中,成为社会共同体的"共同认知"。内嵌的自由主义包含两个基本原则:一是自由开放的市场化原则;二是基于公平正义的社会保护原则。前者强调市场的自发作用,后者强调政府干预,整体上强调市场和政府作用的互补。换言之,鲁杰认为自由主义经济的成功在于,国家与社会达成"契约",整个社会达成共识,共同拥护自由主义经济(见图4)。

内嵌式自由主义的前提是,假定政府能够通过税收、社会福利等手段协调经济,保护市场经济中的弱者,维护社会公平与正义。然而,随着经济

---

① John Gerard Ruggie, "The Theory and Practice of Learning Networks", *Journal of Corporate Citizenship*, Vol.2002, No.5, 2002, p.4.

② Susanne Soederberg, "Taming Corporations or Buttressing Market-Led Development? A Critical Assessment of the Global Compact", *Globalizations*, Vol.4, No.4, 2007, p.504.

③ Georg Kell and John Gerard Ruggie, "Global Markets and Social Legitimacy: The Case of the 'Global Compact'", *Transnational Corporation*, Vol.8, No.3, 1999, p.3.

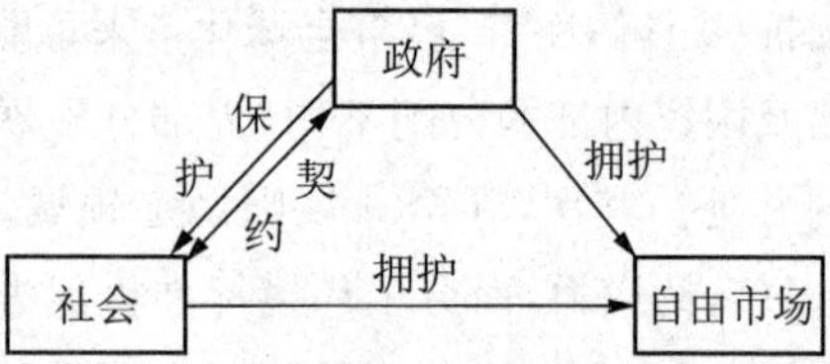

图 4　国内层面的契约理念

全球化的加速发展,这一前提遭遇重大挑战。全球化时代资本的高度流动性使政府难以通过传统的税收手段保护全球化的输家,即当有国家边界的政府力量无力控制无国家边界的市场力量,政府无力冲抵市场化带来的负面影响时,政府与社会的契约便会面临撕裂的危险,反市场经济与全球化的浪潮便会更为猛烈。

对此,鲁杰认为,针对没有世界政府来保障公利的境况,最佳解决方案是在全球层面设计一个类似国内社会契约的"全球性契约"。这一契约在联合国等公有部门的监督下,促使企业承担社会责任,发挥类似政府的功能,从而达成社会公利与企业私利之间的平衡,使全球化和经济自由化能够持续稳步推进。

在联合国秘书长科菲·安南的助力下,"契约"理念成为全球契约得以建立与发展的理论基石。1999 年 1 月,联合国秘书长科菲·安南在世界经济论坛上警示商业领袖,除非"内嵌的社会价值"得以实现,否则反经济全球化浪潮——比如保护主义、民粹主义、民族主义、沙文主义、盲从和恐怖主义——不会轻易消退,而当前任务是设计一个"全球性契约",巩固全球经济。①在参加 1998 年的伯明翰峰会、日内瓦商界对话论坛以及 1999 年的科隆峰会上,作为跨国公司的代表机构的国际商会(ICC)代表表示,全球市场与国内市场一样,如果全球市场不被"嵌入"社会价值和社会实践,全球市场将无法实现长久繁荣。②2001 年,国际商会总干事玛丽亚·

① Georg Kell and John Gerard Ruggie, "Global Markets and Social Legitimacy: The Case of the 'Global Compact'", *Transnational Corporation*, Vol.8, No.3, 1999, p.3.

② ICC(International Chamber of Commerce), *Geneva Business Dialogue*, 23—24 September, Geneva, 1998; ICC(International Chamber of Commerce), *Statement on Behalf of World Business to the Heads of State and Government Attending the Cologne Summit*, Paris, June 1999.

卡托伊(Maria Cattaui)在一次发言中高调宣称:“全球契约将成为鼓励企业从事良好的商业实践的催化剂,它不仅支持市场保留竞争性,还鼓励公司提升眼界,努力遵循相关原则”。[①]2004 年,在联合国秘书长的倡议下,全球契约领导人峰会在纽约召开。400 多个商业领导和代表在联合国大会厅齐聚,共同商讨如何实现“契约”精神,如何更好地推动企业实现社会责任[②]。这是联合国迄今为止召开的规模最大的峰会,象征着“契约”理念得到空前广泛的传播。

综合上述情况,与政府间机制相比,全球契约并不具备更高的输出合法性,也没能有效地弥补相关领域的治理缺陷,但全球契约依然成长为 21 世纪规模最大的公私伙伴倡议,由此可见功能主义理论的解释缺乏事实根据。全球契约蓬勃发展的真正动力来自公私部门的共同利益诉求与“契约”的观念力量。

四　结　论

本文给出了全球治理领域公私伙伴关系的全面定义,并在此基础上重点探讨了公私伙伴关系在 20 世纪 90 年代兴起于全球治理领域的真正原因。本文认为,综合理性主义与建构主义路径的行为体(actor-based)分析框架可以更好地解释跨国公私伙伴关系的兴起。为了阐明理论解释,本文以全球契约为案例,说明了跨国公私伙伴关系兴起过程中利益动机和观念力量的共同作用。

如今,以联合国为中心的跨国公私伙伴关系已经广泛参与到全球治理的各个领域。虽然已有学者对跨国公私伙伴关系做了许多研究,但该领域的研究工作总体处于起步阶段。本文为更加深入的研究工作奠定了基础。在未来研究中,跨国公私关系的制度设计、内部管理、机制有效性等议题均可深入挖掘。

---

① Susanne Soederberg, “Taming Corporations or Buttressing Market-Led Development? A Critical Assessment of the Global Compact”, *Globalizations*, Vol.4, No.4, 2007, p.509.

② Jens Martens, “Multistakeholder Partnerships-Future Models of Multilateralism?”, Presented at Dialogue on Globalization, Berlin, January 2007, p.17.

中国与世界卫生组织合作动力的技术转向*

苏静静　张大庆**

【内容提要】 中国与世界卫生组织的合作是中国参与全球卫生治理和实现卫生国际化的重要标志。1978年，随着改革开放，国家发展战略转向以经济建设为中心，务实的技术合作逐渐全面展开。中国对世界卫生组织的认同从一个国际政治讲坛转变为制定国际规范、标准和指南、提供技术支持和经费援助的专业技术机构；中国成为世界卫生组织技术合作中积极的参与者和推动者，双方合作不断加速纵深，这在服务于外交路线的同时，对中国医药卫生的现代化和国际化发展发挥了重要的作用。90年代中期，全球卫生治理走向多元化，世界卫生组织的地位的变化使得彼此的认同随之而改变，中国与WHO的合作也就进入了所谓的“平台期”。

【关键词】 中国，世界卫生组织，技术合作，卫生外交

【Abstract】 The cooperation between China and WHO is a significant landmark in the China's participation in global health governance. Orientated by economic construction centered national strategy in post-Reforms and Opening up era, concrete and pragmatic cooperation was carried out in multiple areas. The identity of WHO was transform into a professional and technical agency formulating international norms, standards, guidelines, providing technology and funding support. China was self-perceived as an actor and promotor in the cooperative relationship with WHO, thereby the cooperation was deepened at an accreted pace until mid-1990s, when WHO's status and identity was reevaluated within public-private partnerships in global health governance. While serving the diplomatic interest, the cooperation contributed vitally to the modernization and internationalization of China's health care system and biomedical science.

【Key Words】 China, World Health Organization, Technical Cooperation, Medical Diplomacy

* 本文系国家社会科学基金青年项目:“新中国参与全球健康治理的历史经验研究”(项目编号:18CZSO42)的阶段性成果。

** 苏静静，北京大学医学人文研究院、北京大学科学史与科学哲学中心副教授；张大庆，北京大学医学人文研究院、北京大学科学史与科学哲学中心教授。

中国与世界卫生组织(World Health Organization,以下简称 WHO)的合作是中国参与全球卫生治理和实现卫生国际化的重要标志。作为创始国之一,中国对 WHO 的创建做出了重要的贡献,WHO 过渡委员会(Interim Commission)通过颁发奖学金或派遣使团等形式,为中国的卫生现代化给予一定的援助。①1949—1972 年,中国成为游离于 WHO 之外的"他者",与 WHO 经历了逾二十年的接触与对抗。1972 年,中国恢复在 WHO 的合法席位,再次正式成为这一国际卫生机制的参与者,以服务于当时团结第三世界国家的外交策略为目的,中国与 WHO 的互动进入了试探和磨合的阶段。②

1978 年,随着改革开放,国家发展战略转向以经济建设为中心,"为了促进世界卫生组织在 2000 年时使卫生工作普及全人类的目标和中华人民共和国在 20 世纪内实现医学科学现代化的目标,加强和扩大在医学科学研究和卫生工作其他方面的技术合作",中国与 WHO"技术合作备忘录"签署,务实的技术合作逐渐全面展开,中国成为与 WHO 技术合作积极的参与者和推动者,双方合作不断加速纵深。③至 90 年代中期,随着 WHO 在全球卫生格局中地位的下降,而中国与其他资金富集的全球卫生行为体合作逐渐增多,如联合国儿童基金会、世界银行、跨国药企等,中国与 WHO 的卫生合作步入了稳定的"平台期"。

本文将围绕改革开放至 20 世纪 90 年代中期,中国与 WHO 合作的快速展开研究,试图回答:中国与 WHO 的合作是如何促进中国医药卫生的现代化发展并服务于这一时期的外交诉求的?在合作过程中,双方的身份认同发生了怎样的变化?在合作的过程中,身份认同是如何建构双方的合作关系的?这种合作是如何加深彼此的认同的?

一　合作的制度化

1978 年 9 月 29 日—10 月 15 日,WHO 总干事马勒(Halfdan Theodor

① 苏静静、张大庆:《中国与世界卫生组织的创建及早期合作(1945—1948)》,《国际政治研究》2016 年第 3 期,第 108—126+6 页。

② 苏静静:《中国与世界卫生组织合作中的身份转变:1949—1978》,《中国科技史杂志》2018 年第 1 期,第 73—78 页。

③ 中华人民共和国卫生部与世界卫生组织关于卫生技术合作的备忘录,1978-10-5。

Mahler，1923—2016)访问中国。中国卫生部部长江一真与马勒在北京就扩大中国与 WHO 的卫生技术合作举行了会谈，于 10 月 5 日双方签订了《卫生技术合作备忘录》(见图 1)，规定了医学与科学研究合作的形式和内容，以及 WHO 优先事项范围内的其他技术合作活动，明确了情报的交换、归口单位和联合协调委员会等合作机制。这被认为是双方友好合作史上的里程碑，从此结束了以往那种只尽义务而不享受权益的非正常状态，按照备忘录的要求，双方逐步建立起了健全的实质性合作机制。

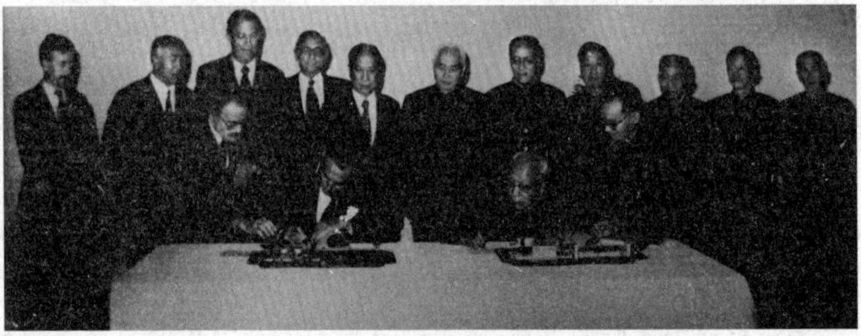

图 1　中国卫生部江一真部长与 WHO 总干事马勒在北京签订卫生技术合作备忘录(1978 年)

（一）国家代表处的设立

1981 年，WHO 在北京设立“规划协调员办事处”，后改称国家办事处，由卫生部外事局和驻华代表处建立例会制度，卫生部与 WHO 西太区建立联席会议制度。国家办事处的核心功能是提供技术支持；在卫生关键问题上提供指导性的意见，并在必要时建立联合伙伴关系；监测所在国家卫生状况和卫生趋势；以及设立标准和规范，并推动和监督其实施。

为继续和扩大双方的合作，1982 年 10 月 4 日，中国卫生部部长崔月犁与 WHO 总干事中岛宏分别签订“基本协定”(Basic Agreement)；为进一步发展双方在“卫生和医学科研及有关领域，特别是与卫生组织特别规划有关的活动，以及 2000 年人人享有卫生保健战略和中华人民共和国在本世纪内实现医学服务现代化目标的全部领域”，1983 年 8 月，崔月犁与 WHO 总干事中岛宏签署新的“技术合作备忘录”，继续完善双方合作的内容。①

① 中华人民共和国卫生部与世界卫生组织关于卫生和医学活动合作的备忘录，1983-8-29。

表 1 WHO 驻华代表

	姓　　名	任　期	国　籍
第一任	阮显达(Dr. Eric H.T. Goon)	1981—1988 年	马来西亚
第二任	基恩(Dr. Bernard Peter Kean)	1988—1993 年	澳大利亚
第三任	季卿礼(Dr. Roderick W.K. Gee)	1993—2000 年	澳大利亚

(二) 卫生部与 WHO 驻华代表工作例会

由卫生部外事局(后称外事司,现称国际合作司)和驻华代表处每周召开一次例会。内容主要是卫生部与 WHO 之间进行工作联系,交换文件、信件、备忘录、交流信息,讨论合作中的重要问题。例会是卫生部与 WHO 之间工作联系的正式渠道,是卫生部与 WHO 之间重要的工作机制之一。

(三) 工作协调会

卫生部内归口司局,如外事司、科技司等,根据合作项目制定和实施的工作需要,不定期举行,主要参加者为项目主任、协调员、项目主管、有关部门负责人。此会目的主要解决合作中遇到的一些普遍性问题,布置工作任务、计划,传达 WHO 和卫生部重要工作意见和信息。

(四) 年度审评会

由卫生部和 WHO 驻华代表联合召开,每年 6 月或 7 月举行,由各项目主任、协调员、项目主管、各有关部门与单位负责人参加,此会着重对一年来 WHO 合作项目执行情况进行报告、评价和总结,解决项目执行中的困难和问题,交流合作中的重要信息,对下一年合作项目执行做必要的安排,建议和酝酿新的项目和新的发展方向,此会也是联席协调会的筹备会。

(五) 联席协调会

从 1979 年起,建立起中国与 WHO 联席会议制度,由 WHO 西太区和卫生部联合召开,每年 7—8 月轮流在中国和马尼拉西太平洋区办事处举行会议,审议双方合作中的有关事宜,比如预算外经费的数额。WHO 方面参加会议的是地区主任、各主管司局长和负责合作规划制定和执行的各有关部门官员,中国卫生部方面参加会议的有关部局领导,卫生部外事司、科技司负责合作规划制定与审议的有关人员。在中国召开时,将邀请部内有关司局项目主任、协调员参加。会议的目的是评价一年来 WHO 合作项目执行情况，解决合作中存在的重要问题和困难，讨论和确定新的预算外项目，并在高层次就中国和 WHO 西太区合作事宜进行重要磋商。1999 年 3 月 29 日—4 月 1 日，新任西太区主任的尾身茂访华时，对 1979 年开始的中国—WHO 联合协调会议制度的共组方式和会议内容提出了改进意见。①

（六）国际卫生咨询委员会

为了更好地对 WHO 和其他国际组织的方针政策、人员机构、业务职能、规划项目、财务资源、组织管理等进行调研、分析和论证，1989 年 11 月 8 日，卫生部成立国际卫生咨询委员会，提供咨询和建议，起智囊和参谋作用。成员为熟悉国际卫生工作的兼职委员组成，实行聘任制，任期三年。卫生部长陈敏章为委员会主任委员，副部长顾英奇和前 WHO 助理总干事陆如山分别担任副主任委员，共聘请 32 名咨询委员，由国际处为秘书处办事机构。②

二　WHO 在华经费与中国向 WHO 缴纳会费和捐赠

WHO 的在华经费来自 WHO 的三个层次，分别是总部、西太区和驻华办（见图 2）。若是按照资金来源则可分为两类，即正规预算（Regular Budgetary Funds）和预算外经费（Extra Budgetary Funds）。因此在华的 WHO 经费，包括直接来自总部的预算外经费、直接来自西太区的区域国家间预算（包括正规预算和预算外经费），以及从总部—西太区—驻华办层层划拨的正规预算和预算外经费，其中来自总部的预算外经费一般是生殖健康、热带病和急性腹泻特别规划的项目经费，往往直接划拨到国内承担项目的机构，而不经由卫生部，因此统计口径十分复杂，导致很难计算 WHO 在华经费的总额，但相对而言，WHO 在华的正规预算比较明确和统一。

---

① 《中国卫生年鉴》，2000 年。

② 据已掌握的资料，田本淳、孟庆跃、李立明、谢启文、曾毅、徐厚恩均是该委员会成员。据宋允孚回忆，该部门后来并无进一步发展。

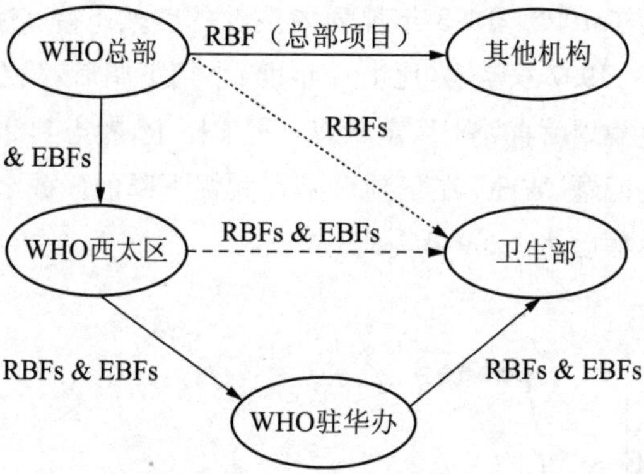

图 2　WHO 在华预算

（一）在华正规预算

自 1978 年“卫生技术合作谅解备忘录”签订以来，WHO 在华合作项目迅速增加。结束在“只缴纳会费而不接受任何项目预算和技术援助”的状态，在合作头几年，合作经费由 WHO 从预算外资金开支，从 1982 年起，WHO 的双年度预算中均有给中国的拨款。如图 3 所示，1982—1989 年是中国与 WHO 合作经费快速增长的阶段，由 1982 年的 230 万美元增加到 1988—1989 双年度的 718 万美元，自此，在西太区 35 个国家和地区中，WHO 对中国的拨款一直名列第一。

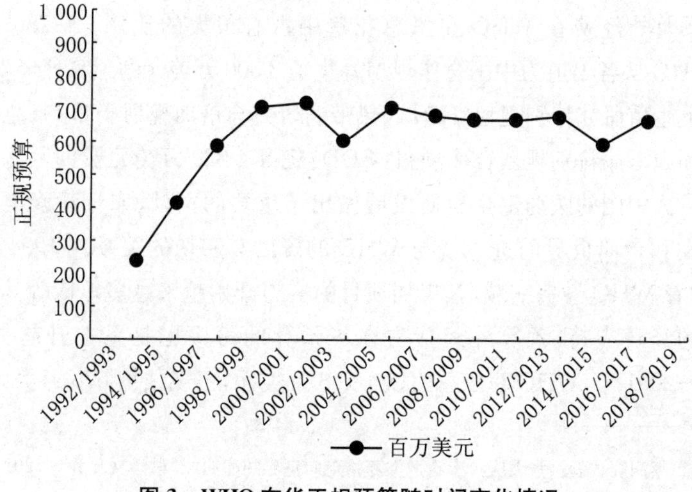

图 3　WHO 在华正规预算随时间变化情况

在经历了1992—1993年规划内拨款的陡然下降（减少到600万美元）和1996—1997双年度（比上一年度）小幅下调后，截至2003年WHO在华双年度规划一直处于稳定状态。但实际上，考虑到90年代初通货膨胀和汇率的问题，WHO在华预算是在大幅下降的。截至1993年，WHO在华资助总额已达3 269万美元。

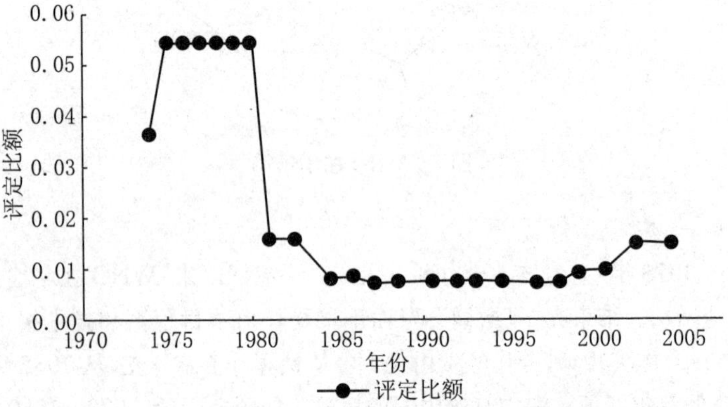

图4　中国交纳WHO会费的评定比额

注：纵坐标为会费的评定比额，横坐标为年份。

（二）在华预算外经费

预算外经费在WHO在华总花费中占有很大的比例。1978—1994年，WHO从各渠道为中国合作规划筹集了3 000万美元的预算外经费；经由人类生殖研究特别规划（HRP）、热带病研究与培训规划（TDR）、急性呼吸道和腹泻病特别规划合作项目（CDD）获得4 020万美元资助。这类规划项目为中国的医药卫生科研发展做出了重要的贡献，如青蒿素类药物的研发和走向世界的进程就与WHO的资助有密切的关系。①1994年以后，随着WHO经费缩减，其规划项目的实施开始越来越多地依赖其合作伙伴的经费支持，预算外经费占在华预算的份额也是呈上升趋势的。2000—2001年，WHO在华总拨款1 188万美元，正规预算678万美元，预

① 黎润红、饶毅、张大庆：《青蒿素类药物走向世界的序曲》，《科学文化评论》2017年第2期，第50—68页。

算外资金 510 万美元，预算外项目多达 65 个。2002—2003 年双年度，WHO 在华工作的总拨款为 1 157 万美元，其中正规预算为 665 万美元，其余的 492 万美元来自预算外资金。

中国“从 80 年代中期开始较为注重预算外项目的数目，认为越多越好，提出的多落实的也多”，并且会“根据预算外经费的多少，考虑提出的项目”。这同中国 20 世纪 80 年代实施的改革开放政策和推行的市场经济改革大为相关，由计划经济向市场经济的转型，不论是在经济还是社会领域，都面临巨大的资金缺口和引进外来资金的强大动力。

（三）中国缴纳会费

中国对 WHO 交纳的费用包括中国按期缴纳的会费和自愿捐款两部分。如图 4 所示，这一阶段，中国向 WHO 缴纳会费的情况充分体现了中国以经济建设为中心、务实的合作态度。1979—1998 年，中国缴纳会费的评定比额（assessment rate）呈现明显的下降趋势。

（四）中国向 WHO 自愿捐款

自 1980 年开始，中国每年向 WHO 提供自愿捐款（volunteer donation），金额为象征性的 16.5 万美元，分别分配到扩大免疫规划（EPI，2.75 万美元），腹泻病控制计划（CDD，2.75 万美元），人类生殖研究特别规划（HRP，5.5 万美元），热带病研究与培训规划（TDR，5.5 万美元）四个特别规划中。

三　中国与 WHO 技术合作的深化

改革开放之后，中国与 WHO 技术合作全面务实的展开，为我国医药卫生事业的现代化和国际化发展发挥了重要作用，主要通过人才的培养、仪器设备的捐赠、WHO 在华合作中心的建立以及 WHO 中文出版物的出版发行，中国初步实现了参与国际卫生政策的决策，引进了大量最新的医学科学技术和卫生事业管理理念，培养了大批专业化和现代化的人才，引入了大量的国际标准和规范，使我国与国际卫生机制的合作进入了全面发展的阶段。

（一）人才的培养

人才的培养主要通过三个途径，一是奖学金计划，二是组织培训班、讲习班和学习班，三是聘请临时顾问来华提供技术指导。

在中国与WHO的合作中，派遣人员出国进修、培养中国急需的人才是主要项目活动之一，奖学金是最基本也是最主要的合作方式之一。通过奖学金计划(fellowship)实施技术合作的历史由来已久，WHO过渡委员会时期便延续这一传统的合作方式，截至1975年已颁发了约5万笔研究奖学金。在中国与WHO合作规划的预算中，奖学金占有相当大的比重，WHO在华奖学金包括"全国统考奖学金"和"规划项目奖学金"两种。"全国统考奖学金"是指合作规划中设立的"卫生人才发展规划"专项，仅用于奖学金的形式，支持医药卫生系统的优秀技术骨干出国学习；"规划项目奖学金"是指各个项目规划中包含的奖学金项目。在1994年之前，几乎所有的规划项目中都包含有奖学金的内容。

根据国内医药卫生发展的需求，急待解决带有决策性、关键性、长远性的重要问题，在管理、技术等方面，急需借鉴国外的做法，可以派出少数负责人员和专家出国，短期访问和技术考察这种方式比较适合过中国骨干和中高年资的管理和专业人员。考察组一般由4人组成，考察2—3个国家，时间最多为4个星期，在安排和待遇上按照奖学金来对待。

1978—1994年，通过WHO(包括正规预算内和预算外项目)派出进修生1 500多人，派出短期出国学习、考察、参加国际会议达2 800多人次。在正规预算内，1982—1995年，中国共选拔了1 202名医药卫生系统的业务骨干、管理人员利用WHO奖学金项目(仅正规预算内)赴世界各地进修学习。1980—1982年共有300人出国进修，涉及专业90多个。1983年派出75人出国进修，派出26个考察团出国考察；1984年，派出101人出国进修，20个考察团出国考察；1985年，共派出274批481人出国进修、考察和参加各种会议。

根据卫生部1996年对部分WHO奖学金回国人员工作情况的调查，"他们在医疗、教学、科研工作中取得了明显的成绩，包括引进并应用推广了一些新技术、新方法，开设了一些新课程和新学科，建立新的实施技术，并组织实施了一批国际合作科研项目以及国内各级科研课题。30%的科研人员获得省部级以上科技成果奖，57%的教学人员取得较好的教学效果。几乎所有的国家、部省重点实验室的学科带头人均在国外学习或考察过。"WHO奖学金项目对中国20世纪80—90年代卫生事业发展发挥了重要的作用，主要是为中国培养了一批高层次的医学科技人才；直接推动了中国与WHO合作规划的顺利进展；通过派遣奖学金人员，增进了中国医药卫生科技人员与各国医药卫生科学工作者，以及WHO各专业团体的互相了解和友谊，为双方开展合作打下了基础。

值得注意的是，WHO在华奖学金项目自1992年出现明显的下降趋势(图5)，从数量上看，1978—1991年(13年)，共884人派出进修，1992—2005年(13年)，仅410人派出进修，这一下降趋势在1994年之后愈加明显。究其原因，主要由三个方面。

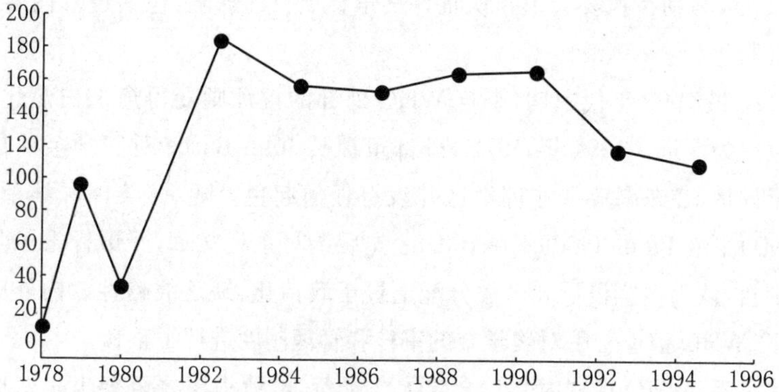

图5　在华正规预算项目奖学金出国进修年度趋势(1978—1994)

首先，WHO经费紧张问题。自70年代开始，世界经济的衰退对主要捐款国的经济造成影响，会员国拖欠WHO会费的现象日益严峻，90年代初按时缴纳的会员国甚至不足一半。主要捐款国对WHO冗余的组织结构、过于官僚化和效率低下的不满由来已久。马勒所推行的包括母乳喂养、基本药物政策、适宜技术等初级卫生保健制度与对西方政治、政策影响颇大的国际制药公司和婴儿食品业公司的利益发生冲突，遭到了欧美国家严厉的反对。同时，随着苏联解体，多个经济遭到重创的国家加入世界卫生组织，其亟待解决的卫生问题都需要世界卫生组织的支援。WHO自1992年开始遭遇经费大幅紧缩，陷入捉襟见肘的状态。

其次，对奖学金项目效率的质疑。自20世纪80年代初，WHO内部开始反省奖学金这种“古老”的合作方式的效率和效果。1980年，应第32

届世界卫生大会的要求，在各地区办事处的合作下，WHO 对 1948—1981 年三十多年的奖学金工作进行了研究调查，评估的内容包括总部和地区办事处的材料，政策变化，学习的种类和期限，接受进修的东道主单位以及费用，进修生是否已经取得预期的合格证书或经验以及其后的应用等。该报告提交到 1982 年 1 月举行的第 69 届执委会会议上。1981 年，马勒于第 34 届世界卫生大会上批评奖学金制度为一种相对过时、效率较低的合作方式，很多国家在“申请与你们基本的人力需求关系不大的奖学金”，在“将 WHO 有限的资源被错误地用到了长期的、零碎的项目中”。1991 年，马勒在执委会上再次批评奖学金项目的缺陷，包括进修内容、选拔机制等。

20 世纪 90 年代中期，来自 WHO 外部的批评则变得愈加白热化，影响也更为深远。1994 年，WHO 外部审计员 John Burne 对奖学金项目进行了评估，在东南亚和非洲地区并没有任何起色。随后《英国医学杂志》(BMJ)主编 Fiona Godlee 在 BMJ 上先后撰写系列文章，严厉抨击了奖学金项目，认为内容设计和名额分配上过于政治化、缺乏战略性。内外压力之下，WHO 被迫着手对奖学金的审核和管理制度进行了整顿。

最后，WHO 规划内奖学金要求之严苛、申请程序之复杂也是造成后期申请 WHO 奖学金人员减少的原因。而且，随着 WHO 特别规划中的奖学金项目增多和其他国际组织在中国卫生领域的经费逐渐上升，限制颇多的 WHO 奖学金项目吸引力也就下降了。

举办全国性和国际性的学习班和专题讨论会是 WHO 在 60 年代末和 70 年代最主要也是最重要的合作方式之一。1981—1989 年 WHO 开始来华协办研讨会、训练班和讲习班，其中绝大多数是围绕初级卫生保健的 8 个主要方面而开展的，即(1)对当前流行的卫生问题预防及控制方法的宣传教育；(2)改善食品供应及适当的营养；(3)安全饮用水的适量供应及基本环境卫生；(4)妇幼卫生保健，包括家庭计划；(5)主要传染病的免疫接种；(6)当地地方病的预防及控制；(7)常见病伤的妥善处理；以及(8)基本药物的提供。在初级卫生保健战略在中国推广实施的阶段，讲习班、培训班和研讨会的合作形式应用广泛，也受到相关部门的重视；但随着中国卫生市场化的推进，初级卫生保健逐渐让位于医学精英主义、疾病为中心的

"垂直进路",这种合作形式也逐渐走向没落。

多数奖学金、研讨会和训练班会邀请临时顾问来华提供技术指导,包括讲学和人员培训,到多个有关地方进行技术参考或指导,现场考察,帮助建立方法和技术等。由 WHO 邀请的临时顾问,需要由中方支付顾问往返中国的国际旅费,个别需要去地区办事处马尼拉请示和汇报工作,在华的生活费和补助费等。自 1978—1994 年,中国共邀请 1 000 多名外国专家顾问来我国讲学、评估和咨询,1994—1995 年由于通货膨胀、物价上涨,聘用 WHO 顾问的费用每月从 7 500 美元上涨到 13 500 美元。①同样,由于 WHO 项目经费的减少,临时顾问的聘请同奖学金项目一样,变得"奢侈"起来。②

(二) 仪器设备

中国与 WHO 的技术合作项目为黑龙江卫生学校、江西省卫生学校、重庆药剂学校、云南省楚雄卫生学校等 6 所中等卫生学校的检验专业提供了价值约 5 万美元的 267 件仪器设备,包括紫外分光光度计、多人共览显微镜、双目显微镜、电子天平等。此外,还包括大量的生物制品和化学试剂等。

90 年代初,随着 WHO 经费减缩,对仪器设备购买的资助呈现下降趋势。在制定 1992—1993 双年度项目时,西太区正式来文提出,在考虑购买仪器设备时,应尽量减少对计算机、汽车、声像设备的购买。WHO 对中国提出仪器设备的费用不得超过项目总预算的 34%。

(三) WHO 在华合作中心

中国与 WHO 技术合作备忘录在第二条"医学及科学研究合作"第二款指出,"卫生组织合作中心及合同服务协议""在征得卫生部同意后,卫生组织可指定中国一些有关机构为其合作中心。" 对合作中心的任命专门作出了说明。

WHO 合作中心(WHOCC)被认为是 WHO 开展研究和促进研究的触角。通过承担 WHO 项目,通过技术合作开展研究活动,为国内的医疗卫生事业发展和 WHO 与成员国之间的合作规划服务;通过将疾病诊断、治

---

① 卫生部国际司:《世界卫生组织合作项目须知》,1994 年印。

② 我与卫生部国际司官员口述采集。

疗、预防的技术和方法标准化，并加以传播，促进研究。因此，在一定程度上，WHO 在华合作中心是中国与 WHO 总部、西太区、其他成员国，乃至其他国际机制之间信息沟通的联络员。WHO 在华合作中心实际上开展调研活动、派专家参与技术咨询和讨论会、组织国际会议和培训班培训国内外的专业人士、开发宣传材料等以传播新知识和新技术的重要平台，为开展多边、双边国际合作提供便利。

卫生部在 1979 年推荐了首批 45 个研究单位供 WHO 遴选。1980 年，WHO 在中国确认了最早的 16 个初级卫生保健合作中心。此后，在华 WHO 合作中心(WHOCC)进入了快速发展的阶段(见图 6)，并带动 WHO 西太区合作中心的总量进入了快速增长的时期①。1992 年，中国取代澳大利亚成为西太平洋地区合作中心最多的国家，之后一直是西太区合作中心最多的国家。

卫生部为帮助世界卫生组织在华合作中心做好“联络员”的角色做了很多工作，得到 WHO 西太区的肯定，②建立起多种类型多种级别的合作中心主任会议，如 WHO 在华合作中心主任会议制度。

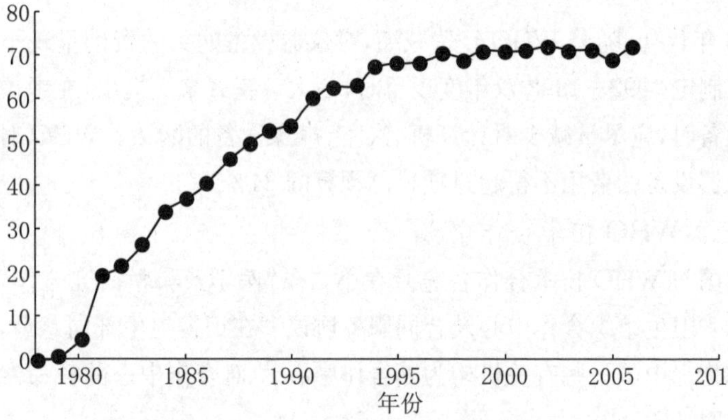

图 6　WHO 在华合作中心数量的年度趋势

① WPRO-WHO, *The fifty years of WHO in Western Pacific Region*, Manila: WPRO-WHO, 1998.

② WHO-WPRO, *The work of the WHO in the Western Pacific Region* (*1997—2009*), Manila: WHO-WPRO, 1997—2009.

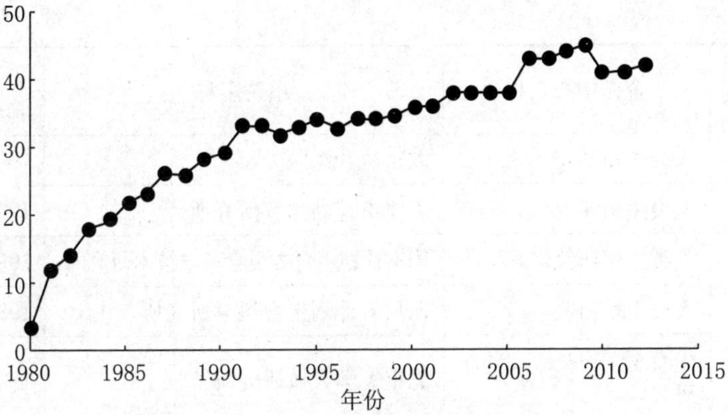

图 7　合作中心学科数量的变化图

表 2　1980—1994 年建立的合作中心列表

编号	合作中心名称	单位名称	首次任命时间
1	初级卫生保健	广东省从化初级卫生保健合作中心	1980.11
2	初级卫生保健	山东省莱州初级卫生保健合作中心	1980.11
3	初级卫生保健	上海市嘉定区初级卫生保健中心	1980.11
4	初级卫生保健	内蒙古哲里木盟左中旗卫生局	1983.7
5	初级卫生保健	新疆吐鲁番市卫生局	1983.7
6	初级卫生保健情报	黑龙江绥化市卫生局	1987.2
7	城市初级卫生保健	上海市虹口区卫生局	1990.8
8	健康教育和健康促进	中国健康研究所	1993.8
9	健康促进和健康教育	上海市健康教育所	1985.11
10	城市卫生发展	北京市东城区卫生局	1994.2
11	预防牙医学研究和培训	北京医科大学口腔医院	1982.4
12	口腔卫生	山西省运城地区口腔卫生学校	1988.6
13	人类生殖研究	上海市计划生育科学研究所	1983.1
14	人类生殖研究	浙江省医学科学院计划研究所	1987.11

续 表

编号	合作中心名称	单位名称	首次任命时间
15	人类生殖研究	北京协和医院	1993.9
16	人类生殖研究	天津市计划生育研究所	1991.7
17	人类生殖研究	国家计划生育委员会科学技术研究所	1991.1
18	人类生殖研究	四川省计划生育科学研究所	1989.1
19	生育健康与人口科学研究	北京大学人口研究所	1991.3
20	围产保健研究和培训	北京妇产医院和北京市妇幼保健所	1984
21	妇婴保健研究和培训	上海市第一妇婴保健院	1983.12
22	妇婴保健研究和培训	北京医科大学公卫学院流行病学科；北大医院妇儿中心	1989
23	儿童体格生长和社会心理发育	上海市儿童研究所 上海第二医科大学附属新华医院	1986.6
24	儿童心理卫生研究和培训	南京儿童心理卫生研究中心	1986.7
25	精神卫生研究和培训	上海市精神卫生中心	1982.8
26	精神卫生研究和培训	北京医科大学精神卫生研究所	1982.2
27	心理因素、物质滥用及健康	中南大学心理卫生研究所	1994.2
28	神经科学研究和培训	上海医科大学神经病学研究所	1982.1
29	神经科学研究和培训	北京市神经外科研究所	1982.12
30	食物污染监测	中国预防医学科学院营养与食品卫生研究所	1981.4
31	职业卫生研究	中国预防医学科学院劳动卫生与职业病研究所	1982.6
32	职业卫生	上海医科大学公共卫生学院劳动卫生教研室	1984.9
33	试剂生产	上海市临床检验中心	1984.4

续 表

编号	合作中心名称	单位名称	首次任命时间
34	输血服务发展和研究	上海市血液中心	1988.9
35	药品质量保证	中国药品生物制品检定所	1980.9
36	传统医学	上海医科大学针刺原理研究所	1983.5
37	传统医学	中国中医研究院临床研究与情报研究所	1983.8
38	传统医学	南京中医学院	1983.8
39	传统医学	中国中医研究院针灸研究所	1983.8
40	传统医学	上海中医学院	1983.8
41	传统医学	中国中医研究院中药研究所	1983.8
42	传统医学	中国医学科学院药用植物资源开发研究所	1986.2
43	康复	中山医科大学康复医学教研室	1987.7
44	康复研究和培训	同济医科大学康复医学教研室	1990.8
45	昆虫毒理和生理	中国科学院上海昆虫研究所	1980.4
46	疟疾、血吸虫和丝虫病	中国预防医学科学院寄生虫病研究所	1980.3
47	淋巴丝虫病	山东省寄生虫防治研究所	1980.6
48	湖区血吸虫病研究	湖南省寄生虫防治研究所	1990.5
49	肺吸虫病、肝吸虫病及利什曼病	北京热带医学研究所	1980.3
50	蠕虫病	浙江省医学科学院寄生虫病研究所	1984.7
51	结核病化疗研究	北京全国结核病防治研究中心	1989.8
52	急性呼吸道感染流行病学和保健组织研究	首都儿科研究所	1988.1
53	布鲁氏菌病及钩端螺旋体病研究和培训	中国预防医学科学院流行病学微生物学研究所	1982

续 表

编号	合作中心名称	单位名称	首次任命时间
54	免疫遗传学与免疫病理学研究	上海市免疫学研究所	1980.6
55	免疫研究	中国医学科学院基础医学研究所	1980
56	肠道病毒参考研究	中国医学科学院医学生物研究所	1980.3
57	病毒参考与研究	中国预防医学科学院病毒学研究所	1980.3
58	癌症研究	上海市肿瘤研究所	1980.5
59	癌症研究	中山医科大学肿瘤中心	1980.5
60	癌症研究	中国医学科学院肿瘤研究所肿瘤医院	1980.5
61	心血管疾病研究和人员培训	上海市心血管病研究所	1980.5
62	心血管病研究和培训	广东省心血管病研究所	1980.5
63	心血管病研究和培训	中国医学科学院心血管病研究所/阜外医院	1980.5
64	烟草与健康	北京红十字朝阳医院	1986.8
65	社区老年保健	上海华东医院老年研究所	1996.10
66	遗传病社区控制	中国医学科学院基础医学研究所	1991.3
67	防盲	北京市眼科研究所北京同仁医院	1988.2
68	院前急救研究和培训	上海市医疗急救中心	1998
69	书刊翻译和出版	人民卫生出版社	1990.6
70	疾病分类	中国医学科学院北京协和医院	1981.1
71	卫生与生物医学情报	中国医学科学院医学情报研究所	1991.1

（四）出版物与医学标准化

WHO是一个大型的出版社，每年会发行40—50本书和7本期刊。书的内容涉及疾病的预防与控制，国际标准和规程的推荐，卫生服务管理指南、卫生工作人员的培训材料和手册、各专家组的报告、参考书、手册、多卷系列丛书、标准、规范和指南等，涉及的主题包括传染病、精神卫生、环境问题、教育和培训、突发状况和灾难、流行病学、药理学和生物物质、社区服务、管理、营养、新发传染病和人权等，是传播和公开 WHO 规范和标准的重要窗口。

考虑到我国卫生事业建设和科学发展的需要，1978 年马勒访华之际，WHO 总部开始委托人民卫生出版社每年选译 WHO 总部出版的 20—25 种期刊和图书正式出版中文版，出版经费由 WHO 总部审批后提供。后经 WHO 总部、西太区办事处与中国政府磋商，于 1990 年 10 月 17 日正式确认人民卫生出版社为"WHO 书刊和出版合作中心"。中心除负责相应的翻译出版任务外，还负责与 WHO 合作，将卫生和生物医学领域的中文词汇标准化；培训社内愿意参与 WHO 书刊翻译工作的译者作为 WHO 临时或永久成员；作为 WHO 出版物中文本全国翻译中心，协调其他机构所需翻译的资料，并成为全国各单位翻译资料的信息交流中心。

据不完全统计，在这一阶段，中国先后出版 WHO 近 20 个专家委员会的系列技术报告集。①部分 WHO 的文件是固定会出版发行中文版本的，包括 WHO 工作，WHO 报告和 WHO 基本文件（basic document）。例行发行中文版的刊物包括《世界卫生组织月报》、《世界卫生论坛》和《世界卫生组织通报》。这三者由于面向的读者群有所不同，其内容安排和发行模式有所不同。

(1)《世界卫生组织通报》(Bulletin of the World Health Organization)，旧称"世界卫生组织专刊"②、"世界卫生组织公报"(1947 年 1—12 期)，目的是"表现新组织之各项科学活动"，"将会员国之通讯、专家委员会之报告及世界卫生组织各专家所著之文献，汇集刊印，分送各国政府，及世界各地之卫生行政机构、临症医家、公共卫生专家，及研究人员，等等。"

(2)《世界卫生论坛》(*World Health Forum*)，于 1980 年底创刊，季

① 包括：药典划一专家委员会、生物标准厘定专家委员会、杀虫剂专家委员会、卫生统计专家委员会、预防儿童期普通传染病之自动免疫、结核病专家委员会、疟疾专家委员会、精神卫生专家委员会、环境卫生专家委员会、鼠疫专家委员会、花柳病传染专家委员会、粮食农业组织即本组织营养专家委员会、非洲裂体虫病联合研究团、霍乱联合研究团、黄热病专家团、国际流行病学和检疫专家委员会、成瘾药品专家委员会。

② 之所以用专刊(bulletin)，是沿袭了前期的国际公共卫生局的专刊和国际卫生组织专刊。

刊。读者对象是医学及公共卫生方面的决策者、卫生计划人员、管理人员、教育人员及各类公共卫生人员。是卫生发展方面的一种国际理论及评论性刊物，为读者提供有关公共卫生方面各种新概念的讨论园地，介绍解决各种卫生问题的新途径，推广卫生服务的可及性，以改善人民的健康。每期都有固定的专栏，如圆桌会议、初级卫生保健、读者论坛、2000 年人人获得卫生保健、卫生保健组织，有时还有社论、大事记，而且每期都有书评，对新出版的书籍加以评论介绍。读者可以从这里了解各国卫生方面的情报，了解世界的卫生动向。该刊有多个语种的版本，包括英文、法文、西班牙文、俄文、阿拉伯文和中文等，由此也可见其读者群广泛，具有一定医学传播的作用。

(3)《世界卫生组织月报》(*WHO Chronicle*)，曾称《世界卫生组织汇报》(1947—1980)，是最早有中文本的 WHO 普及性刊物，1980 年起正式更名为《世界卫生组织月报》。1982 年起，《月报》改为双月刊 。有中文、阿拉伯文、英文、西班牙文、法文等版本，报告世界卫生组织在各国的主要活动，刊载 WHO 其他出版物的论文摘要，及医药卫生的消息，此外还有《国际非专利药物名录》单行本附于各期之中。

四　政治承诺与外交策略

在这一阶段，WHO 被认为是一个卫生领域的专业技术机构，其技术优势是可以服务我国实现“四个现代化”，而不再是宣传社会主义优越性和革命思想的国际政治讲坛，技术导向在中国与 WHO 合作中是十分明显的。从 1979 年开始，中国开始派出以部长或副部长带队的代表团参加总部的世界卫生大会、执行委员会会议和西太区的区域委员会会议，虽然开始重视在大会期间开展多边和双边外交，中国主动利用 WHO 发挥国际形象力、树立大国形象的诉求并不是优先事项。这与中国“对内改革、对外开放”的政策背景，“韬光养晦”的外交主张是相契合的。

1995 年 5 月，中国代表第一次当选 WHO 执委会主席的经历便是十分典型的例子。1995 年 5 月 16—17 日，WHO 总部召开第 96 届 WHO 执委会，会议日程之一是选出新的执委会主席。根据 WHO 执委会主席地区轮换的惯例，本届应由西太区的执委担任。在选举中，上届执委会副主席以色列的赫哲格女士提出竞选主席。而西太区国家及其他地区的发展中国家积极推荐中国执委为主席，WHO总部和西太区也赞同中国执委当选主席。但在与会前，中国活动计划中并没有竞选执委主席内容，后来考虑到与WHO的合作关系，维护发展中国家的利益，在请示了部领导和中国驻日内瓦使团后，决定接受推荐提名。会上越南执委提名中国执委，美国提名以色列执委，然后进行了秘密投票，共有32个执委投票，中国执委、卫生部国际合作司司长李世绰以23票当选第96届执委会主席，任期为一年。中国执委、卫生部国际合作司司长李世绰成功地主持了本届执委会，这是中国执委第一次当选主席，对提高中国在WHO中的地位和影响，加强与WHO的合作关系具有重要的意义，但这次机会却并不是中国主动争取来的。

1979年WHO分管妇幼卫生、家庭卫生的司长Petro Bavagin和联合国人口基金会有关项目负责人的考察团来华，实地了解中国的妇幼卫生事业。对北京、哈尔滨、青岛和上海的妇幼卫生和计划生育工作进行了深入考察。中国的人口政策就是他们需要理解的一大问题，但在了解了中国的妇幼卫生事业后，开始理解中国为什么要开展计划生育工作，很快和中国签订了一系列的合作项目。

双方在1978年签订了技术合作备忘录，中国开始积极地参与WHO的活动，主动对WHO的规划目标作出政治承诺，有学者认为“促进改革开放与经济建设成为中国参与国际制度的核心目标”。①我们可以看到，这一时期，对于中国来说，世界卫生组织是一个提供技术和资金的专业技术机构，是一个向成员提供指导和建议的国际俱乐部，而中国是其中的一员，绝大多数时候在追求“在较短的时间内，取得巨大的成绩，充分显示社会主义制度的无比优越性，也再次向国际社会证明中国政府和人民的言必信、行必果的决心和信心，赢得国际社会的广泛赞誉。”②表现为对指标性任务的高调承诺，出色完成，获得国际社会的奖章或赞誉，比如在这一阶

① 江伊恩(Alastir Iain Johnston)：《美国学者关于中国与国际组织关系研究概述》，肖欢容译，《世界经济与政治》2001年第8期，第48—53页。

② 王书诚、张朝阳：《为了共和国的承诺——来自初级卫生保健先进县的报告》，山东科学技术出版社1994年版，第1页，殷大奎序。

段,中国先后对 WHO 的初级卫生保健战略,尤其是基本药物目录[①]、母乳喂养,扩大免疫规划(冷链建设)、消灭脊髓灰质炎和碘缺乏病等倡议做出了承诺,并无懈可击地履行这些承诺,成为实施世界卫生组织等国际机制各种规划项目的模范生,从而获得更多的资金支持。从《人民日报》的文本分析也可以印证这一时期中国在与 WHO 互动中的身份认同,我们可以看到这一阶段有关 WHO 的报道表现为:有关 WHO 的政治性文章大大下降,甚至完全消失,而有关专业技术类报告逐渐上升。

五 结 论

改革开放后,卫生国际合作的宗旨被明确为"为外交路线服务","为卫生事业改革与发展服务"。中国在改革开放初期与 WHO 建立了多渠道、多层次、广范围的交流与合作,引进了大量的公共卫生政策、卫生改革、疾病控制等领域的新思路、新观念,培养了卫生人才,通过积极参与到国际卫生政策决策过程中,使我国与国际组织的卫生合作进入了全面发展的新阶段。

改革开放后,中国的身份认同从一个坚持自力更生的参与者,转变为技术支持和经费援助的迫切寻求者。基于工具理性主义的态度,中国对 WHO 的认同从一个国际政治讲坛转变为制定国际规范、标准和指南的专业技术机构,除了提供技术支持,也可以提供必要的经费援助。在此双向认同的驱动下,双方的互动表现为中国对 WHO 指标性任务的高调承诺,出色完成,以获得国际社会的奖章或赞誉,树立政府形象的同时也可以以此争取更多的国际资源。

90 年代中期,随着 WHO 经费大幅减缩,世界银行和联合国儿童基金会等经费充足的国际卫生机制增加了在中国的投入,WHO 在国际卫生领域领导者的地位被动摇,基本恢复到了传统的制定规范和标准的角色,于是中国与 WHO 的合作也就进入了所谓的平台期。

---

① 苏静静、张大庆:《基本药物在中国——从国际理念到国家制度》,《自然辩证法通讯》2017 年第 5 期,第 63—71 页。

中国对外医疗援助政策效果研究
——以上海援摩洛哥医疗队为例

沈玮哲*

【内容提要】 中国对非洲国家的医疗援助是中非合作重要内容，对推动中非关系的发展起到了不可替代的作用。目前，随着中非关系不断深入，中国对外医疗援助，特别是援非医疗的机遇增多，但面临的挑战也在增多。如何在新形势下继续做好援外医疗工作，需要对过去中国对外医疗援助政策的效果做些研究。本文以上海援摩洛哥医疗队为例，从政策效果评价的角度分析对外医疗政策的得与失。

【关键词】 政策效果，对外医疗援助，上海援摩洛哥医疗队，中非关系

【Abstract】 China's medical assistance to African countries has been an important part of China-Africa cooperation. It also plays an irreplaceable role in promoting the development of China-Africa relations. Currently, with China-Africa relations being deepened constantly, China's foreign medical assistance, especially to African countries, faces more opportunities and more challenges. It is necessary to do some research on the effect of China's foreign medical assistance policy under the new circumstance of how to continue to do the work of foreign medical assistance. Based on Shanghai Medical Assistance Team to Morocco, the general concern of this paper is to analyze the gains and losses of China's foreign medical assistance in the angle of policy effect evaluation.

【Key Words】 Policy Effectiveness, Foreign Medical Assistance, Shanghai Medical Assistance Team to Morocco, Sino-African Relations

* 沈玮哲，上海市卫生健康委员会主任科员。

中国的对外医疗援助已开展50余年,目前仍然是一个备受关注的研究话题之一。1963年4月6日,根据国务院总理周恩来的指示,中国政府向阿尔及利亚派遣了第一支医疗队,上海参与了向阿尔及利亚派遣医疗队的组建,由此揭开了上海援外医疗队派遣工作的序幕。近50年来,上海先后向18个亚洲、非洲国家派出医疗队达195批,共1 815人次。

1965年起,上海单独组建赴索马里医疗队,后又组建赴阿尔及利亚、多哥、柬埔寨、摩洛哥等国医疗队,每2年轮换一次。从1970年2月起,援索马里医疗队改由吉林省组建;从1974年5月起,援阿尔及利亚医疗队改由湖北省组建。上海继续重点承担援摩洛哥、多哥、柬埔寨医疗队的派遣工作。1979年7月,越南入侵柬埔寨,援柬埔寨医疗队撤回;1983年3月,山西省卫生厅替代上海承担起援多哥医疗队的任务。至此之后,上海定点承担向摩洛哥王国派遣援外医疗队的任务,也是派遣医疗队规模最大、历史最长的国家。

随着近年来国内外形势的不断变化,如何更加有效且可持续地执行对外医疗援助任务将使我们面临新的发展问题,有许多政策、机制的矛盾和困难需要从理论和实证上进行科学系统的研究分析和应对。我国的援外医疗工作已进入新时期,政策的改革和创新迫在眉睫。本文试图通过引入国内外相关研究理论和实证分析,立足于我国援外医疗政策的效果分析研究,以上海援摩洛哥医疗队为例,将理论研究和实证研究有机结合,对援外医疗执行过程中所产生的问题进行系统的探求分析,推动我国援外医疗政策研究的不断深入,促进现有援外医疗政策有效和谐发展,以充实我国对外医疗援助体系的研究内容。

一 我国对外医疗援助政策体系与发展概况

(一) 我国对外医疗援助的历史发展

20世纪50年代初,我国开始为越南和朝鲜等国提供药品和医疗物资援助,此为我国对外医疗援助的最早历史追溯时间。此后还通过国际红十字会,先后为亚洲、非洲和拉丁美洲等国家提供人道主义援助。1963年,周恩来总理在回答英国记者的提问时,第一次明确谈到了中国对外医疗援助的问题。周总理指出,“中国对若干新独立的国家进行援助,不附带任何条件和特权。援外医疗队就是其中的一个项目”。同年,应阿尔及利亚政府的呼吁,我国决定向刚刚独立的阿尔及利亚派遣医疗队,帮助新生的阿尔及利亚政府解决医疗急需,从此拉开了中国政府提供官方对外医疗援助和对非洲医疗合作的序幕。

2017 年是中国援外医疗队派遣 54 周年。1963 年以来,中国先后向 69 个发展中国家派遣援外医疗队,累计派出医疗队员 2.5 万人次,治疗患者 2.8 亿人次①。目前,中国向 49 个国家派有援外医疗队,其中有 42 个国家在非洲,1 171 名医疗队员分布在 113 个医疗点上。全国有 27 个省(区、市)承担着派遣援外医疗队的任务。②

中国对外援助经历了一个从单方面援助到多渠道合作的发展过程。这一过程可以大致分为三个阶段。第一阶段为新中国成立初期到改革开放初期,即 1949 年至 1978 年。主要特点为对发展中国家进行单方面援助,形式以派遣援外医疗队为主。第二阶段为改革开放时期到 20 世纪后期,即 1979 年至 1999 年。主要特点为对外援助医疗与援外体制的改革相适宜,逐渐推行国际上流行的“共同负责”原则,即主要由受援国承担援外人员的生活费和国际旅费,并不再向对方普遍提供医疗器械和药品。同时,这一时期虽然受援国数目增加,但援助的规模下降且策略有所调整。第三阶段为 21 世纪初至今。主要特点为中国政府与相关国家地区建立了多边合作机制,例如 2000 年建立的中非合作论坛。中国政府在论坛上提出,将继续向非洲国家派遣医疗队,提供药品和医疗物资援助,帮助非洲国家建立和改善医疗设施、培训医疗人员。③

(二)我国对外医疗援助的现实发展

进入 21 世纪以来,我国对外医疗援助与时俱进,不断发展。援助内容除派遣医疗队外,近年来还发展了援建医院、短期巡诊、卫生人力资源培

① 《中国健康事业的发展与人权进步》白皮书:http://news.xinhuanet.com/2017-09/29/c_1121747583.htm,2017-09-29。

② 《8 月例行新闻发布会散发材料——援外医疗工作简介》,http://www.moh.gov.cn/gjhzs/s3590/201308/c12ded8cb50e406697f4545fd6aec74b.shtml,2013-08-09。

③ 王云屏、梁文杰等:《中国卫生发展援助的理念与实践》,《中国卫生政策研究》2015 年第 5 期,第 38 页。

训,等等。

1. 援建医院和开展疟疾防治

中国政府为非洲许多国家无偿援建了上百所医院,赠送了大批医疗设备和药品,缓解了许多非洲国家缺医少药的局面,特别是2006年中非合作论坛北京峰会后,中国为非洲援建了30所现代化医院,为30个疟疾防治中心援建了疟疾诊断实验室,捐赠了大批抗疟药品。我国已完成向27个非洲国家派出疟疾防治专家组的任务,这些医院和疾病防治工作提升了非洲许多国家的医疗技术水平。①

2. 短期巡诊和建设专科中心

为适应新形势下受援国对我医疗卫生援助的更高期望和要求,我国开始在援外医疗队工作方面探索新模式。

2010年起,国家卫生计生委组织各省派遣短期专家组赴也门、博茨瓦纳、阿尔及利亚等受援国进行义诊,为当地群众开展"光明行"白内障复明手术,产生了强烈反响,受到当地政府和民众的高度评价。迄今,医疗队成功实施白内障手术1 000例,为患者带去了光明。

除此之外,国家卫生计生委组织江苏省等经济较发达的援外医疗队承派省,在桑给巴尔等非洲国家开展特色专科医疗服务,如在援桑医疗队工作医院设立中国医疗队微创外科中心和眼科中心,为非洲带去了先进的医疗技术。②

3. 卫生人力资源培训

我国政府多年来通过正规教育为发展中国家培养了数以千计的医生,他们中许多人成为优秀的医疗专家和卫生事业的管理人才。自2003年迄今,我国每年举办数十期卫生领域的援外人力资源培训班,邀请数百名发展中国家的医疗卫生人员来华培训。近年来,国家卫生计生委已承办百余期培训班,培训内容包括传染病防治(疟疾、艾滋病、结核病、血吸虫病、丝虫病等)、卫生服务管理(卫生体制、医院管理、农村卫生)、传统医学(针灸推拿、保健技术)、临床手术和护理技术等。这些培训不仅传授了医学知识和技术,而且增进了中国与广大发展中国家医务界的相互了解、友谊和信任。③

---

①②③ 《8月例行新闻发布会散发材料——援外医疗工作简介》,http://www.moh.gov.cn/gjhzs/s3590/201308/c12ded8cb50e406697f4545fd6aec74b.shtml,2013-08-09。

（三）我国对外医疗援助的管理机制

1. 国家层面的管理机制

从国家管理层面来说，商务部总体负责我国对外援助工作，其内设机构援外司具体管理该项业务。根据商务部援外司官方网站的政府信息公开，商务部援外司的职责为“拟订并组织实施对外援助的政策和方案，推进对外援助方式改革；组织对外援助谈判并签署协议，处理政府间援助事务；编制对外援助计划并组织实施；监督检查对外援助项目的实施”。①商务部援外司下设 14 处 1 室，分别是：办公室、综合处、计划信息处、法规处、质量监管处（总工程师办公室）、国际交流与合作处、人力资源开发处、亚洲一处、亚洲二处、非洲一处、非洲二处、非洲三处、西亚北非欧洲处、拉美处、南太处。②15 个处室中，直接涉及非洲的处室就有 4 个，占 26.7%，可见，非洲对于我国整体对外援助工作来说占有重要地位。

但是，对于援外医疗工作来说有其特殊性。根据分工，商务部作为国家国际援助的归口管理和总体协调机构，负责援建成套项目如医院、医疗卫生中心、疟疾防治中心和实验室以及捐赠医疗设备、药品和组织卫生培训。国家卫生计生委（原卫生部）作为卫生领域的业务主管部门，负责组织派遣援外医疗队和短期专家组，组织开展卫生官员和技术人员培训。除此之外，教育部负责招收和管理中国政府奖学金来华医科留学生和进修生，同时组织和参与部分卫生培训项目；外交部的驻外使（领）馆负责援外医疗队在境外期间的管理以及提供紧急人道主义援助；财政部负责拨付卫生援外的无偿援助资金。③

2. 地方层面的管理机制

对外医疗援助从本质上说是由国家“摊派”给地方各相关省区市的政治任务，实行“责任分包制”，即每个省至少对应 1 个受援国家。迄今为止，中国共计有 25 个省区市向 47 个非洲国家派遣医疗队，2013 年有 23 个省

---

① 重要职能：http://yws.mofcom.gov.cn/article/gywm/200203/20020300003746.shtml，2015-05-08。

② 内设机构：http://yws.mofcom.gov.cn/article/gywm/201506/20150601028591.shtml，2015-06-30。

③ 王云屏、梁文杰等：《中国卫生发展援助的理念与实践》，《中国卫生政策研究》2015 年第 5 期，第 41 页。

区市向42个非洲国家派遣医疗队。①

以上海市为例，从地方管理层面来说，上海市卫生计生委（原上海市卫生局）负责援摩医疗工作的政策制定、组织协调，配合我驻摩使馆、经商处、国家卫生计生委，做好援摩医疗队的管理。根据与相关大学及区级卫生计生委的协商，援摩洛哥各医疗分队由上海市各相关医院定点选派医务人员（见表1）。

表1 援摩医疗队组队任务分配情况

序号	驻 点	承派单位	轮换时间
1	总队部	上海市卫生计生委	单数年10月
2	拉西迪亚	嘉定区卫生计生委 长宁区卫生计生委	双数年10月
3	默罕穆迪亚	上海中医药大学	双数年10月
4	沙 温	杨浦区卫生计生委 黄浦区卫生计生委 宝山区卫生计生委	单数年10月
5	塔 扎	浦东新区卫生计生委	单数年10月
6	阿加迪尔	虹口区卫生计生委 徐汇区卫生计生委	单数年10月
7	塞达特	上海申康医院发展中心 复旦大学 同济大学 中国福利会国际和平妇幼保健院	单数年10月
8	梅克内斯	上海交通大学医学院	单数年10月
9	本格里	普陀区卫生计生委 静安区卫生计生委	单数年10月

资料来源：上海市卫生计生委。

3. 在外期间的管理机制

在外期间，援外医疗队实行队长负责制，负责管理援外医疗队的日常

① 张春：《地方参与中非合作研究》，上海人民出版社2015年版，第82页。

工作。同时，援外医疗队接受我国驻外使馆、经商处和国家卫生计生委的领导。援外期间如发生突发状况，如队员人身损害等，队长及相关负责人应及时了解情况并制定应对措施，队员民事、刑事或行政纠纷，队长及相关负责人应及时上报使馆、经商处及国家卫生计生委主管部门协调处理。

以上海市为例，从在外期间管理层面来说，援摩洛哥医疗队实行队长负责制，负责管理援摩洛哥医疗队的日常工作。援摩洛哥医疗队实施两级管理。总队长负责政策的执行、对外联络和内部管理等各项工作；各分队长负责队内具体事务的管理，重大事项需经队委会（支委会）集体讨论决定。这种总队长—队长两级管理的模式适应的是上海援摩洛哥医疗队规模大、医疗点多的特点。无论是坐镇总队部还是驻守每个医疗点，队长即是带领全队的“火车头”，又是队员的良师益友；不但是困难到来时的急先锋，也是队员心情抑郁时的“解压阀”。队长很大程度上决定着援外医疗队的和谐稳定。在外期间，援摩洛哥医疗队接受我国驻摩洛哥使馆、经商处和国家卫生计生委的领导。援摩洛哥期间如发生突发状况，如队员人身损害等，队长及相关负责人应及时了解情况并制定应对措施，队员民事、刑事或行政纠纷，队长及相关负责人应及时上报使馆、经商处及国家卫生计生委主管部门协调处理。

二　上海援摩洛哥医疗的历史与发展现状

（一）上海对外医疗援助历史

上海对外医疗援助的历史可以大致分为三个阶段。第一个阶段始于新中国成立初期；第二个阶段始于改革开放时期；第三个阶段形成于 21 世纪至今。

1. 摸索开拓阶段（1963—1980）

上海市是中国最早参与援外医疗工作的省市之一。1963 年 4 月 6 日，上海新华医院齐家仪、上海市第一人民医院吕学修、上海瑞金医院胡曾吉等三人参加我国第一支援外医疗队，被派往阿尔及利亚西部城市赛义达省医院工作，拉开上海援外医疗工作的序幕。1965 年 5 月，根据原卫生部要求，上海派遣第一支援索马里医疗队。1969 年 10 月，上海结束援索马里医疗队的派遣任务，至此共派遣援索马里医疗队2批、30名队员。1972年4月，上海派遣第一支援阿尔及利亚医疗队。1974年11月，根据中国与多哥两国政府间协议，上海派遣第一支援多哥医疗队。1975年9月，受原卫生部委托，上海派遣第一支援柬埔寨医疗队，进入柬埔寨四·一七医院工作。此后，上海援阿尔及利亚、多哥和柬埔寨的医疗任务改由国内其他省市承担。1972年4月至1983年3月，上海共派出援阿尔及利亚医疗队6批、53名队员；援多哥医疗队7批、88名队员；援柬埔寨医疗队3批、56名队员。

根据中摩两国政府签订的关于中国派遣医疗队赴摩洛哥工作议定书，1975年9月，受我国原卫生部委托，由原上海市卫生局组建援摩洛哥医疗队，原上海第二医科大学附属仁济医院张柏根等12人组成的第一支援摩洛哥医疗队进入摩洛哥塞达特省哈桑二世医院工作，由此开启上海援摩洛哥医疗的历史。摩洛哥也成为上海至今唯一仍在进行卫生援助的对口国家。

该阶段的特点为上海援外医疗国家分布多，受援国横跨亚洲、非洲两个大陆，医疗援助模式较单一，以派遣医疗队为主。

2. 快速发展阶段(1981—2009)

自上海医生进驻摩洛哥以后，应当地政府要求逐步扩大，1981年3月，上海援摩洛哥医疗队增设梅克内斯、塔扎医疗点。1983年5月，增设沙温医疗点。1986年10月，增设拉西迪亚医疗点，同期，援摩洛哥医疗队中国针灸中心在穆罕默迪亚省成立。1989年1月，为加强医疗队的管理，中国援摩洛哥医疗队在首都拉巴特设立总队部，有专职总队长、专职会计、翻译和厨师4人，在我驻摩使馆经商处的直接领导下，全面负责援摩洛哥医疗队的管理和对外联络协调工作。1994年11月，增设萨菲、荷赛马、马拉喀什医疗点。1995年4月增设阿齐拉医疗点。1995年11月，增设阿加迪尔医疗点。1997年6月增设布阿发医疗点。由此，上海援摩洛哥医疗队规模达到顶峰，由原先的1个医疗点十几名队员，一度发展到12个医疗点121人，覆盖摩洛哥12个省的规模，成为我国援外医疗队中派出人员最多、医疗点也最多的省市之一。

该阶段的特点为受援国固定，开始设立总队部，医疗分点和医疗队员人数急速增加。医疗援助模式仍然比较单一，以派遣医疗队为主。

3. 调整改革阶段(2010—)

进入21世纪以后,世界趋于多极化,维护全球卫生安全、促进全球卫生发展成为全球卫生领域的两大主题。援摩洛哥医疗政策随着我国对外医疗援助总体部署的调整而随之调整。

2010年后,由于派遣难等问题,中摩协商后对原先的12个点进行了缩减和布局调整,取消了萨菲、荷赛马、马拉喀什、布阿发4个医疗点,转变为8个医疗点和1个总队部,共79人的援助规模(见表2)。同时,2010年4月,中国驻摩洛哥大使许镜湖与摩洛哥卫生大臣巴杜分别代表两国政府签署《中华人民共和国政府和摩洛哥王国政府关于中国派遣医疗队赴摩洛哥工作的议定书》,由中国政府负担中国医疗队轮换的国际旅费,以及在摩工作期间的津贴,充分体现了医疗队的援助性质。

2014年起,国家卫生计生委国际合作司将援外医疗工作重点转向创新发展,即开始探索新形势下我国的对外医疗援助模式。同年,为落实习近平主席承诺,配合李克强总理出访,国家卫生计生委向加勒比三国和埃塞俄比亚派遣了4批短期“光明行”义诊专家组,获得受援国政府和人民的认可,展现了我医学事业改革发展的最新成果。2015年为进一步落实我高层领导对外承诺,国家卫生计生委在安巴、牙买加、厄立特里亚、毛里塔尼亚、加纳、坦桑尼亚、摩洛哥、巴哈马、马尔代夫9个国家继续开展“光明行”活动。

根据国家卫生计生委要求,在2015年8月派员赴摩洛哥进行前期调研的基础上,上海市卫生计生委选派眼科专家组8人于2015年10月22日至11月2日,在摩洛哥举行中摩卫生合作40周年纪念活动期间赴摩洛哥开展“光明行”活动,计划实施白内障患者超声乳化复明治疗100例。活动开展的经费,治疗的设备、器械和药品由国家卫生计生委提供,活动结束所有物资捐赠给当地医院。

2016年,上海市卫生计生委再次选派眼科专家组7人赴摩洛哥开展“光明行”活动。在各方的共同努力下,中国驻摩洛哥大使孙树忠和摩洛哥卫生部秘书长阿洛维代表两国政府于9月28日在摩洛哥拉巴特签署《关于派遣中国眼科专家医疗组赴摩洛哥开展白内障手术活动的合作协议书》。10月5至18日,根据协议精神,眼科专家7人赴摩洛哥,在摩洛哥塔扎省伊本·巴伽医院开展“光明行”活动。专家们加班加点,超额完成中摩双方协议规定的工作任务,成功实施白内障超声乳化复明手术203例,其中10%以上为高难杂症。活动结束后,在塔扎省举行中摩眼科学术研讨会和手术器械捐赠仪式,3位专家做了学术报告,专家组组长赵培泉代表中国政府向摩洛哥塔扎省卫生厅转交所有眼科治疗设备、器械和药品等物资。

该阶段的特点为受援国固定,医疗分点和医疗队员人数经过调整趋于稳定。医疗援助模式开始多样化,除了常规派遣医疗队以外,辅以短期专家组赴受援国开展相关义诊活动。特别是“光明行”活动的开展是创新之举,揭开了中摩卫生合作的新篇章。

表2　上海援摩洛哥医疗队在摩分布情况

医疗队	进驻日期	距首都	撤退日期
总队部	1989年1月	0公里	
塞达特医疗队	1975年9月	162公里	
塔扎医疗队	1981年3月	318公里	
梅克内斯医疗队	1981年3月	160公里	
沙温医疗队	1983年4月	350公里	
拉西迪亚医疗队	1986年10月	493公里	
穆罕默迪亚医疗队	1986年10月	56公里	
*马拉喀什医疗队	1994年10月	320公里	2000年10月
*荷赛马医疗队	1994年10月	445公里	2010年10月
*萨菲医疗队	1994年10月	350公里	2004年10月
阿加迪尔医疗队	1995年4月	602公里	
*阿齐拉医疗队	1995年4月	325公里	2011年3月
*布阿发医疗队	1995年6月	900公里	2011年3月
本格里医疗队	2001年10月	262公里	
*塔塔医疗队	2004年10月	900公里	2010年10月

资料来源:中摩两国卫生合作议定书。

（二）上海援摩洛哥队员构成与国外工作和生活现状

1. 援摩洛哥队员构成

根据各医疗分队规模的大小，和当地医疗机构所需的科别，经中摩两国政府协商，现阶段具体队员构成见表 3：

表 3　上海援摩洛哥医疗队员构成情况

序号	驻点	人数	科　　别
1	总队部	4 人	总队长 1 人、会计 1 人、翻译 1 人、厨师 1 人
2	拉西迪亚	12 人	妇产科 3 人、普外科 2 人、肾内科 1 人、骨科 1 人、五官科 1 人、眼科 1 人、麻醉科 1 人、翻译 1 人、厨师 1 人
3	默罕穆迪亚	5 人	推拿科 2 人、针灸科 1 人、翻译 1 人、厨师 1 人
4	沙　温	12 人	妇产科 2 人、普外科 1 人、针灸科 1 人、骨科 2 人、眼科 1 人、麻醉科 1 人、心内科 1 人、肾内科 1 人、翻译 1 人、厨师 1 人
5	塔　扎	12 人	妇产科 2 人、外科 2 人、骨科 1 人、五官科 1 人、眼科 1 人、麻醉科 1 人、心内科 1 人、肾内科 1 人、翻译 1 人、厨师 1 人
6	阿加迪尔	8 人	心内科 1 人、肾内科 1 人、烧伤科 2 人、烧伤护理 2 人、翻译 1 人、厨师 1 人
7	塞达特	10 人	妇产科 3 人、针灸科 1 人、心内科 1 人、骨科 1 人、麻醉科 1 人、普外科 1 人、翻译 1 人、厨师 1 人
8	梅克内斯	7 人	骨科 1 人、烧伤科 2 人、烧伤护士 2 人、翻译 1 人、厨师 1 人
9	本格里	8 人	妇产科 2 人、普外科 1 人、骨科 1 人、麻醉科 1 人、儿科 1 人、翻译 1 人、厨师 1 人

资料来源：中摩两国卫生合作议定书。

2. 国外工作和生活现状

(1) 气候环境

摩洛哥气候多样，北部为地中海气候，夏季炎热干燥，冬季温和湿润，1 月平均气温 12 ℃，7 月 22 ℃—24 ℃。降水量为 300—800 毫米。中部属副热带山地气候，温和湿润，气温随海拔高度而变化，山麓地区年平均气温约20℃。降水量从300毫米到1 400毫米不等。东部、南部为热带沙漠气候，年平均气温约20℃。年降水量在250毫米以下，南部不足100毫米。夏季常有干燥炎热的“西洛可风”。①与上海相比，环境差异较大。绝大多数医疗队员达到摩洛哥后，往往对摩洛哥高温和干旱的气候非常不适应，特别是位于沙漠地区的医疗分队。例如塔扎分队，夏天最高温度可以高达53度，空气燥热。

(2) 交通环境

目前，除阿加迪尔医疗分队等外，其余医疗队都在山区、戈壁沙漠地区工作，距离总队部所在的首都拉巴特路途遥远。以拉西迪亚医疗分队为例，距离首都拉巴特约493公里，每天仅有晚上一辆公交车(CTM)通往首都，来回一趟时间至少三天，交通十分不便利。

(3) 住宿环境

部分医疗分队安排在病房、简易房住宿，多数医疗队基本生活设施陈旧不齐。

(4) 语言环境

阿拉伯语为摩洛哥的国语，同时也通用法语。根据规定，援摩洛哥医疗队员出国前，必须经过10个月的脱产法语培训。绝大多数援摩洛哥医疗队员无任何法语基础。尽管经过语言考核合格，但除了翻译以外，大多数医疗队员在摩洛哥的初期，所学的法语与现实中摩洛哥人讲的法语有一定区别。除此以外，赴我援摩洛哥医疗队员所在医院的摩洛哥当地患者，大多为贫困居民，以讲阿拉伯语居多，因此在询问诊疗过程中，往往需要摩洛哥医护人员先将阿拉伯语翻译为法语，再由翻译翻译成中文，导致沟通不畅。

(5) 饮食环境

摩洛哥生活物资供应单调：副食品、蔬菜品种少，价格高。由于气候限制，摩洛哥蔬菜品种非常少，常见的只有土豆、西红柿，绿叶菜稀有，且大多“灰头土脸、无精打采”。摩洛哥是一个以穆斯林为主的国家，市场上只有牛羊肉供应，医疗队所处的内陆地区，也没有鱼类。②因此，医疗队员想吃

---

① 中国驻摩洛哥大使馆经贸商务参赞处：《对外投资合作国别(地区)指南——摩洛哥》，商务部2014年印，第3—6页。

② 《爱从东方来——上海医生在摩洛哥》，《新民周刊》2015年第38期，第29页。

绿叶蔬菜，只能从国内悄悄带蔬菜种子到摩洛哥自己种植；想吃猪肉，只能从临近的欧洲国家托人带回。

（6）文化和社会环境

摩洛哥以白种人居多，信奉伊斯兰教。尽管社会环境较其他非洲国家相对较好，但抢劫和偷窃事件仍有发生。我援摩洛哥医疗队就曾发生过医疗队员下班途中遭人抢包的恶劣事件，医疗队员的人身安全存在一定威胁。

（7）工作环境

一是医疗设施、医疗设备简陋，医护人员短缺。在摩洛哥落后的医院中开展医疗服务，其艰难程度是医生在中国难以想象的。比如胎心监测仪在中国医院非常普及，木质听筒已经被淘汰了差不多30年时间，但援摩洛哥医疗点医院里只有木质听筒。更严重的是手术工具，骨科手术室里甚至还在使用手摇式的器械，一位医生在手术中遭遇了一边摇，器械一边掉零件的窘境①。

二是工作要求高。急诊病人大多为急、危重患者，在辅助诊断不齐、诊断不十分明确时，需要有精湛的医疗技术和良好的医德医风全力以赴抢救病人。节假日和晚上，急诊通常由中国医生承担，任务重，要求高。除此之外，医疗队员与摩洛哥医务人员在医疗操作观念、对患者需要住院与否等方面存在较大差异。

三是医院感染性疾病风险高。医院感染或医院获得性感染，旧称院内感染，是指“住院病人在医院内获得的感染，包括住院期间发生的感染和在医院内获得出院后发病的感染；但不包括入院前已开始或入院时已存在的感染。医院工作人员在医院内获得的感染也属于医院感染”。②非洲是艾滋病等传染病高发地区，相对于国内工作环境，我援摩洛哥医疗队员存在着感染艾滋病、甲型肝炎等传染性疾病更大风险。据报道，中国援外医生已有2名因公感染艾滋病；有45位中国医护人员为援助非洲而殉职③。尽管在援摩洛哥医疗队员中没有发生因公牺牲的事件，但仅2016

① 《爱从东方来——上海医生在摩洛哥》，《新民周刊》2015年第38期，第21—22页。

② 翁心华、张婴元：《传染病学》（第3版），复旦大学出版社2004年版，第308页。

③ 薄哲：《湖北医生的援外生活》，http://www.africawindows.com/bbs/thread-9931-1-1.html。

年,就先后有一个医疗分队的两名医疗队员工作期间感染甲型肝炎的情况,且摩洛哥没有有效的药物和疫苗,最终这两名医疗队员不得不回国治疗康复后再赴摩洛哥工作。

(三)上海援摩洛哥医疗的主要成就与影响

1. 提高受援国的卫生健康水平

从世界卫生组织(WHO)官方发布的摩洛哥卫生数据显示(见图1),1990年至2015年,摩洛哥5岁以下儿童死亡率持续下降,孕产妇死亡率持续下降①,两大指标都低于世界卫生组织东地中海区域成员国平均数。可能有人会评论,如果没有中国援摩洛哥医疗队,随着各国经济社会的发展,医疗技术的更新,摩洛哥的上述卫生指标也会下降。但是,不可否认的是,中国医疗队驻扎在摩洛哥的都是边远郊区,医疗水平远不如大城市,有的医院妇产科甚至只能靠中国医疗队员来支撑。据中国援摩洛哥医疗队总队部统计,8个医疗点中,4个工作点为摩方大区医院,相当国内县级医院;另外4个工作点为摩方省级医院,相当国内乡镇社区医院。根据经

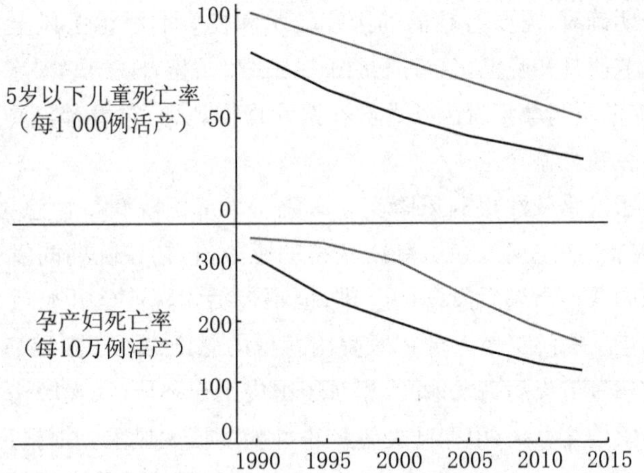

图1 摩洛哥5岁以下儿童及孕产妇死亡率(1990—2015)

资料来源:http://www.who.int/gho/countries/mar.pdf?ua=1。

① 新生儿死亡率、5岁以下儿童死亡率、孕产妇死亡率为国际通行的评价一个国家或地区妇幼保健水平的三大黄金指标。

验,无论哪个国家,5 岁以下儿童及孕产妇死亡率在不发达地区肯定比在发达地区要高,这与当地的经济社会发展水平和医疗卫生人力资源紧密相关。因此,40 余年来,中国驻摩洛哥医疗队持续工作,为有效提高摩洛哥的整体卫生健康水平,作出了巨大的贡献。

2. 解决受援国人民的疑难杂症

上海援摩洛哥医疗队是我国援外医疗的一个重要组成部分。40 余年来,上海援摩洛哥医疗队从塞达特 1 个医疗点、12 名队员,逐步扩大为穆罕默迪亚、梅克内斯、阿加迪尔等 12 个医疗点,121 名队员(后压缩至 8 个医疗点、1 个总队部,79 名队员),覆盖摩洛哥 12 个省,成为我国援外医疗队中派出人员最多、医疗点也最多的省市之一。截至 2017 年 10 月,上海共派出援摩洛哥医疗队 176 批,1 751 人次,诊治病人 560 万人次,收治住院病人 76 万人次,实施手术 43 万人次,涉及内科、外科、妇产科、骨科、眼科、五官科、儿科、针灸科、麻醉科、公共卫生等 10 多个专业。在医疗设备简陋、常用药品缺乏的条件下,凭借丰富的临床经验,精湛的医疗技术,创造性地开展工作,医疗队员已然成为所在医院的主要医疗技术力量。他们抢救了许多急、重、难病人,治愈了一批顽症、疑难杂症,大量有影响的手术和新的医疗项目,填补了当地医学的空白,更赢得了当地政府和人民的信任和赞誉,被受援国人民誉为“白衣天使”,是“真主派来的好医生”。

3. 成为中摩两国的民间大使

医疗队员在为摩洛哥人民提供医疗服务的同时,也在播撒中摩人民友谊的种子,不仅受到一般贫民的欢迎,同时也赢得了摩洛哥上层的信任。分布在摩洛哥各地的中国医疗队所在地的各级政府要员和上层人物也是中国医生服务的经常性对象,甚至包括王室成员和政府首脑及其家人,也邀请中国医生为其出诊看病。

在摩洛哥,上至高层官员,下至平民百姓,有许许多多人与医疗队建立了深厚的友谊,他们把医疗队员们看成友谊的使者,尊贵的客人,中摩两国友谊因此也得到进一步发展。我国驻摩洛哥大使馆对医疗队在摩洛哥的工作一直给予高度评价,称赞医疗队为增进中摩两国政府间的外交关系起到了特殊的作用。

三　我国援外医疗政策效果分析

我以邓恩的“以问题为中心”分析模式为理论基础，把“我国援外医疗政策”作为问题中心，以上海援摩洛哥医疗队为例，着重从政策系统三要素中的政策利益相关者的角度，运用统计学方法对调研结果进行定性与定量分析，继而对政策结果这一信息进行评价。从我国的援外医疗政策实施范围可以看出，利益相关者主要为四部分：一是国家层面的政策制定者，主要以国家卫健委、商务部和外交部等国家相关部委为主；二是地方层面的管理部门，主要以上海市卫生计生委和上海市外办等地方政府组成部门为主；三是地方层面的执行机构，主要以上海相关医疗机构为主；四是政策受众群体，主要以援摩洛哥医疗队员为主。

（一）调研情况

本文具体设计方案，分为国外调研、国内调研和问卷调查三部分。国外调研主要是实地赴摩洛哥调研驻摩洛哥医疗队，与现任医疗队员交流座谈；国内调研主要是参加“改进和加强我国卫生援非工作”专题调研活动，与援外医疗相关部门管理者和过往参加过援外医疗任务的队员交流座谈。问卷调查发至援摩洛哥医疗队员共109人次，包括已回国的医疗队员，正在国外的医疗队员和正在国内接受培训准备出征的医疗队员。

1. 国外实地调研

应摩洛哥卫生部的邀请，2016年7月，我随上海市卫生计生委代表团实地赴摩洛哥调研我援摩洛哥医疗工作。在摩洛哥访问期间，代表团调研了中国援摩洛哥医疗队，实地走访了中国援摩医疗队总队部、沙温医疗点和穆罕默迪亚医疗点，与总队队员、沙温分队队员、穆罕默迪亚分队队员和拉西迪亚分队队员代表交流工作和生活状况，与沙温省卫生厅厅长进行深入交流与沟通，商谈援摩医疗工作方式和内容上的创新，进一步加强中摩双方在卫生医疗领域的交流合作。

2. 国内专题调研

2017年5月14—15日，全国政协外事委员会率团赴上海市援非医疗工作。我有幸全程参与此调研活动，获得了第一手座谈会资料，这是迄今为止覆盖面最广,参与讨论发言人数最多的关于上海市援非医疗工作的座谈会,具有深远意义。

3. 问卷调查

本次问卷调查,发至援摩洛哥医疗队员共计 109 人次。其中有效问卷 107 份,无效问卷 2 份。107 份有效问卷中,已回国的医疗队员完成 16 份,占 15%;正在国外的医疗队员完成 68 份,占 64%;正在国内接受培训准备出征的医疗队员完成 23 份,占 21%。

从调查问卷表的基本情况信息统计可以看出(见表 4),援摩洛哥医疗队员以男性居多。年龄段主要分布在 30—50 岁这个年龄期间,50 岁以上的相对 30 岁以下的占比更大。关于政治面貌,以中共党员居多,这也体现了党员在参与援外医疗任务时发挥的模范先锋作用。医疗队主要有行政管理人员(总队长)、医生、专职会计、厨师、翻译和护士等组成,可以看出医生人数占总人数的一半以上。职称方面,从已回国队员、正在国外队员和正在国内培训队员三个方面可以看出,越来越多的拥有中级职称的医生参与到援外医疗事业中来,从 25%到 55%再到 70%,占比不断提高,这个趋势值得我们思考。医疗队员出征前外语水平普遍不高,特别是法语能力强的人数远远不如英语能力强的人数,这也可能和国内义务教育阶段更加重视英语的培养有密切关联。援摩洛哥医疗队员中,超过 90%的人是第一次参加援外医疗任务,从事本职业的年限平均为 16 年。我们也可以看出,援摩洛哥医疗队员拥有的工作经验时间呈递减状态。

表 4　接受问卷调查的援摩洛哥医疗队员的基本情况信息

指标分类	总计人数/占比	已回国队员	正在国外队员	正在国内培训队员
性别				
男	67(63%)	12(75%)	40(59%)	15(65%)
女	40(37%)	4(25%)	28(41%)	8(35%)
年龄				
20—30 岁	9(8%)	0	7(10%)	2(9%)
30—40 岁	39(36%)	5(31%)	24(35%)	10(43%)
40—50 岁	37(35%)	7(44%)	21(31%)	9(39%)
50 及以上	22(21%)	4(25%)	16(24%)	2(9%)

续 表

指标分类	总计人数/占比	已回国队员	正在国外队员	正在国内培训队员
政治面貌				
中共党员	43(40%)	10(62%)	25(37%)	8(35%)
民主党派	17(16%)	4(25%)	10(15%)	3(13%)
群众	40(37%)	2(13%)	28(41%)	10(43%)
共青团员	7(7%)	0	5(7%)	2(9%)
在医疗队中担任的职务				
行政管理人员	4(4%)	1(6%)	2(3%)	1(4%)
医生	78(73%)	13(81%)	50(74%)	15(65%)
会计	5(5%)	0	4(6%)	1(4%)
厨师	11(10%)	2(13%)	7(10%)	2(9%)
翻译	7(6%)	0	5(7%)	2(9%)
护士	2(2%)	0	0	2(9%)
职称(出征前)				
初级	4(4%)	0	3(4%)	1(4%)
中级	57(53%)	4(25%)	37(55%)	16(70%)
副高级	31(29%)	9(56%)	20(30%)	2(9%)
正高级	7(6%)	3(19%)	3(4%)	1(4%)
无职称	8(7%)	0	5(7%)	3(13%)
语言水平(出征前)				
英语良好 法语一般	36(34%)	4(25%)	24(36%)	8(35%)
法语良好 英语一般	3(3%)	0	3(4%)	0
两者都良好	10(9%)	3(19%)	5(7%)	2(9%)
两者都一般	58(54%)	9(56%)	36(53%)	13(56%)
援外医疗总次数				
1次	99(92%)	15(94%)	61(90%)	23(100%)
2次	6(6%)	1(6%)	5(7%)	0
3次	2(2%)	0	2(3%)	0
从事本职业工作年限	16.0年	18.4年	15.9年	14.5年

资料来源:根据调查问卷整理得出。

（二）利益相关者：国家层面的政策制定者

1. 调研结果分析

根据问卷调查结果，92%的受访者认为中国派遣援摩医疗队对摩洛哥当地医疗卫生发展是有帮助的；88%的受访者认为援外医疗工作对中国的总体影响是有价值的。这说明绝大多数受访者认为我国援外医疗任务总体上是有效果的，无论是对受援国还是对援助国。

运用统计学检验分析得出，已回国队员、正在国外队员和正在国内培训队员对上述问题的认知差异无统计学上的显著性($P > 0.05$)。（见表5）

表5　接受问卷调查的援摩洛哥医疗队员综合评价结果

问　题	选　项	已回国队员	正在国外队员	正在国内培训队员	合计人数/占比	X^2 值	P 值
您认为中国派遣医疗队对摩洛哥医疗卫生的影响是	非常有帮助	6(38%)	21(31%)	7(54%)	34(35%)	3.342	0.731*
	比较有帮助	9(56%)	40(59%)	6(46%)	55(57%)		
	没有帮助	0	4(6%)	0	4(4%)		
	其　他	1(6%)	3(4%)	0	4(4%)		
您认为援外医疗工作对我国而言是	非常有价值	7(44%)	22(32%)	8(62%)	37(38%)	5.475	0.065#
	比较有价值	8(50%)	35(52%)	5(38%)	48(50%)		
	一　般	0	3(4%)	0	3(3%)		
	没有太大价值	1(6%)	8(12%)	0	9(9%)		

资料来源：根据调查问卷整理得出；统计学数值由 SPSS 22.0 统计软件计算得出。

* 采用 Fisher 确切概率法进行组间比较。

\# 采用 Kruskal-Wallis 检验进行组间比较。

2. 援外医疗政策的成效

卫生问题的本质是一个人的健康问题，外交是一个高度政治化的问题。张清敏认为两者的关系经历了四个阶段：第一阶段中“卫生成为政治的工具或牺牲品。冷战时期，东西方的对峙造成大量的热战，损害了人民的健康”；第二阶段中“健康问题成为对外政策的工具，如一些国家对外发展援助中将卫生援助当作很重要的一部分”；第三阶段中“健康问题成为对外政策重要一部分，当前正处于这个阶段”；第四阶段“则是对外政策服务健康目标的阶段，这可以说是一个理想阶段”。

援外医疗作为国家对外援助工作的一部分，从根本上是服务于国家整体外交战略的。作为国际社会的一员，任何一个国家要想生存与发展，其外交都必须从国家利益出发，为国家利益服务，中国也不能例外。只是在不同的时期，中国关注的国家利益的侧重点不同。改革开放前，中国对外援助服务于国家的安全和政治利益；改革开放后，中国对外援助主要服务于国家的经济利益[①]。自 1963 年中国派出医疗队到阿尔及利亚，中国援外医疗推动了中国外交工作的开展，有力地配合了中国政府的对外政策，特别是援外医疗队在非洲取得长远的影响，有效地维护了中国的国家利益。

中国在国际舞台上得到非洲国家的有力支持，中国恢复联合国席位，在台湾、人权、申奥等问题上得到非洲国家的支持，其中部分功劳应该归功于中国对非卫生援助与合作。特别是刚刚于 2017 年 7 月 1 日卸任的前世界卫生总干事中国香港人陈冯富珍女士，在 2006 年代表中国竞选世界卫生组织总干事及 2012 年连任竞选上，都获得绝大多数非洲国家举足轻重的一票。

(1) 两国关系

对于援摩洛哥医疗队而言，其所产生的外交影响更加直接。2016 年 5 月 11 日，国家主席习近平在人民大会堂同摩洛哥国王穆罕默德六世举行会谈，两国元首决定建立以相互尊重、平等互利原则为基础的中摩战略伙伴关系，开启双边关系新篇章。访华期间，摩洛哥国王穆罕默德六世突然宣布将对中国公民实施免签。据介绍，此次摩洛哥是对所有类型的中国护照持有者实行单方面免签[②]。我国持续地向摩洛哥派遣医疗队正是两国外交关系升华的重要原因之一，由于底层民众持续对中国医生对中国热爱的热情所推动，促使该国国王下定决心，终于实现了主动访华，与我国建立战略伙伴关系，从全面倾向西方转为支持我国的立场。

(2) 服务"一带一路"倡议

我国正在进一步推进"一带一路"倡议，而援外医疗也是实现"一带一

---

① 张郁慧:《中国对外援助研究(1950—2010)》，九州出版社 2012 年版，第 205—207 页。

② 《中国公民赴摩洛哥 6 月起正式免签》，http://www.gov.cn/xinwen/2016-05/31/content_5078417.htm，2016-05-31。

路”十分重要的铺路架桥举措之一。习近平总书记在2015年中非合作论坛南非约翰内斯堡峰会上郑重宣布中非医疗卫生领域的合作项目，再次重申我国援外医疗不是一种短期的“权宜之计”，而是我国一项长期对外充分展示自身外交“软实力”的战略。由此可见，援外医疗不仅仅是一项普通的工作，而是一项时间之长空间之广的伟业。摩洛哥也属于“一带一路”沿线国家，援摩洛哥医疗也正在其中发挥着重要作用。

(3) 受援国方面评价

2013年6月，摩洛哥卫生部国际合作处处长埃尔·格里布·莫哈米德(EL Ghrib Mohamed)来访上海期间，专门接受了上海电视台的专访。埃尔·格里布·莫哈米德先生担任摩洛哥卫生部国际合作处处长，长期与中国医疗队合作共事，所以他用了第二故乡来描述他对上海的感情，用他的话来说他所认识的上海医生可能比摩洛哥医生还多，所以到了上海就像回到家乡一样。当被问及作为主管官员如何评价中国援摩洛哥医疗队时，埃尔·格里布·莫哈米德回答道：“我知道我们的百姓很喜欢中国医生，我们官员也非常认同。中国医生所在之处，当地百姓都以能让中国医生诊治而荣。自1975年以来，来自上海的中国医生38年来从未中断过对我们摩洛哥的医疗援助，我想如果不是亲人，没有哪一个国家会对另一个国家，没有哪一个民族会对另一个民族长达半个世纪的援助，我们除了感激就是敬佩。”

3. 援外医疗政策存在的问题与原因

(1) 管理组织架构不合理

尽管从总体上来看，对外医疗援助政策对于国家层面的成效是不可替代的，但是我们也发现，其中存在着不少问题。最突出的就是管理难问题。主要原因就是国家层面的管理组织架构不合理。

目前援外医疗队的归口管理部门是国家卫生计生委，负责制定相关政策和协调相关部委。援外医疗队的日常管理工作下放到国家卫生计生委下属的国际交流与合作中心(事业单位)援外医疗队事务部负责。国家卫生计生委办公厅2016年印发的《援外医疗队员选拔暂行规定》中要求：“国家卫生计生委为援外医疗队工作的主管部门，根据国家援外工作需要，下达派遣任务。承派省(区、市)卫生计生行政部门根据国家卫生计生委下达的派遣任务，负责筹组医疗队，将选拔任务落实到派员单位。派员单位负责按照医疗队员选拔条件推荐人选。”

由于多头管理，选派任务层层下派，较少全局设计、整体规划项目，协调成本较高，发挥合力有限。如解决队员驻地艰苦的问题，长期反映仍未能得到解决，严重影响了中国医生的形象。又如，对短期卫生合作项目，欠缺相应的效果评估，影响可持续推进，导致低水平重复度较高。对此，尽管国家卫生计生委、外交部、教育部、财政部、人力资源社会保障部、商务部、海关总署、国家质量监督检验检疫总局于 2013 年联合印发的《关于新时期加强援外医疗队工作的指导意见》中规定：“国家卫生计生委作为援外医疗队工作归口管理部门，负责组织管理援外医疗队工作，建立部际协调机制，研究制订相关政策和管理制度。”但是管理机制混乱的现象仍未有较大改观，部际协调机制的作用并未体现。

甚至连国外学者也注意到了这个问题。美国大学国际关系研究学院黛博拉·布罗蒂加姆(Deborah Brautigam)教授发现“当他们[①]在农业、卫生或教育领域需要专家意见的时候，他们就会与所属部委的国际合作部门进行合作，不过这种合作通常由商务部牵头。当一位英国官员询问卫生部国际合作司有关 2006 年中非合作论坛北京峰会上中国承诺设立的医院和抗疟中心建于何处时，他们回答说他们并不知情，他们正在等着商务部的通知。对外援助司之所以规模比较小，还因为它没有在境外设立办事处。事实上，隶属于中国驻外大使馆的经济商务参赞处将会指派一名或多名工作人员监管援助计划，负责排除故障，监控和检查它们完成的情况。这些工作人员并不一定是发展领域的专家。”[②]

(2) 人事激励政策不明晰

关于人事激励政策，《关于新时期加强援外医疗队工作的指导意见》仅仅笼统地提出：“援外医疗人员的选拔要与本单位人才培养结合起来。在国外工作 2 年及以上的队员，完成任务并考核合格返回后，原在行政机关担任领导职务的，一般不安排同级别非领导职务；原在事业单位管理岗位工作的，原则上继续聘用(任命)相应岗位(职务)。国外工作期间表现优

---

① 指商务部对外援助司。

② 黛博拉·布罗蒂加姆(Deborah Brautigam)：《龙的礼物——中国在非洲的真实故事》，沈晓雷、高明秀译，社会科学文献出版社 2012 年版，第 87 页。

秀、符合任职条件的队员,同等条件下优先考虑提拔任用。”

在我国,人事激励政策包含职务及职称晋升等,原则上是由国家人力资源和社会保障部统一颁布。但是对于援外医疗队员来说,国家人力资源和社会保障部并没有细化政策方案,导致各地方层面必须自行制定相关政策实施,有的地方政府甚至未制定细化方案,这带来了一定的偏差与不均衡。更何况,援外医疗队员对于人事激励政策特别关注,使得人事激励政策细化和明晰的需求迫在眉睫。

(3) 薪酬待遇过低

援外医疗队员的薪酬待遇标准是由财政部统一制定的。目前来看,整体收入过低已经成为派遣难的主要原因之一,因为现行的援外津贴标准是 2007 年确定的,10 年未做调整,已远远落后于上海整体薪资水平,这些因素都极大影响上海医生参与援外任务的积极性。除了基本固定收入之外,由财政部主导的两类收入事项的取消在此不得不特别指出:一是艰苦地区补贴取消;二是国家不提供人身意外伤害险。

艰苦地区补贴取消

2016 年,财政部印发《财政部关于调整援外出国人员艰苦地区补贴标准的通知》,较 2001 年由财政部、外经贸部关于印发《援外出国人员生活待遇管理办法》的通知,其中大幅度增加援外人员的艰苦地区补贴。本来是件令人开心的事情,但是摩洛哥却从一类艰苦地区中消失(每人每月 3 100 元人民币),这意味着,援摩洛哥医疗队员相比援其他国家医疗队员每月的收入要少几千元不等。援摩洛哥医疗队员在外收入本来就不是特别高,失去了艰苦地区补贴,队员的心理落差非常大。从问卷调查中也可以看出,许多医疗队员呼吁“恢复艰苦地区补贴”。尽管摩洛哥相对于其他大部分非洲国家无论是经济还是社会都比较稳定,但大部分医疗队员都驻扎在摩洛哥偏远地区,生活水平其实很低。艰苦地区补贴政策的取消无疑是雪上加霜。

国家不提供人身意外伤害险

2004 年 9 月,财政部、监察部印发《关于党政机关及事业单位用公款为个人购买商业保险若干问题的规定》,明确规定了购保的险种:“仅限于旨在风险补偿的人身意外伤害险,包括公务旅行交通意外伤害险、特岗人员的意外伤害险,以及为援藏援疆等支援西部地区干部职工购买的人身意外伤害险”。对于援外医疗队员是否可以购买商业保险，在该《规定》中并未具体说明。原卫生部根据此份文件规定，决定于2006年10月起停止统一为援外医疗队员购买人身意外伤害保险。这在援外医疗队员中引起不小的争议，一定程度上打击了队员选派的积极性。很多医疗队员不理解，为什么都是参加国家援助项目，援藏援疆队员的利益可以保障，而对援外医疗队员却无法实现。

目前，上海市的解决办法是为每一名援外医疗队员购买两种保险。一种2006年10月前原卫生部统一购买的人身意外伤害险，据了解，所有队员的人身意外伤害险由各派出医疗机构承担。另一种是经过与摩洛哥卫生部门的不断协商，由摩方为医疗队员再统一购买摩洛哥的商业保险，但保费不高，一旦发生重大人身事故，一方面增加了派员单位的预算成本，另一方面又使医疗队员所在的家庭背上了沉重的经济负担和心理负担。

（三）利益相关者：地方层面的政府管理部门

1. 调研结果分析

笔者参与了5月14日上午的专题座谈会。根据现场速记稿，归纳整理如下：

(1) 上海市卫生计生委

上海市卫生计生委在专题座谈会上简要介绍了援摩洛哥医疗队的基本情况、主要工作成效、管理制度情况、援外创新形式等，指出援外医疗工作需要重视和解决的问题为选派难、管理难、医疗队定位低等。提出的建议为：一是国家层面对卫生援非工作的有效性开展全面系统的评估；二是调整援摩洛哥医疗模式；三是提高援外医疗待遇。

(2) 上海市商务委

上海市商务委在专题座谈会上简要介绍了上海的地方企业对非洲国家地区的援助工程项目和投资额。特别突出介绍了有代表性企业的援外事例，包括复星集团、上海医药集团和上海建工集团在非投资援助的案例。提出的建议为：一是在非洲建立医药产业园；二是提高医药卫生官员培训班在整个国家援外培训中的比例；三是加大中医理疗推向非洲的力度；四是国家对援外医疗回国人员的各种待遇加以重视。

(3) 上海市财政局

上海市财政局在专题座谈会上简要介绍了援外医疗资金使用情况。

提出的建议为：建议在经济待遇方面提高援外医疗队员的标准。

（4）上海市人社局

上海市人社局在专题座谈会上简要介绍了援外医疗队员的各种待遇情况，主要是落实好相关福利待遇和放宽职称晋升条件等。提出的建议为：一是适度提高援外医疗队员的津贴；二是国家制定统一的职称编制方案；三是改善在非的居住环境。

（5）上海海关

上海海关在专题座谈会上简要介绍了援外物资的通关情况以及关税征收情况。提出的建议为：援非的卫生器械和装备等可以利用上海自贸区的优势统一仓储，统一运输。

（6）上海市政府外办

上海市政府外办在专题座谈会上简要介绍了上海与非洲的友好往来情况。提出的建议为：一是加强宣传；二是增加资金改善援外条件；三是关心医疗队员。

（7）浦东新区卫生计生委

浦东新区卫生计生委在专题座谈会上简要介绍了浦东新区开展选派援外医疗队的基本情况。提出存在的困难为：组建难，定位低，在外时间长，综合待遇低等。

2. 援外医疗政策的成效

（1）建立友好城市

尽管援非医疗队都冠以“中国”名称，但事实上它是由各个省区市与相应的非洲国家通过国家总体外交安排而“结队”派遣的。也就是说，地方政府机制性地参与中非合作最早是从援非医疗队开始的①。根据安排，上海市与摩洛哥“结队”。

根据上海市外办的统计，截至 2017 年 9 月底，与上海市建立友好城市关系或友好交流关系的国际省市已有 85 个，来自全球 57 个不同国家②。其中，上海市与摩洛哥卡萨布兰卡市为市级友好城市。1985 年，中国驻摩

① 张春：《地方参与中非合作研究》，上海人民出版社 2015 年版，第 74 页。

② 《上海市国际友好城市及友好交流关系城市总体情况》，http://www.shfao.gov.cn/wsb/node466/node548/node549/index.html，2017-10-09。

洛哥大使馆推荐上海市与卡萨布兰卡结为友好城市，获两国政府认可。8月27日，上海市市长江泽民邀请卡萨布兰卡市长阿罕穆德·菲扎齐率团访问上海。1986年9月，卡萨布兰卡市政委员会主席兼摩洛哥手工业及社会事务大臣穆罕默德·阿卜易德率团访问上海。江泽民市长与阿卜易德主席共同签署两市正式缔结友好城市关系协议书。自结好以来，两市在经贸、文化和教育等领域开展了一些交流与合作。上海组派展团参加过在卡萨布兰卡举办的国际博览会。2008年10月，为庆祝中国与摩洛哥建交50周年，两市的中学举办了“中摩儿童互致问候活动”①。

(2) 获得荣誉称号

援外医疗政策对地方层面带来的成效还包括获得各种先进集体的评优荣誉。例如，徐汇区卫生局（现为徐汇区卫生和计划生育委员会）于2003年获得“全国援外医疗工作先进集体”称号；上海市卫生局（现为上海市卫生和计划生育委员会）于2008年获得“全国援外医疗工作先进集体”称号；上海交通大学医学院人事处于2013年获得“全国援外医疗工作先进集体”称号等。

3. 援外医疗政策存在的问题与原因

(1) 上海与摩方之间高层交往不多

令人颇为遗憾的是，上海援摩洛哥医疗队至今没有在摩洛哥卡萨布兰卡市设立医疗点。无法利用援外医疗队搭起桥梁，这也导致两市高层领导的交往较少。据官方媒体报道，也仅有2010年9月，上海市市长韩正和上海市人大常委会副主任周禹鹏分别会见来沪参加中国2010年上海世博会的摩洛哥卡萨布兰卡市市长穆罕默德·萨吉德一行。会见后，双方共同签署《上海市和卡萨布兰卡市2010—2012年友好交流备忘录》。我认为，如何充分利用援摩洛哥医疗队员所培育起来的良好民意基础，也是两市关系今后发展的重点方向之一。

(2) 政策更新滞后影响工作发展

截至目前，上海援摩洛哥医疗队在摩共设8个医疗点和1个总队部。8个医疗点中，仅有穆罕默迪亚医疗分队和塞达特两个点设有中医科，中

① 《卡萨布兰卡市》，http://www.shfao.gov.cn/wsb/node466/node548/node550/u1ai17725.html，2012-09-20。

医医生 4 人，仅占全部队员的 5%。但是直到现在，摩洛哥人对针灸的兴趣有增无减。援摩洛哥穆罕默迪亚医疗分队是摩洛哥唯一一家以针灸为主要疗法的医疗机构。据统计，来穆罕默迪亚医疗分队就诊的病人来自当地和摩洛哥其他城市，甚至还有部分在摩洛哥工作的外国人，如来自欧洲和亚洲等国的患者。治疗的病种以颈椎病、腰椎病、膝关节炎、肩周炎、风湿、类风湿等为准，也有哮喘、慢支、眩晕、头痛、面瘫、中风后遗症等病症，还有用针灸辅助治疗急性胃痛、肾结石、肾绞痛、急性阑尾炎、急性扭伤、急性软组织损伤，针灸戒烟、针灸减肥等①。

中医医生的人数与摩洛哥民众接受针灸治疗的人数形成鲜明的反差，表明医疗队的分布与摩洛哥国内对医疗服务的需求并不完全匹配。但是令人遗憾的是，相关援外政策并没有与之调整，仍然是按部就班地进行派遣，政策更新滞后严重。以上海市卫生计生委为例，目前执行的援摩洛哥医疗政策细则仍然是 2012 年印发的《关于进一步加强上海市援摩洛哥洛哥医疗管理工作的意见》，缺乏与时俱进的内容。

（四）利益相关者：地方层面的派出机构

1. 调研结果分析

笔者参与了 5 月 14 日下午的专题座谈会，各方提出意见和建议的焦点主要在于派出任务重、队员待遇低、在外工作生活环境差和功能定位有偏差等方面。

(1) 派出任务重

选派援外医疗队员对于医院来说任务相当繁重。因为相关医院不仅对外承担医疗援助任务，对内还承担援疆、援藏、援滇等国内对口支援工作，每年需要派出的医疗人员人数众多，影响了本医院基本医疗服务的提供，从而在一定程度上造成医疗服务质量的下降，形成恶性循环。不仅如此，相对于国内对口支援任务，援外医疗任务时间周期更长（国内语言脱产培训 10 个月加在外援助两年），任务更重，给各派出医疗机构带来沉重负担。因此建议缩短在外周期，完善派出队员的专业结构。

(2) 援外队员待遇低

援外医疗队员的待遇与本医院非援外同科室的医生相比，仍然没有

① 《爱从东方来——上海医生在摩洛哥》，《新民周刊》2015 年第 38 期，第 41 页。

令人诱惑的竞争力，无法吸引高水平的医务人员。虽然援外队员有额外的津贴补助，但是部分医院实行绩效管理机制，只能给援外队员发放基本工资，更不用说其他灰色收入等。

（3）在外工作生活环境差

派出单位每年由校领导或院领导率团去摩洛哥对应医疗点慰问调研。一方面实地考察援外医疗队员的工作生活环境；另一方面看望慰问援外医疗队员，给予精神和物质上的双重鼓励。上述机构的代表团实地考察后都认为队员在外工作生活环境差，建议必须尽快改善工作居住环境。

（4）功能定位有偏差

我国对外宣称是对受援国进行医疗卫生援助，但实际上受援国却把中国派来的医生当成普通医务劳动者，并没有给予专家性质的对待。要求中国医生承担更多的是苦活和累活，而不是治疗疑难杂症。因此，派出机构建议明确援外医疗的模式和功能定位，适当改变传统的援摩洛哥医疗形式，给予援外医疗队员职业荣誉感。

2. 援外医疗政策的成效

（1）对口医院合作

2015 年是中国向摩洛哥派遣医疗队 40 周年，在纪念中摩医疗卫生合作 40 周年大会上，双方签署了上海交通大学医学院附属瑞金医院与摩洛哥菲斯医学院附属哈桑二世医疗中心建立友好医院的协议。这是中摩两国首个友好医院协议，此举意味着中国卫生援摩洛哥几十年后，在调整合作战略方面迈出了实质性的一步。

（2）获得荣誉称号

援外医疗政策对派出机构带来的成效包括获得各种先进集体的评优荣誉。例如，上海交通大学医学院人事处于 2013 年获得“全国援外医疗工作先进集体”称号等。

3. 援外医疗政策存在的问题与原因

援外医疗政策对于派出机构来说遇到的最大困难就是派遣难问题。主要原因如下：

（1）国内自身发展带来压力

中国自身发展带来的医疗卫生体系的压力正对援外医疗队的派遣带

来巨大的压力。例如，随着中国计划生育国策的调整，“二孩”政策全面放开，直接导致中国国内妇产科医生紧缺。而我援摩洛哥医疗队每批就需要12名妇产科医生，多年下来一直没有改变，无形中对选派工作造成了巨大的压力。不仅如此，其他各科医生派遣难的问题也层出不穷，这直接导致2010年后，由于派遣难等问题，中摩协商后对原先的12个点进行了缩减和布局调整，取消了萨菲、荷赛马、马拉喀什、布阿发4个医疗点，变为目前8个医疗点和1个总队部，从121人缩减到79人的援助规模。

(2) 经济补偿低

根据相关援外医疗政策规定，国家给予医疗队员派员单位每人每月3 000元人民币技术服务补贴费作为对派出机构的经济补偿。但是整个援外期间，派出机构不仅要按照政策规定负担医疗队员的基本工资和奖金，还要给予对其一定的经济补贴，同时还承受由于医生不在岗导致的零创收，可谓三重损失。

(3) 队员政治经济待遇不高

援外医疗队员的选拔、干部考察、人才培养等工作与援疆、援藏等对口支援工作的重视和宣传程度有差距。同时，现行的援外人员岗位津贴标准是2007年确定的，已经10年未做调整。上海是全国薪资水平最高的地区之一，现行的津贴标准激励作用不大，因此，上海医生参与援外任务的积极性不高。正如国家卫生计生委报告所指出的：“一些地方政府和有关部门认为中国援外医疗队是劳务和技术输出。一些医疗机构认为派遣援外医疗队要影响有关医院的收入等，不太愿意派出技术尖子。一些医务人员由于认为待遇低、条件艰苦、给家庭增加负担等原因，不愿执行援外医疗任务。因此，出现‘派遣难’的现象，这种情况在经济发展较快的地区尤为明显”。①

职称晋升方面，上海市的政策是“同等条件下优先考虑”，但事实上上海市人才竞争激烈、晋升门槛更高，所以政策激励不能达到预期效果。

(4) 自身职业发展受限

由于援摩洛哥医疗队的主要工作是提供基本医疗服务，又受限于受

① 卫生部国际合作司：《加强实施新战略、改革援助非洲医疗工作》，《西非亚洲》2003年第8期，第16页。

驻地医院医疗设备、设施、器械条件，许多技术无法开展，队员们的医疗技术水平没有提升反而停滞，甚至倒退，对队员的职业发展造成负面影响。

摩洛哥当地的医生大多在欧洲国家接受医学教育，回国后一般留在大城市工作，不愿意到落后地区，基层医疗薄弱。因此，中国医疗队主要被分布在其一级医院工作，成了弥补基层医疗空缺的主力军，并陷入一到放假就要为当地医生顶班的困局。另一方面，摩洛哥医生将中国医疗队员定位为简单的医务工作者，而不是专家，而中国医生利用国内援助的耗材免费为患者手术也被认为是破坏了当地医生的利益链。

(5) 健康安全问题

受援国生活和工作环境较为恶劣，医疗队员承担着感染甲肝、疟疾和艾滋病等传染病的风险，发生道路交通意外的风险也远高于国内。此外，队员长期处于半封闭环境中，远离亲人和朋友，心理健康受到影响。基本生活物资和食材采购困难也影响到队员生活和健康。队员因病回国治疗、购买意外保险等方面的费用得不到财政支持。

正如座谈会上相关派出机构负责人的意见，普遍存在选派援外医疗队员对于医院来说任务有点重的困难。因此，如何出台政策加大对派出机构的经济上和用人上的补贴，十分有必要。

(五) 利益相关者：政策执行主体

援外医疗队员作为执行援外医疗任务的主体，更是直接受到援外医疗政策的影响。根据问卷调查结果，援外医疗队员受政策影响涉及的主要成效及问题体现在选拔和出国前培训、薪酬待遇、职称晋升、回国后续培养及家庭保障等方面。

1. 选拔和出国前培训

(1) 参加医疗队情况

调查对象参加援摩洛哥医疗队的理由：接受调查的队员中有65%的人表示自己是自愿报名参加；34%的人则表示自己参加援摩洛哥医疗队是出于组织安排；另外还有2位队员表示是自愿报名加上组织安排。调查问卷显示没有家属主动要求队员出征。家庭对于出国参加援外医疗队的态度，支持类(非常支持和比较支持之和)的占比最大，达到64%；支持度一般的为22%；另有12%的不太支持和2%的不支持。我们可以从已回国队员、正在国外队员和正在国内培训队员三个方面看出，支持度为一般的呈上升趋势,需要卫生行政主管部门和派出机构注意。同时,本调查显示上海援摩洛哥医疗队中出现家属不太支持或很不支持的案例(见表6)。

表6 接受问卷调查的援摩洛哥医疗队员参加医疗队的理由

指标分类	总计人数/占比	已回国队员	正在国外队员	正在国内培训队员
参加医疗队理由				
自愿报名	69(65%)	12(75%)	40(59%)	15(65%)
组织安排	36(34%)	4(25%)	28(41%)	8(35%)
家属要求	0	0	0	0
其　他	2(2%)	0	0	0
家庭的态度				
非常支持	24(22%)	6(38%)	12(18%)	6(26%)
比较支持	45(42%)	8(50%)	32(47%)	5(22%)
一　般	24(22%)	1(6%)	13(19%)	10(44%)
不太支持	12(12%)	1(6%)	10(15%)	1(4%)
很不支持	2(2%)	0	1(1%)	1(4%)

资料来源:根据调查问卷整理得出。

图2显示,在选择吸引参加援外医疗队的因素中,39%的受访者选择"丰富个人的人生阅历";其次为"职称晋升"(24%);只有6%的受访者选择"薪酬待遇"。这提示大多数参加援外医疗的队员,并不是把薪酬待遇看得非常重要。

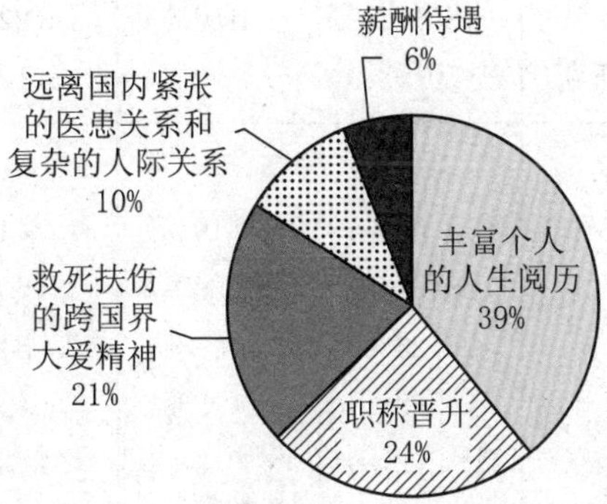

图2 吸引参加援外医疗队的因素

(2) 出国前培训情况

根据国家卫生计生委的相关规定，援外医疗队员出国前必须进行语言、思想政治、风俗习惯等方面的脱产培训，时间不少于8个月(小语种)。根据表7显示，97%的受访者认为有必要进行出国前培训，特别是已回国队员和正在国内培训队员中所有人都认为有必要(100%)。关于出国前培训时间，63%的受访者认为比较合理；其次是培训时间太短。我们可以从已回国队员、正在国外队员和正在国内培训队员三个方面看出，认为出国前培训时间为比较合理的呈下降趋势，需要卫生行政主管部门注意调整。总体而言，认为出国前培训效果为实用的(非常实用+比较实用)占64%，提示上海市在援摩洛哥医疗队员出国前培训这项工作上基本达到效果，仍有上升空间，需要听取广大队员的意见和建议。

表7　接受问卷调查的援摩洛哥医疗队员对于出国前培训的态度

指标分类	总计人数/占比	已回国队员	正在国外队员	正在国内培训队员
出国前培训必要性				
有必要	104(97%)	16(100%)	65(96%)	23(100%)
可有可无	2(2%)	0	2(3%)	0
没有必要	1(1%)	0	1(1%)	0
出国前培训时间				
太长	12(11%)	2(13%)	3(4%)	7(30%)
比较合理	67(63%)	13(81%)	42(62%)	12(52%)
太短	18(17%)	1(6%)	15(22%)	2(9%)
时间长短无所谓	10(9%)	0	8(12%)	2(9%)
出国前培训的效果				
非常实用	13(12%)	3(19%)	3(4%)	7(30%)
比较实用	55(52%)	8(50%)	34(50%)	13(57%)
一般	28(26%)	3(19%)	23(34%)	2(9%)
实用性较差	9(8%)	2(12%)	6(9%)	1(4%)
实用性很差	2(2%)	0	2(3%)	0

资料来源：根据调查问卷整理得出。

2. 薪酬待遇

援外医疗队员的收入包括国内收入和国外收入。上海市卫生计生委根据本地区实际情况，通过赴摩洛哥实地调研后，积极协调上海市财政局，从2005年起设立"援外专项"市级财政专项预算。上海市财政每年投入专项经费200万元，用于改善医疗队员的生活和工作条件，其中150万元作为队员生活补贴，50万元为医疗队购置医疗仪器设备等，开了地方政府直接出资支持国家援外医疗工作的先例。同时还利用各组派单位领导看望医疗队的机会，为各医疗分队争取到队长基金，用于医疗队不定期地开展有利于身心健康的活动，丰富援外业余生活，增强了医疗队的凝聚力。

目前，援外医疗队员的收入部分包括三大类：

第一类是国家卫健委直接补贴收入，包括职务技术津贴、医疗岗位津贴和艰苦地区补贴。第二类是上海市级财政直接补贴收入，包括地区生活补助、回国一次性专项资金补贴和非临床队员津贴。第三类是各承派出单位直接发放的收入和补贴，包括援外医疗队员原工作岗位相应的工资福利待遇和各分队队长基金等，根据每个人情况的不同而不同。

目前，尽管援摩洛哥医疗队主治医生以上级别的国外收入高出月平均工资1倍多，但是在国内，特别是上海三甲医院，临床医生的岗位收入远不止此。如与国家参加国际维和部队，外交部、商务部、文化部等外派人员甚至是一般工作人员相比，配套制度和福利待遇相差也较大，保障能力不足。

因为正在国内进行培训的医疗队员还没有收到在国外期间的薪水，也暂时无法遇到职称评定事宜，因此该部分只让已回国队员和正在国外队员进行填写。统计结果显示(见表8)，32%的受访者认为收入比在国内要少，且已回国队员和正在国外队员在收入这项内容的数据间差异存在统计学上的显著性（$P=0.009<0.05$）。调查数据也表明，已回国队员认为在国外期间的收入比在国内多；而正在国外队员则恰恰相反。"提高派出医疗队员的收入和恢复艰苦地区补贴"也频繁出现在派出机构和援摩洛哥医疗队员提出的意见和建议中。因此，提高援外医疗队员收入刻不容缓。上海市各相关区政府、区卫生计生委、医学院和派出单位为了照顾本地区本单位援摩洛哥医疗队员而制定了一些补贴政策，如组织制度保障、经费投入保障、后勤人文保障等，由于缺乏全市统一标准，客观上造成

不公平，也无法复制且难以可持续性贯彻落实。

表 8　接受问卷调查的部分援摩洛哥医疗队员对于在外期间收入的态度

问　　题	选　　项	已回国队员	正在国外队员	合计人数/占比	Z 值	P 值*
您认为援外期间的各项收入是否符合您的预期	收入比在国内多	8(50%)	13(19%)	21(25%)		
	收入和在国内差不多	6(38%)	30(44%)	36(43%)	−2.597	0.009
	收入比在国内少	2(12%)	25(37%)	27(32%)		

资料来源：根据调查问卷整理得出；统计学数值由 SPSS 22.0 统计软件计算得出。

注：* 采用 Mann-Whitney U 秩和检验进行组间比较。

3. 职称晋升

随着医疗卫生体制改革和人事制度改革的深化，各医疗单位对医务人员实施聘任制，定编定岗、优化组合、减人增效，医疗队员回国后在岗位、职务和待遇等方面均遇到问题。援外医疗队员从选拔、培训，到出国和完成援外任务返回，大约要三四年，期间可能影响科研、教学和援外医疗队员水平的提高，甚至可能影响职称评定和职务晋升等①。

根据表 9 显示，60%的受访者认为援外对在国内的职称/职务晋升有所帮助。关于援外对在个人业务水平的影响，一半的受访者认为有所下降，原因有摩洛哥医疗条件有限、治疗理念落后、对外交流少、知识更新慢、与国内不同步、缺乏病例挑战及缺乏同事间的思维碰撞等。运用统计学检验分析得出，已回国队员和正在国外队员对上述问题的认知差异无统计学上的显著性 ($P > 0.05$)。

国家卫生计生委办公厅于 2016 年 3 月印发《援外医疗队员选拔暂行规定》，规定医疗队员在职称和职务方面晋升的优惠条件，包括："在国外工作 2 年及以上的队员，完成任务并考核合格返回后，在原行政机关担任领导职务的，一般不安排同级别非领导职务；在原事业单位管理岗位工作的，原则上继续聘用（任命）相应岗位（职务）。在国外工作期间表现优秀、符合任职条件的队员，同等条件下优先考虑提拔任用。参加援外医疗队

① 卫生部国际合作司：《加强实施新战略、改革援助非洲医疗工作》，《西亚非洲》2003 年第 8 期，第 17 页。

表 9　接受问卷调查的部分援摩洛哥医疗队员对于职称晋升和业务能力的态度

问　　题	选　　项	已回国队员	正在国外队员	合计人数/占比	Z 值	P 值*
您认为援外对您在国内职称/职务晋升的影响	有所帮助	10(63%)	40(59%)	50(60%)	−0.468	0.639
	没有影响	5(31%)	18(26%)	23(27%)		
	有所耽误	1(6%)	10(15%)	11(13%)		
您认为援外对您业务水平的影响	有所提升	4(25%)	11(16%)	15(18%)	−0.933	0.351
	没有影响	4(25%)	15(22%)	19(23%)		
	有所下降	8(50%)	42(62%)	50(59%)		

资料来源：根据调查问卷整理得出；统计学数值由 SPSS 22.0 统计软件计算得出。

注：* 采用 Mann-Whitney U 秩和检验进行组间比较。

赴国外工作 1 年以上的队员，视同上级医院医生下基层工作。各地要根据援外工作任务期限，研究制定有关援外医疗队员在职称晋升和培养使用方面的倾斜政策。对于已确定参加援外医疗队的人员，可不受单位岗位结构比例限制，根据其任职资格，直接聘用相应的专业技术岗位等级。待完成援外任务回国工作后，再按照规定参加所在单位竞聘上岗，同等条件下优先聘用。对于参加援外医疗队时间超过 1 年者，自援派之日起，3 年内免试高级专业技术资格考试成绩。同时，要加强援外期间的工作考核，将在岗率、开展诊疗工作、科室培训及带教、健康宣教等情况作为职称评审的重要参考”。

地方层面，上海市卫生计生委在 2012 年印发的《关于进一步加强上海市援摩洛哥医疗管理工作的意见》中也规定：“本市援摩医疗队员中临床人员在高级职称申报、评审、聘任方面应得到优先考虑。援摩医疗队员在外时间（包含全脱产参加出国培训、期满回国休假期间）应视为二、三级医院医生晋升前到基层医疗卫生机构服务的时间，并记录其当年应得的各类学分。援摩医疗队员在援摩期间的工作情况应纳入派出单位临床考核范围，优先推荐参加评审。援摩医疗队员回原派出单位工作，应被优先聘用。在出国前获得外语培训合格证书的援摩医疗队员，可视为具有外语职称证书，有效期为四年。援摩医疗队员在援摩期间申报高级职称，可免予提交计算机职称证书和继续教育证书。援摩医疗队员在援摩期间申报高级职称，可将在援摩期间撰写的专业学术文章或专业实践报告、经验总结作为一篇送审论文。”

应该来说，从近几年上海援摩洛哥医疗临床队员职称晋升内部数据显示，除个别队员因个人材料不达标等原因未评选上外，其余人员均顺利晋升。对于行政管理者，近六年来的三位总队长，除一位职级维持原位外，另外两位均至少提升了半级。

但是我们也要看到，全国还没有一个有明确职称/职务晋升细则的规范性执行政策，特别是对于厨师、翻译、会计等非临床岗位的医疗队员在职称/职务上的晋升更是缺失。职称晋升的不明确性使得各承派省市不得不自行制定相关政策，造成全国范围出现不均衡的现象，严重影响派出队员的积极性。

4. 国外生活和工作条件

根据与摩洛哥的合作议定书，摩方提供医疗队员的驻地保障。但由于摩洛哥各地区生活水平差异巨大，有的医疗分队住在专门的楼宇，有的仅安排在医院宿舍。2016 年我赴摩洛哥实地调研时，就发现例如总队部、穆罕默迪亚和沙温三处的驻地条件差异明显。因为国内资金使用制度和摩洛哥法律的原因，目前不太可能由我方出资在摩洛哥建造新楼宇。因此，如何与摩洛哥方面协商解决问题尤为关键。

根据问卷调查结果，大多数医疗队员提出“驻地设施简陋，硬件条件落后”。“尊重援外医生，加强基础设施配备”也出现在医疗队员对摩洛哥方面的建议。

5. 回国后继续教育

根据表 10 所示，关于回国后赴国外进修，55%的受访者表示非常愿意赴国外进修学习 3 个月(公费)；18%的受访者表示比较愿意赴国外进修；24%的受访者对此表示一般；另有 3%的受访者表示不愿意参加进修。可以看出，援外医疗队员对于回国后继续教育是十分重视也有极大兴趣。运用统计学检验分析得出，已回国队员、正在国外队员和正在国内培训队员对上述问题的认知差异无统计学上的显著性 ($P > 0.05$)。

上海市在援外医疗队员回国后继续教育方面在全国开创了新局面。为促进中法两国人文领域交流，推动上海援外医疗工作创新发展，上海市卫生计生委、法国里昂公立医院集团和法国生物梅里埃集团于 2017 年起

表 10　接受问卷调查的援摩洛哥医疗队员对于回国后继续教育的态度

问　题	选　项	已回国队员	正在国外队员	正在国内培训队员	合计人数/占比	X^2 值	P 值
完成援外任务回国后，假如有机会赴国外进修学习3个月(公费)，您是否愿意	非常愿意	8(50%)	38(56%)	8(57%)	54(55%)	0.688	0.709#
	比较愿意	3(19%)	11(16%)	4(29%)	18(18%)		
	一　般	3(19%)	18(27%)	2(14%)	23(24%)		
	比较不愿意	1(6%)	1(1%)	0	2(2%)		
	非常不愿意	1(6%)	0	0	1(1%)		

资料来源：根据调查问卷整理得出；统计学数值由 SPSS 22.0 统计软件计算得出。

注：# 采用 Kruskal-Wallis 检验进行组间比较。

联合开展“上海市援外医疗队员赴法进修项目”，以提升援外医疗队员专业技能，鼓励后续医务人员继续参与对外援助医疗工作，同时拓展上海与法国在医疗卫生领域的交流与合作。

近年来，国家卫生计生委国际司鼓励第三国积极参与我援外队员回国后续发展规划，此项目作为上海市援外医疗创新工作成果之一，在一定程度上解决了援外医疗队员回国后的专业技能脱节问题，也是援外医疗队伍管理上的一项有效激励机制，得到了队员较好的反响。

6. 家庭保障

(1) 回国休假

从 2001 年起，上海市在率先在全国实施了援外医疗队员自费回国休假(或家属探亲)的办法，积极鼓励队员利用协议规定的假期回国进行调整，并在经费上给予保障。这一举措有效缓解了队员思乡情绪，对援外医疗队伍稳定、队员工作效率、队员身心健康、队员家庭和谐等发挥了积极作用。

但是，根据表 11 所示，仍有 85%的受访者认为休假或家属探亲次数过少。运用统计学检验分析得出，已回国队员、正在国外队员和正在国内培训队员三组数据间差异存在统计学上的显著性 ($P = 0.026 < 0.05$)，原因可能是未出国的队员对于该问题的认识还不足，毕竟还没在国外待上那么久的时间，无法感同身受。这也提示需要加强医疗队员的思想教育，做好充足准备。

表 11　接受问卷调查的援摩洛哥医疗队员对于回国休假的态度

指标分类	已回国队员	正在国外队员	正在国内培训队员	总计人数/占比	X^2 值	P 值*
认为回国休假次数或家属探亲次数						
次数太多	0	1(1%)	0	1(1%)	11.585	0.027
比较合理	2(12.5%)	5(7%)	5(22%)	12(11%)		
次数太少	12(75%)	62(92%)	17(74%)	91(85%)		
次数多少无所谓	2(12.5%)	0	1(4%)	3(3%)		

资料来源:根据调查问卷整理得出;统计学数值由 SPSS 22.0 统计软件计算得出。

注:* 采用 Fisher 确切概率法进行组间比较。

(2) 在外时间

根据表 12 显示,67%的受访者认为援外医疗两年时间过长,他们认为合理的援外医疗时间为 1 年;更有 5%的人认为半年足矣;仅有 26%的受访者认为目前的援外医疗两年时间比较合理。确实,根据近年来无论是医疗队员还是国内管理部门得到的反馈,两年援外医疗时间已经成了造成派遣难问题的重要原因之一。目前,全国已有部分省区市在英语援助国家的派遣时间从两年缩短到一年,取得较好的反响。摩洛哥为法语国家,出国前法语培训就需要 8 个月时间,如果改为在外一年轮换,能否协调好出国前语言培训成为关键。况且,摩洛哥政府目前也不同意缩短我国医疗队轮换时间。运用统计学检验分析得出,已回国队员、正在国外队员和正在国内培训队员对上述问题的认知差异无统计学上的显著性($P > 0.05$)。

(3) 家庭关心

根据问卷调查结果,受访者最希望派出单位能够在他们外派期间加强关心,特别是对国内家庭的关心,尤其关心子女入学问题。《关于新时期加强援外医疗队工作的指导意见》中提出:“队员在援外期间,其子女接受义务教育,可以在其父母或其他法定监护人户籍所在地,就近协调安排到小学、中学就读”。上海市并没有出台统一的具体落实细则,仅有派出机构或其上级主管部门根据不同医疗队员的需求,有条件地去解决。

表 12　接受问卷调查的援摩洛哥医疗队员对于国外工作时间的态度

指标分类	已回国队员	正在国外队员	正在国内培训队员	总计人数/占比	X^2 值	P 值*
援外医疗两年时间						
太长	11(69%)	47(70%)	14(61%)	72(67%)	4.226	0.699
比较合理	5(31%)	17(25%)	6(26%)	28(26%)		
太短	0	1(1%)	0	1(1%)		
时间长短无所谓	0	3(4%)	3(13%)	6(6%)		
认为合理的援外医疗时间						
半年	2(12.5%)	2(3%)	1(4%)	5(5%)	8.603	0.281
一年	8(50%)	47(69%)	13(57%)	68(63%)		
一年半	2(12.5%)	2(3%)	3(13%)	7(7%)		
两年	4(25%)	15(22%)	5(22%)	24(22%)		
其他	0	2(3%)	1(4%)	3(3%)		

资料来源：根据调查问卷整理得出；统计学数值由 SPSS 22.0 统计软件计算得出。

注：* 采用 Fisher 确切概率法进行组间比较。

7. 个人综合评价

79%的受访者认为援外医疗工作对个人的总体影响是有价值的。根据表 13 的分析，在已回国队员、正在国外队员和正在国内培训队员仅在"两年援外医疗工作对个人的影响"这项内容的数据间差异存在统计学上的显著性（$P=0.030<0.05$），提示不同阶段的医疗队员对于自己的定位是不同的。

关于回国后再次出征，55%的受访者认为再次赴外参加援外医疗队的机会视情况而定；25%的受访者认为不会参加援外医疗队；19%的受访者认为会再次参加援外医疗队；另还有 1 位医疗队员（1%）选择其他，但未说明具体原因。

综上所述，援外医疗工作带给各利益相关者不同的难题。对于国家层面的政策制定者而言，管理组织架构不合理的主要责任部门为国家卫生计生委；人事激励政策不明晰的主要责任部门为国家人力资源和社会保障部；薪酬待遇过低的主要责任部门为财政部。对于地方层面的管理部门而言，遇到的最大问题是管理难和对应政策的更新滞后。对于地方

表 13　接受问卷调查的援摩洛哥医疗队员对于援外的综合评价结果

问　题	选　项	已回国队员	正在国外队员	正在国内培训队员	合计人数/占比	X^2 值	P 值
您认为两年援外医疗工作对您个人的而言是	非常有价值	9(57%)	13(19%)	5(38%)	27(28%)	7.012	0.030#
	比较有价值	5(31%)	38(56%)	6(46%)	49(51%)		
	一　般	1(6%)	14(21%)	1(8%)	16(16%)		
	没有太大价值	1(6%)	3(4%)	1(8%)	5(5%)		
您认为您是否还会再次参加援外医疗任务	会	4(25%)	12(18%)	3(23%)	19(19%)	8.614	0.179*
	不　会	2(12%)	21(30%)	1(8%)	24(25%)		
	视情况而定	9(57%)	35(52%)	9(69%)	53(55%)		
	其　他	1(6%)	0	0	1(1%)		

资料来源:根据调查问卷整理得出;统计学数值由 SPSS 22.0 统计软件计算得出。
注:* 采用 Fisher 确切概率法进行组间比较。
\# 采用 Kruskal-Wallis 检验进行组间比较。

层面的派出机构而言,遇到的最大问题是选派难。对于援外医疗队员个人而言,遇到的问题包括薪酬待遇、职称晋升、国外生活和工作条件、回国后继续教育和家庭保障等。

四　完善我国对外医疗援助政策的建议

如前所述,我国对外医疗援助政策的影响与效果已经颇具成果,同时政策带来的弊端也显现无疑。对此,我将从完善管理机制、提高综合待遇、创新援助模式和扩大对外宣传等角度,结合国内其他省市及国际社会对外医疗援助的经验借鉴,对援外医疗政策的完善提出建议。

(一) 完善管理机制

政府制定政策方案的基础是科学完善的决策体制。一般来说,一个完善的公共决策体制应由决断子系统、咨询子系统、信息子系统、监控子系统和执行子系统等组成①。在这其中,决断子系统起最关键的作用,是

① 陈庆云等:《现代公共政策概论》,经济科学出版社 2004 年版,第 37—40 页。

公共决策体制的核心部分。对于援外医疗来说，决断子系统包括管理机制和管理者本身等。

1. 强化协调机制

过去商务部是国务院授权的政府对外援助主管部门，负责拟定对外援助政策、规章、总体规划和年度计划，审批各类援外项目并对项目实施进行全过程管理①。涉及中国对外医疗援助，援外医疗队由国家卫计委负责管理，在国外由商务部派出的经商处代为管理，各省区市卫生计生委负责组队，使馆负责在外期间领导职责。由于多头管理，较少全局设计、整体规划项目，协调成本较高，发挥合力有限。

因此对外医疗援助管理机制，最大的问题就是管理体制分散，权责不清。从横向上来看，责任和权利不明确，信息不共享，沟通不顺畅，协调基本随机，以应对问题为基础，没有形成制度化的、前瞻性和战略性的对话机制、反馈机制和问责机制，管理成本较大。例如，援外医疗队改期时的部际及国内外协调就缺乏配合；从纵向上来看，管理体制中央与地方的财权和事权不明晰，政府与派出机构之间也存在问题。

2018 年 3 月，十三届全国人大一次会议通过关于国务院机构改革方案的决定，将商务部对外援助工作有关职责、外交部对外援助协调等职责整合，组建国家国际发展合作署，作为国务院直属机构，以充分发挥对外援助作为大国外交的重要手段作用，加强对外援助的战略谋划和统筹协调，推动援外工作统一管理，改革优化援外方式，更好服务国家外交总体布局和共建"一带一路"。显示，国家在对外援助管理体制方面一个大变革。

2. 加强领导重视

派遣援外医疗队首先是一项中央政府分配给地方政府的必须坚决执行的任务，是我国外交战略的重要组成部分之一。由于是国家性质的任务，地方政府就必须接受国家归口管理部口的统一领导和部署。在这其中，作为援外医疗任务的直接管理者，地方政府领导干部的重视与否对于开展援外医疗工作是否顺利有着密切的关系。

3. 完善立法工作

改革开放以来，中国在援外立法方面取得一定的进展，但主要是侧重

---

① 国务院新闻办公室:《中国的对外援助(2011)》，人民出版社 2011 年版，第 15 页。

指导具体援外工作的办法、条例和章程，没有一部从总体上全面指导对外援助的法律法规①。2014 年 11 月，由商务部发布的《对外援助管理办法(试行)》是目前最全面的一部部门规章。西方国家在这方面做得较好，美国在 1961 年就通过《对外援助法案》，率先将对外援助政策制度化。日本则用《官方发展援助大纲》规范政府的对外援助活动②。中国在这方面要向他们学习，不断完善对外援助的立法工作，使援外工作进一步制度化、规范化和法制化。

除此之外，完善对外援助的立法工作，也是从另一个方面保障了利益相关者的各项权利。

(二) 提高援外队员综合待遇

作为对外医疗援助政策的实执行主体，援外医疗队员的主观参与度是成为派遣难与否问题的关键。正如前文所述，薪酬待遇、职称晋升、国外生活和工作条件、回国后继续教育、家庭保障等方面组成制约援外医疗队员主观参与度的因素。因此，若要有效缓解派遣难问题，必须在上述几方面加以改善与改进。

1. 提高薪酬待遇和国外生活、工作条件

提高援外医疗队员的薪酬待遇，改善医疗队员在国外期间的工作和生活条件刻不容缓。薪酬待遇可参照商务部外派人员管理，享受外交人员待遇。如此可长久解决援外医疗队员的待遇问题，让他们感受到国家的荣誉感。同时，外交部应积极与受援国协调，努力改善医疗队员在国外期间的驻地条件，使援外医疗队员得到应有的尊重和物质保障。海关等部门应该对用于援外医疗队员身上的生活物资和药械器材进行特殊审批放行。

2. 完善职称晋升和继续教育待遇

职称晋升对于医务人员的影响是巨大的，有其特殊性，相关部门应该重视此问题。建议国家卫生行政主管部门应会同国家人力资源和社会保障部等相关部委制定全国统一的关于援外医疗队员的职称晋升优惠待遇细则，而不是由地方各级层面进行模糊处理。

除此之外，必须加强医疗队员回国后的继续教育。例如，前文提到的上海正在开展的援外医疗队员赴法进修项目。

---

①② 张郁慧：《中国对外援助研究(1950—2010)》，九州出版社 2012 年版，第 216 页。

3. 强化家庭和个人安全保障

解决援外医疗队员家属和子女的问题是强化家庭保障的措施之一。建议援外医疗队员家属的工作安排可参照外交部工作人员家属的解决办法;子女义务教育阶段上学问题可会同教育部门,制定倾向性政策,保障援外医疗队员的家庭人员待遇,使援外医疗队员能够安心在国外工作。

除此之外,必须完善援外医疗队员出国期间意外伤害和疾病保险制度,加强人身安全保障。国家卫生行政主管部门应会同财政部、监察部等相关部委,将2006年发布的《关于党政机关及事业单位用公款为个人购买商业保险若干问题的规定》进行修订或者另出专门的解释,特别是将艾滋病、甲型肝炎等传染病纳入保险范围,排解队员后顾之忧。同时,可以在有条件的国家和地区尝试与当地警察署之间开展合作,进一步保护援外医疗队员的人身和财产安全。

(三)创新对外医疗援助模式

新形势下,中国对外医疗援助,特别是援非医疗面临着新的机遇和新的挑战。如何适应国内外新变化,对外医疗援助模式的调整与创新尤为关键。

1. 调整医疗队布点

以上海援摩洛哥医疗队为例,建议可将医疗点设立在大城市的大医院,医疗队分成小分队,定期到偏远地区开展工作,医疗队与小分队间形成了梯队关系,工作更加灵活。从长远角度来看,可在摩洛哥建立中国(上海)医疗中心。摩洛哥相对于其他非洲国家,地理位置较好,国内政局稳定,经济相对发达,且上海援摩洛哥医疗已经开展40余年,有较深的合作基础,具有在摩建立中国(上海)医疗中心的可能性,以更大范围辐射北非地区乃至整个非洲大陆,打造一支"带不走"的中国医疗队。

此医疗中心的设立,既体现了中国对摩卫生合作的诚意,提高和扩大医疗援助的社会援助,也是创新援外医疗工作模式的具体举措和实践。一方面能大大改善我援摩洛哥医疗队医疗设施和医疗设备简陋,医护人员短缺的现状,以及各医疗分队相对分散,交通不便的困难,方便统一管理;另一方面,能够更好地展现中国医疗队员的医疗技术能力,为摩洛哥人民及其他非洲患者解决疑难杂症。

2. 调整援助方式

根据实际情况,建议进一步缩小医疗队规模,精准援助,开展重点项目,提高援外工作质量和成效。为此,建议进一步缩减上海援摩洛哥医疗队规模，针对摩方在基层卫生、妇幼保健等公共卫生领域的需求，加强短期援助项目。

除此之外，建议改变单纯的提供医疗服务的方式，以培养摩方医护人员的能力为重点，“授人以鱼，不如授人以渔”。中方的医护人员不宜长期作为摩方的卫生劳动力，应加强培植摩方医护人员在医疗、公共卫生、妇幼保健、疾病防治等重点领域的技能和管理能力，以此改进摩方的卫生体系和医疗服务水准。

同时，将单向的援助模式改变成互动式的援助模式，我国的医生援助摩洛哥，摩洛哥的医务人员也可以来中国参加短期、中期或长期的进修、学习，变输血为造血。双向的互动有利于增加两国医疗界的认识，普通摩洛哥人对中国非常陌生，很多人的印象中，中国还是一个贫穷、封闭、落后的东方国家。摩方人员的到访可以将关于中国的信息、见闻带回国内，有利于改变摩洛哥人对中国的落后印象。

3. 加强与非国家行为体的合作

医学具有无国界的特点，中西方医学的共同提高，有利于提升整个世界和人类的健康水平。在非洲进行医疗援助的非国家行为体主要有非政府政策倡导组织、非政府服务提供机构、学术机构、私营部门实体和慈善基金会等（见表 14）。建议国家开展与这些非国家行为体在非洲进行医疗援助合作的可行性调研，从而为我国的对外医疗援助工作起到一定的补充和替代功能。

表 14　在非洲进行医疗援助的部分非国家行为体

类　别	名　称
非政府政策倡导组织	国际病人联盟
非政府政策倡导组织	国际家庭计划联盟
非政府服务提供机构	玛丽斯特普国际组织
非政府服务提供机构	英国儿童救助会
非政府服务提供机构	无国界医生
学术机构	美国战略与国际研究中心
私营部门实体	Abt Associate
慈善基金会	比尔及梅琳达·盖茨基金会

资料来源：根据公开资料整理得出。

4. 扩大对外医疗援助宣传

援外宣传是对外援助医疗任务中的一项不可忽视的工作，通过日常报道与重大活动相结合的形式，加大对卫生援外工作的宣传，引导国内外参与、关心、支持卫生援外工作。

援摩洛哥医疗队总队部每个月编写两期《援摩通讯》，使国内相关方面及时了解掌握援摩洛哥医疗队的近况。驻摩使馆和医疗队还通过报刊、电视台新闻媒体等多种形式加强宣传，如中国传统医学走进摩洛哥高校（拉巴特穆罕默德五世大学和卡萨哈桑二世大学），现场学生反响热烈，起到较好的宣传效果。援摩洛哥医疗队总队部鼓励医疗队员撰写课题标书和发表论文，已有多名队员在国际学术期刊上发表SCI论文或受邀到法国、英国、西班牙等国参加国际学术研讨会。国内方面，上海电视台录制了《上海故事》——“上海医生在非洲”讲述援摩医疗队的故事。医疗队员还受邀参加东方电视台“中秋晚会”。在上海市对外友协成立50周年刊物《上海民间对外交往实践》重点报道了上海援外医疗队工作。但是仅有以上这些是远远不足的，在国内外的影响力均有限。

五 结 语

50年来，一代又一代的援外医疗工作者在异国他乡克服重重困难，贡献了自己的青春，为我国外交事业贡献了自己的一分力量。但是我们也要看到，我国对外医疗援助政策执行了这么多年，在肯定政策正面影响和效果的同时，必须正视其不足。本文以上海援摩洛哥医疗队为例，通过赴摩洛哥实地调研，开展国内专题座谈会以及进行问卷调查，运用统计学分析，得出援外医疗政策存在的问题是选派难、管理难、医疗队定位低和后勤保障不足。通过对比国内其他省市及国际社会对外医疗援助的经验借鉴，结合数据结果，提出完善对外医疗援助管理机制，包括强化协调机制、加强领导重视和完善立法工作；提高援外队员综合待遇，包括提高薪酬待遇和国外生活工作条件、完善职称晋升和继续教育待遇、强化家庭和个人安全；创新对外医疗援助模式，包括调整医疗队布局、调整援助方式、加强与非国家行为体的合作；扩大对外医疗援助宣传这四大建议。

对外医疗援助工作是一个浩大的系统性工程，涉及的层面从国内到国外，从中央到地方。做好对外医疗援助工作，首先要理清国家各部委之间的权责关系，与时俱进地制定好相关政策类文件，保障广大派员单位和援外医疗队员的各项利益；其次要理清我国与各相关受援国之间的关系，积极争取驻外使领馆的参与和支持。只有这样，通过相互配合相互协调，才能保证对外医疗援助任务的圆满完成。

中国、越南、老挝卫生合作的外部环境分析*

朱　思　祝雯珺　曹　俊　黄葭燕**

【内容提要】 卫生合作是共建“一带一路”倡议的重要组成部分。本研究即以越南、老挝为目标国家，运用PEST分析法对我国与越南、老挝在宏观环境层面进行比较分析，梳理三国在政治环境、经济环境、社会环境和技术环境的异同关系，结合当前卫生合作的现况与特点，为卫生外交与卫生合作的背景和条件提供参考。

【关键词】 卫生合作，中国，越南，老挝

【Abstract】 Health cooperation is an important component of the “Belt and Road” initiative. This research takes Vietnam and Laos as the target countries, and uses the PEST analytic method to carry on the comparative analysis to our country and Vietnam, Laos in the macroscopic environment stratification plane. This paper aims to comb three countries in the political environment, the economic environment, the social environment and the technical environment similarities and differences relations, and to provide a reference for the background and conditions of health diplomacy combining with the current situation and characteristics of health cooperation.

【Key Words】 Health Cooperation, China, Vietnam, Laos

* 本研究受到中英全球卫生支持项目(GHSP)的资助。

** 朱思、祝雯珺、曹俊，江苏省血吸虫病防治研究所研究员，复旦大学公共卫生学院研究生；通讯作者：黄葭燕，复旦大学公共卫生学院教授。

卫生合作是共建“一带一路”倡议的重要组成部分。“一带一路”沿线国家多为发展中国家，各国政治、经济发展水平不一，与我国存在一定的差异性和竞争性，但更多体现较强的互补性。当前区域及区域间的卫生合作尚存阻碍，但合作潜力巨大。

中国、越南和老挝的多边合作始于卫生安全领域，主要通过东盟的平台实现交流合作。中国—东盟在2003年应对非典疫情中实现了从无到有的突破，开始在卫生领域的正式合作。从那之后近15年中中国和东盟建立了公共卫生领域良好的合作伙伴关系。2006年建立了卫生部长会议机制和高官会议机制，两年一次的会议给双方提供了合作商议的平台。2012年第四届中国—东盟卫生部长会议签署《中华人民共和国政府和东南亚国家联盟成员国政府关于卫生合作的谅解备忘录》，双方卫生合作迈上新高度。2013年实施“一带一路”倡议后，中国总理李克强提出的实施“中国—东盟公共卫生人才培养百人计划”以及中国国家卫生计生委出台的《推进“一带一路”卫生交流合作三年实施方案(2015—2017)》将中国与东盟卫生合作推向更深更广。2016年提出的“健康中国2030”规划和“2015年后东盟卫生发展日程”具有高度契合的理念和目标，双方携手合作共赢。

中国与越南、老挝的现有合作呈现三个特点：(1)在传染病方面，主要是危机型合作，即面对某个危机时，进行应急协作处理，然后逐步形成合作机制。但是现有合作机制的有效性有待大幅提高。比如，中日韩—东盟(10＋3)传染病信息通报网的建立是为了促进政府间在突发疫情信息、常规监测疾病信息以及输入病例等方面的信息共享。然而，自2008年6月该网络启动以来始终未能充分发挥效用，目前都难以在网络上检索到该网站。(2)在传统医药、口腔等领域的合作，主要是以国际会议或论坛形式进行。会议之后出台的宣言或相关谅解备忘录等也尚未发挥实质性促进作用。(3)现有合作存在多轨并存、多头发展、水平偏低的现象。合作多数从技术层面出发，没有提升到一定战略高度。

本研究以越南、老挝为目标国家，运用PEST分析法对我国与越南、老挝在宏观环境层面进行比较分析，梳理三国在政治环境、经济环境、社会环境和技术环境的异同关系，结合当前卫生合作的现况与特点，为卫生外交与卫生合作的背景和条件提供参考。

一 中国、越南和老挝的 PEST 分析

1999 年美国学者 Johnson G.和 Scholes K.提出了 PEST 分析法，多用于经济管理领域，用来分析企业战略制定时需要考量的特定国家和地区的外部宏观环境。宏观环境又被称为一般环境，指一切影响行业的宏观力量。PEST 分析法中包含对该国家和地区的政治环境（Political）、经济环境（Economic）、社会环境（Social）和技术环境（Technological）这四大宏观力量进行分析①。

政治环境主要包括一个国家或地区的政治体制与制度、法律法规、政府的态度、效能等。经济环境是指国民经济发展的总概况、国际和国内经济形势及发展趋势，包括收入因素、消费支出、产业结构、经济增长率、货币供应量、银行利率、政府支出等因素。构成经济环境的关键战略要素包括 GDP、市场机制、市场需求等。社会文化环境是指一种社会形态下已经形成的价值观念、宗教信仰、风俗习惯、道德规范等的总和，与一个社会的态度和价值取向有关。任何国家和地区都处于一定的社会文化环境中，战略选择必然受到所在社会文化环境的影响和制约。技术环境包括当前科技总体发展水平及发展趋势，技术变迁和技术突破以及科技与政治、经济、社会环境之间的相互作用等。具有影响变化快、变化大、影响力大等特点。②

（一）政治环境

政治环境评估运用的是世界银行制定的世界治理指标（2007—2016 年共计 10 年的数据）。世界治理指标是世界银行制定的影响各国政治、衡量各国治理能力的指标，包括话语权和责任、政治稳定和暴力避免、政府效力、规制质量、法治和腐败控制六个维度。治理指标体系是由原世行学院全球治理局局长丹尼尔·考夫曼（Daniel Kaufmann）及其同事开发的，考察范围涵盖世界 215 个国家和地区，报告 1996—2002 年间每两年更新

① 冯占春、吕军：《管理学基础》（第 2 版），人民卫生出版社 2013 年版。
② 刘为华：《××公司澳大利亚市场营销策略研究》，西南交通大学，2016 年。

一次，从2003年开始每年更新一次。将各个国家和地区的实际测量值通过百分位排序的方式转化为分值，各指标上的分值越高即世界排名越靠前，表明该国在这一指标下的治理成效越好。世界治理指标这六个维度都有助于扩大国家公民的社会机会，通过规则和制度体系保证公民享有正当的社会机会和话语权，避免政治腐败和暴力因素的影响①。世界治理指标被认为是当前治理领域中严谨度高、影响力大、使用范围广的综合性指标之一。②

中国、越南和老挝2016年度的世界治理指标值见图1。

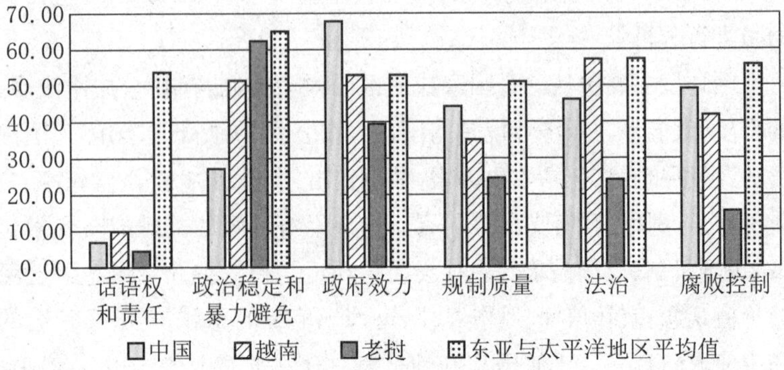

图1　2016年中、越、老的世界治理指标

资料来源：2017年9月世界银行发布的2016世界治理指标，https://data.worldbank.org.cn/data-catalog/worldwide-governance-indicators。

"政治稳定和暴力避免"主要考察政治暴力威胁对政府的影响，以及政府被颠覆的可能性，通过对政府稳定性、国内冲突、国外冲突和民族紧张四个方面进行量化测量。在这一指标上，2016年老挝为62.38%，为三国中最高，最接近地区平均值65.06%。越南(51.43%)排名其次，中国(27.14%)与越南和老挝有一定差距(见图1)。中国政治稳定和暴力避免指数排名靠后可能与中国地域广博、部分地区尚存治理难点有关，就中国

① 胡鞍钢、魏星：《治理能力与社会机会——基于世界治理指标的实证研究》，《河北学刊》2009年第1期，第118—121页。

② 臧雷振：《治理定量研究：理论演进及反思——以世界治理指数(WGI)为例》，《国外社会科学》2012年第4期，第11—16页。

公民和旅外华人的真实感受来看，中国安全而稳定的政治环境是毋庸置疑的。①

“政府效力”指的是政府公共服务供给、政策的制定的质量与执行力，以及兑现政策承诺的可信度。在这一指标上，2016 年中国以 67.79%高居三国榜首，且明显高于东亚与太平洋地区平均值(52.90%)，也是中国六项指标中表现最突出的一项(见图 1)。越南以 52.88%紧随其次，与地区平均值持平。老挝此项指标为 39.42%，在老挝六项指标中排名第二，但与中国和越南相比仍有差距。

“规制质量”指的是政府对于允准、促进和维护私人部门发展所制定、执行的规章制度、政策和法律法规。其衡量的是国家在制定政策和执行、推广政策两方面的监管能力。2016 年三国在规制质量指标上中国最高(44.23%)，其次是越南(35.10%)，老挝最低(24.52%)，但都低于地区平均值(51.03%)(见图 1)。

“法治”主要是观察政府是否为有秩序的社会发展创建了公平、公正的法制环境，包括行政执法事项、执法公正性等。该指标得分越高，反映的是国家对于维护社会发展的力度越强，对犯罪事件的打击也越强。2016 年这一指标越南(57.21%)在三国中居首位，非常接近东亚与太平洋地区平均值(57.32%)，也是越南六个指标中分值最高的指标(见图 1)。中国和老挝分别为 46.15%和 24.04%，低于地区平均值。

“腐败控制”指的是公权被私用、滥用的程度，以及政府控制和打击腐败的能力。具体包括政府公务员的廉政情况和反腐工作的开展、执行情况。2016 年中国(49.04%)在腐败控制方面优于越南(41.83%)和老挝(15.38%)，略低于东亚与太平洋地区平均值(55.76%)(见图 1)。老挝的腐败与控制指标与中、越两国的差距明显，在老挝的六项指标中也排名靠后。

就 2007—2016 年这 10 年的变化趋势来看，中国、越南和老挝在六个指标上的表现各具特色(见图 2)。

从话语权与责任指标来看，越南在三国中保持较小优势，虽略有波动，但总体呈上升趋势，2007—2016 年从 8.17%增至 9.85%。老挝在这十

① 冯占春、吕军：《管理学基础》(第 2 版)，人民卫生出版社 2013 年版。

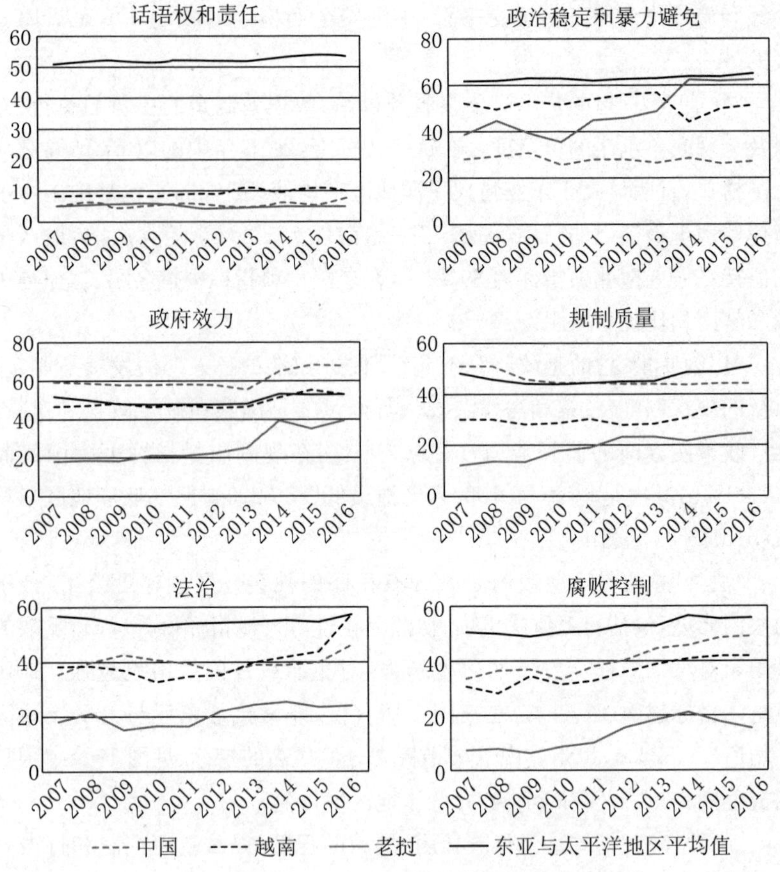

图 2　2007—2016 年中、越、老的世界治理指标

资料来源:世界银行发布的 2007—2016 年的世界治理指标,https://data.worldbank.org.cn/data-catalog/worldwide-governance-indicators。

注:东亚与太平洋地区包括:中国、越南、老挝等其他东亚与太平洋地区国家和地区(东帝汶、中国澳门特别行政区、中国香港特别行政区、关岛、北马里亚纳群岛、印度尼西亚、图瓦卢、基里巴斯、韩国、密克罗尼西亚联邦、巴布亚新几内亚、帕劳、所罗门群岛、文莱、斐济、新加坡、新喀里多尼亚、新西兰、日本、朝鲜、柬埔寨、汤加、法属波利尼西亚、泰国、澳大利亚、瑙鲁、瓦努阿图、缅甸、美属萨摩亚、菲律宾、萨摩亚、蒙古、马来西亚、马绍尔群岛)。

年间话语权与责任指标无明显波动。2007—2015 年中国该指标都保持平稳,2015—2016 年这一年有小幅增长,从 2015 年的 4.93%增至 2016 年的 6.90%。

政治稳定和暴力避免这一指标中，2007—2016年这10年间老挝波动最大，但整体呈上升趋势，经历了2013年（48.82%）到2014年（62.38%）的明显增长后，2014—2016年均稳定保持高位，接近东亚与太平洋地区平均值（见图2）。越南该指标也有较大波动，2007年（52.17%）至2013年（56.87%）处于三国中的高位，且有微弱增长，但2013—2014年（44.29%）经历明显下跌，被老挝超越，2014—2016年（51.42%）有回升趋势，但仍低于老挝。这十年间中国的政治稳定和暴力避免指标相对较为平稳，十年间略有下降（2007年为28.02%，2016年为27.14%），仍低于老挝和越南两国。

政府效力指标在十年间持续由中国占据高位，2007—2013年虽有略微下降趋势，但2013年开始持增长态势，由55.45%增至2016年的67.79%。越南与老挝在这十年间均呈上升趋势，且均从2013年起有增长加速。越南与中国增长态势相仿，但两国之间差距仍存在。老挝增幅较大（2007年为17.96%，2016年为39.42%），且与中国和越南的差距明显缩小。

从规制质量指标来看，中国在2007年（50.97%）略高于地区平均值（48.16%），但由于十年间一直呈下降趋势，2012年起低于同年的地区平均值。相较而言，越南与老挝在2007—2016年间均呈上升趋势，与中国的差距不断缩小。

法治指标中越南增长态势最好，虽前期略有下降，但2010年起持续增长，2015—2016年显著上升，由43.75%增至57.21%（见图2）。中国的法治指标在十年间波动较为明显，在2008年一度超越越南，但在2013年又被越南反超，总体呈上升趋势，与地区平均值间的差距逐渐缩小。老挝的法治指标在十年间有一定增长，从2007年的18.18%增至2016年的24.04%，但与中国和越南始终有一定差距。

在腐败控制指标上，中国在2007—2010年期间有一定波动，但从2010—2016年间稳步增长，增幅达15.71%（见图2）。十年间越南也保持较好的增长态势，由2007年的30.58%增至2016年的41.83%。老挝虽整体看来十年间腐败控制分值有所增长，但整体呈倒"V"形，2007—2014年有一定增长，但从2014年开始持续下降，由21.15%降至2017年的15.38%。

（二）经济环境

经济环境部分的数据来自世界经济论坛发布的、旨在评价各国经济软实力的 2008—2018 年全球竞争力报告(The Global Competitiveness Report)。全球竞争力指数(Global Competitiveness Index, GCI)是世界经济论坛与其合作伙伴机构所涉及国家进行的全面调查为基础而编制的,以 12 项主要竞争力因素(pillars of competitiveness)为衡量指标的基础,全面地反映了世界各国的竞争力状况。这 12 项衡量指标包括法律和行政架构(institutions)、基础设施(infrastructure)、宏观经济环境(macro-economic environment)、卫生和基础教育(health and primary education)、高等教育和培训(higher education and training)、商品市场效率(goods market efficiency)、劳动力市场效率(labor market efficiency)、金融市场发展(financial market development)、技术(technological readiness)、市场规模(market size)、商业环境完备性(business sophistication)和创新(innovation)。全球竞争力指数是决定一个国家生产力水平的一整套政策、制度和影响因素的集合。①竞争力指数总分就是这些指标的综合计分结果,竞争力排名计算是根据可公开获得的数据以及全球竞争力指数为基础来进行评定。由于 2013 年之前全球竞争力报告中缺乏老挝的数据,故老挝仅纳入 2013—2018 年的数据。

根据著名的阶段发展理论,按照经济驱动要素的差异,当今世界经济体主要分布在三个发展阶段。②第一发展阶段是需求要素驱动型。国家竞争主要基于要素投入如初级非熟练工人和自然资源。在这个阶段,国家竞争主要依赖于机构体系建设,包括公营部门和私营部门的基础设施、宏观经济环境、健康与初等教育等方面。第二发展阶段是效率要素驱动型。当社会发展到一定阶段时,必须发展更高效的生产流程和高质量的产品,因此提出了效率驱动的要求,并伴随着劳动力工资的上涨。在这个阶段,国家竞争力需依赖高等教育与培训、商品市场效率、劳动力市场效率、金融市场发展水平、技术就绪度、市场规模等方面的发展。第三发展阶段是创新要素驱动型。更高阶段的国家竞争力主要依赖于商务契合成熟度和国家创新生态的发展。

---

① 国家知识产权局:《〈2016—2017 年全球竞争力报告〉述评》,(2017 年 4 月 6 日),http://www.sipo.gov.cn/zlssbgs/zlyj/201704/t20170406_1309284.html。

② 邢超、石玲:《〈2015—2016 年全球竞争力报告〉与中国表现》,《全球科技经济瞭望》2016 年第 2 期,第 6—13 页。

经济竞争指数的12项指标对应着国家经济的三个发展阶段,其中指标1到指标4是要素驱动经济的关键、指标5到指标10是效率驱动经济的关键,指标11到指标12是创新驱动经济的关键(见图3)。

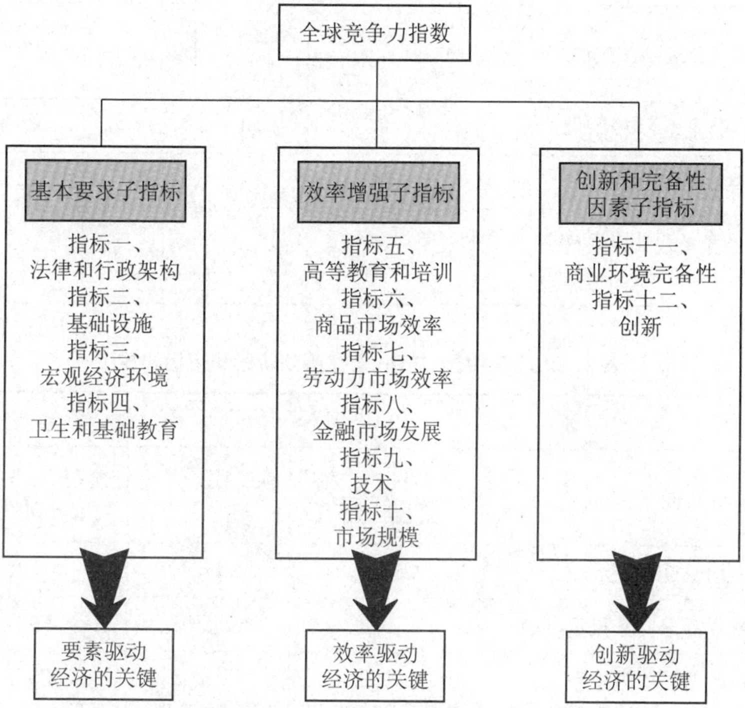

图3　全球竞争力指标框架

资料来源:国家知识产权局。

对于处于不同阶段的国家,其全球竞争力指数综合计算时三大类指标所占权重存在差异。根据不同的发展阶段调整三大要素的权重,正是全球竞争力指数指标体系科学性的重要体现。阶段以人均GDP门槛作为分类标准(见表1)。

当前所处的经济发展阶段而言,中国处于阶段二:效率要素驱动阶段。而且中国的人均GDP已超过8 000美元,即将脱离第二阶段,跨入由效率要素驱动向创新要素驱动转型的关键阶段。越南处于从阶段一过渡到阶段二的时期,而老挝则是处于阶段一:需求要素驱动阶段(见表2)。

表 1　各发展阶段三大类指标的权重与门槛

	阶段一：需求要素驱动阶段	从阶段一过渡到阶段二	阶段二：效率要素驱动阶段	从阶段二过渡到阶段三	阶段三：创新要素驱动阶段
人均 GDP 门槛(美元)	＜2 000	2 000—2 999	3 000—8 999	9 000—17 000	＞17 000
基本需求要素权重(%)	60	40—60	40	20—40	20
效率增强要素权重(%)	35	35—50	50	50	55
创新和复杂性因素权重(%)	5	5—10	10	10—30	30

表 2　2017 年中国、越南、老挝所处阶段和指标权重

国　　别	中　　国	越　　南	老　　挝
所处阶段	阶段二：效率要素驱动阶段	从阶段一过渡到阶段二	阶段一：需求要素驱动阶段
人均 GDP(美元)	8 113.3	2 173.3	1 925.2
基本需求要素权重(%)	40	56.5	60
效率增强要素权重(%)	50	37.6	35
创新和复杂性因素权重(%)	10	5.9	5

从近 10 年来全球竞争力指数的变动趋势分析，2008 年以来，中国全球竞争力指数总分基本呈稳步上升趋势，从 2008 年的 4.7 上升到 2017 年的 5.0(评分标准 7 分为满分，0 分最低)，10 年增长率达 6.38%(见图 4)。越南近十年来全球竞争力指数总分有小幅度波动，呈“W”形趋势，10 年增长率为 6.34%，略低于中国。2013—2017 年五年老挝的全球竞争力指数呈现下降趋势，5 年增长率为 －4.17%。总的来说全球竞争力指数总分中国明显高于越南和老挝，2008—2017 年十年间越南与中国间的差距较为稳定，而老挝与中国和越南的差距逐年增大。

从近 10 年全球竞争力排名的变动趋势分析，中国在 2017 年度的竞争

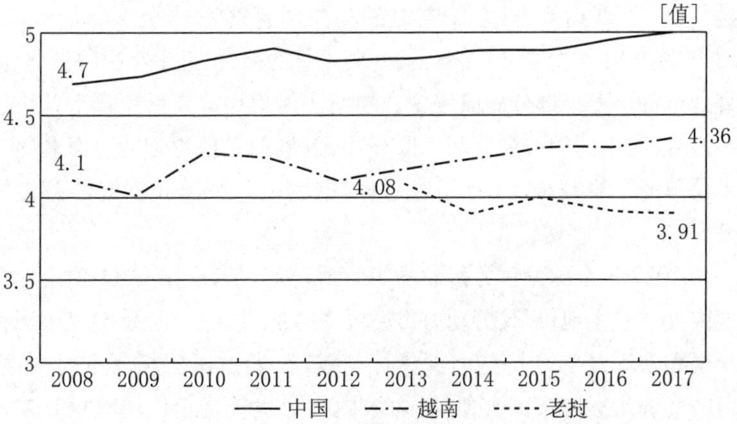

图 4　中、越、老 2008—2018 年度世界竞争力指数

注:《全球竞争力报告》2008—2013 年未统计老挝的数据。

资料来源:世界经济论坛发布的全球竞争力报告,https://cn.weforum.org/reports。

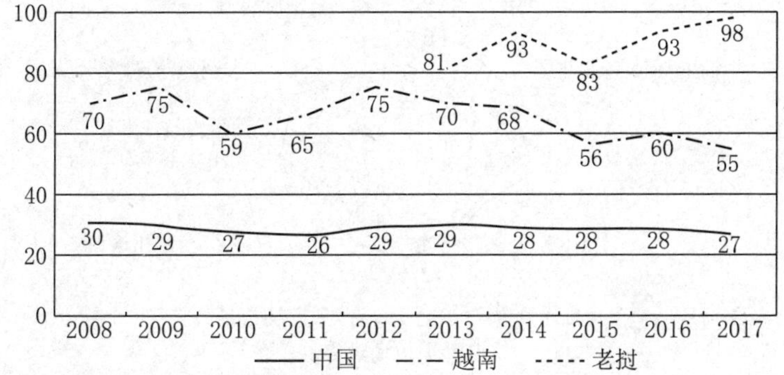

图 5　中、越、老 2008—2018 年度世界竞争力排名

资料来源:世界经济论坛发布的全球竞争力报告,https://cn.weforum.org/reports。

力排名比上年度上升 1 位,升至第 27 位,保持了最具竞争力的新型市场地位。[①]近 10 年来排名相对稳定(见图 5)。越南近十年来排名上升趋势非常

① 邢超、石玲:《〈2016—2017 年全球竞争力报告〉与中国表现的比较分析》,《全球科技经济瞭望》2017 年第 1 期,第 60—72 页。

明显,2017年度达到55名。老挝的竞争力排名总体呈下降趋势动,由2013年的第81名降至2017年的98名。总的来说,近十年中国稳中有进,一直处于榜单上半部分靠前位置。越南由榜单中等靠后位置上升至榜单上半部分,与中国的排名差距不断缩小,发展前景值得期待。而老挝一直处于榜单的下半部分,且有衰退趋势,排名上与中国和越南的差距越来越大。

从2017年全球竞争力指数的12个指标分析,中国有11项指标均在三国中处于领先地位,仅劳动力市场效率略低于老挝(见图6)。中国在市场规模和宏观经济环境这两项指标与越南、老挝两国相比有明显优势。越南的优势指标与中国类似,且大多数指标优于老挝。越南相对较弱的指标为创新,基础设施、商业环境完备性和法律和行政构架指标也有待进一步提高。老挝的主要问题在于相对较小的市场规模、较低的技术水平、基础设施不完备。

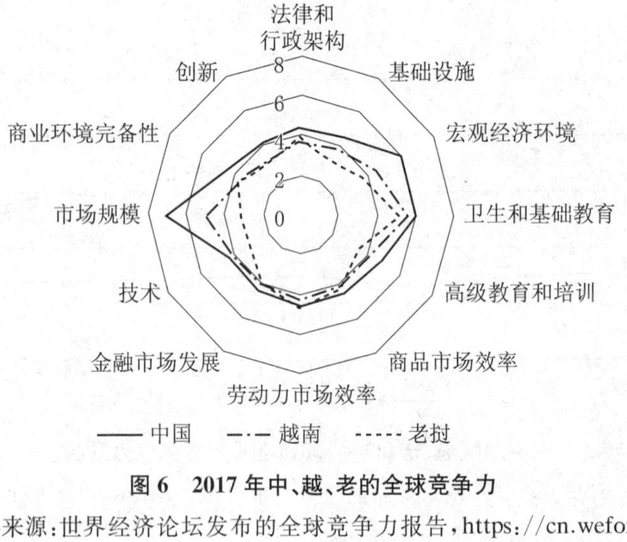

图6 2017年中、越、老的全球竞争力

资料来源:世界经济论坛发布的全球竞争力报告,https://cn.weforum.org/reports。

值得注意的是,三国的卫生和基础教育指标都表现较好,明显高于本国竞争力平均值(见图4)。三国在金融市场发展、劳动力市场效率和商品市场效率三项指标非常接近。但是,创新指标得分偏低是三国共同的短板,都急需要创建适合的创新环境,增加创新竞争力以更好的驱动经济发展。而且随着GDP的增长，国家的发展阶段会发生变化，创新和复杂性因素的权重会不断增大，即创新指标的缺陷会被放大。

（三）社会环境

中国、越南、老挝都是社会主义国家，在治理理念、模式、目标，以及社会价值观等方面都有较高的相似度，相同的社会制度和相似的意识形态有利于三国在文化上的友好交流与深入合作。中国地大物博，是世界第一人口大国。越南人口众多，拥有三国中最高的人口密度，人口结构处于黄金比例。老挝经济发展较为落后，但由于人口稀疏，人均资源拥有量较高（见表3）。

表3　中国、越南、老挝社会环境一览

国家	国土面积（万 km^2）	人口（千万）（2017年）	官方语言	民族	宗教信仰
中国	960	140	中　文	91.51%汉族 55个少数民族（1.30%壮族、0.86%满族等）	73.56%无宗教信仰 15.87%佛教 7.6%其他宗教（如道教等） 2.53%基督教 0.45%伊斯兰教
越南	33	9.4	越南语	85.7%京族 53个少数民族（1.9%岱依族、1.8%傣族等）	73.2%无宗教信仰 12.2%佛教 8.3%基督教 4.8%高台教 1.4%和好教 0.1%其他宗教
老挝	23	0.67	老挝语	53.2%老龙族 11%克穆族 9.2%苗族 3.1%傣族 23.5%其他民族	64.7%佛教 31.4%老挝民间宗教 1.7%基督教 0.8%伊斯兰教 1.3%其他宗教

资料来源：维基百科；世界各国纪实年鉴（The World Factbook）。

三国都是多民族国家，多民族决定了文化多样性。我国西南地区与越南和老挝接壤，并存在“跨境民族”，即同一民族地理上分布跨越两国。①

① 陈晨：《滇越跨境民族地缘意识研究》，云南师范大学，2016年。

比如，中越边境居住着京族，他们同出一脉，虽身处两国但语言相通，世代友好往来，东兴京族三岛正是中越文化互动、融合之地。同一民族同根同源，具有共同的民族意识和民族情感。从历史上看，越南在风俗习惯和语言方面都受到中国文化的影响，发展历程上也与中国具有一定的相似性。[①]在民俗风情上，中国的传统节日春节、中秋节也是越南人民庆祝的节日。越南语与汉语属于同一语系，有相似的构词方法。[②]

中国、越南和老挝三国在宗教信仰上存在较大差异。东南亚国家有着悠久的宗教文化和悠久的宗教传统，东南亚民众对宗教信仰的尊重度普遍较高。老挝为多宗教并存的宗教格局，多数老挝人是佛教信徒，宗教组织规模的扩大和宗教人口数量的增长都体现了其较为自由、宽松的宗教环境。[③]大多数中国和越南人都无宗教信仰。

（四）科技技术环境

《世界各国纪实年鉴》(The World Factbook)是由美国中央情报局(CIA)整合提供的，包含267个国家和地区的历史、政府、经济、地理、通讯、交通、军事等多方面的内容。《世界各国纪实年鉴》在1981年开始以纸质形式出版发售，每年发布一本。从1997年开始在网上公布以来，一直在持续更新中，平均每周会更新一次。科技技术环境的评估指标采用世界各国纪实年鉴中农村人口占比和职业劳动率两个指标。农业、工业、服务业三大领域所分配的劳动力占比能反应该国科学技术现状，农村人口占比过高和劳动力占比分配不平衡将限制其科创水平的发展。

本研究选择农村人口占比和职业劳动率(Labor force-by occupation)这两个指标来评价各国的科技技术环境。其中职业劳动率指的是不同职业领域所分配的劳动力占比。农业领域包含农业、渔业和林业；工业领域包括采矿业、制造业、能源生产和建筑业；服务业领域包括政府活动、通讯、交通、金融等不生产物质产品的经济活动。

对比中国、越南、老挝和全球的农村人口占比（见图7），越南的农业人口最多，占总人口的65.1%。老挝的农村人口占比为59.3%，稍低于越南，

① 阮秋莺：《越南吸引外资的投资环境研究》，中央民族大学，2016年。

② 阮氏梨：《汉语越南语词语模比较》，华中师范大学，2011年。

③ 章远：《东盟在区域族裔宗教问题治理中的角色拓展》，《世界民族》2015年第1期，第92—98页。

但仍高于全球平均值的45.1%。中国农村人口占比略低于全球平均值，为42.1%。

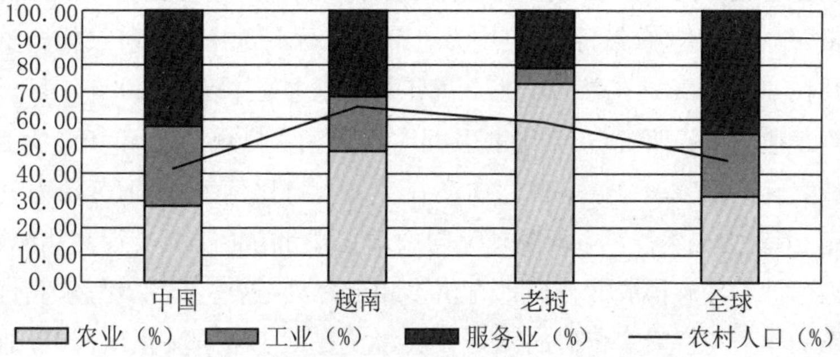

图7 2017年中、越、老的职业劳动率和农村人口占比

资料来源：《世界各国纪实年鉴》（The World Factbook），www.cia.gov/library/publications/the-world-factbook。

中国的农业、工业、服务业的劳动力分配较为均匀，其中服务业占比最高（42.4%），高于越南（31.0%）和老挝（20.6%）两国，但与全球平均值（45.0%）还有细微差距。中国工业劳动力占比（29.3%）为三国中最高，且高于全球平均值（23.5%）。越南工业劳动力占21%，是越南三项占比中最低的一项。老挝的工业劳动力仅占6.1%，与中国和越南都有一定差距。农业劳动力占比中老挝最高（73.1%），越南次之（48.00%），中国最低（28.3%），且低于全球平均值（31.5%）。在越南和老挝，经济发展的第一生产力都是农业，这与他们有限的科学技术发展密切相关。中国的经济结构则由三大产业共同支撑。

二 越南、老挝的特点与薄弱点

（一）越南和老挝的主要特点

越南的政治环境整体向好发展，除“政治稳定和暴力避免”略有下降其余五大指标在10年间都呈上升趋势。稳定的政治环境为国家经济的发展起保障作用，也是赢得他国投资和合作的必要前提。越南经济平稳快速发展，全球竞争力排名稳步向前。但越南经济自主性不强，主要依靠对外贸易和外国投资驱动经济增长，中国是越南的主要贸易伙伴之一。①越南政府也认识到经济中客观上仍存在创新力不足、基础设施不够完备等短板，并制定相应政策目标，集中力量解决问题。②越南对经济结构调整的重视在2016—2020经济社会发展五年规划有多处体现，如2020年目标之一为工业和服务业占GDP比重达85%。③越南人口众多，在市场规模上具有较大优势。劳动力竞争优势体现在劳动人口比例大、未来劳动力补给稳定、劳动力成本低三方面。越南与中国在文化方面的具有深刻渊源，在宗教信仰和民族构成两方面都有诸多相似之处，这些都将成为建立合作关系的纽带与桥梁。相似的民俗节庆习惯有助于增进文化认同，可通过举办民族节庆活动来拉近了民间友谊，进一步联络经贸往来。④

老挝政治环境的指标大部分排名靠后，虽十年间增长态势尚可，但总体来说政治形势不够稳定。缺乏安全稳定的发展环境，双方的多元合作将缺乏基本前提和立足之据。政治环境发展的薄弱很大程度上阻碍了经济的快速发展。老挝在世界竞争力各指标的总体趋势不佳和排名的后退都直观反映了其经济发展的严峻态势。老挝仍是欠发达的农业国，农业劳动力占总劳动力人口的七成。工业劳动力占比低，工业水平落后、发展缓慢。但老挝在劳动力市场效率方面有突出的优势，可能与其劳动力资源丰富、且整体平均工资和法定最低工资水平都较低有关。⑤在劳动密集型产业中老挝具有较强的竞争力，在未来的合作中可有所侧重，助力其经济发展。设备和技术的缺乏也很大程度上影响了老挝的经济水平。经济发展滞后造成高等教育资源匮乏，直接导致老挝缺乏高层次的技术

① 曹云华、张应进：《后东盟共同体时代的中国—东盟经贸关系——基于新老东盟成员国越南、泰国的探究》，《东南亚纵横》2016年第6期，第21—30页。

② 《越南与东盟各国决心在年底前建成东盟经济共同体》，http://www.mofcom.gov.cn/article/i/jyjl/j/201508/20150801090044.shtml。

③ 《越南国会通过2016—2020经济社会发展五年规划》，http://www.fmprc.gov.cn/ce/cevn/chn/jmxx/t1351415.htm。

④ 陈彤：《新丝路倡议与中国在东盟区域合作机制的创新》，《经济界》2015年第6期，第48—53页。

⑤ 张原、刘丽：《"一带一路"沿线国家劳动力市场比较及启示》，《西部论坛》2017年第6期，第93—110页。

人才。现阶段的科技创新方面的人力资源发展无法满足经济社会发展的需求。技术和高等人才方面突出的问题既反映了老挝的较大的合作需求，也是与其合作时需要面对的挑战。在宗教信仰和文化理念方面中国与老挝存在较大差异，交流合作中难免会受此影响，无疑给双方合作提出了挑战。

（二）三国的共同薄弱点

创新是中越老三国在经济环境中共同的短板。三国的创新指标在12个经济指标中均排名末位，直接拉低了各国的竞争力评分。而且随着经济的发展，创新的不足对经济的制约越发明显，这一问题亟待解决。随着科技体制改革和国家创新体系的逐步建立，中国在创新领域呈现良好的发展态势。虽越南和老挝在创新方面基础较差，但在研发上的投入已经开始产生效益，在未来有更广阔的进步空间和发展速度。①中国重视国家的科技创新能力建设，不断增加在科技资源和科技人力上的投入，但仍存在自主创新能力偏薄弱的问题。②而越南和老挝在科学、技术、创新领域国内投资不足本国GDP的1%，存在过度依赖国外投资的问题。故中国应增强政策引导、持续资金和人力投入，不断丰富科创研发活动，提升自主创新能力。越南和老挝政府应增加科技创新投入，并更多地倾斜于行业共性和关键性的技术领域，让有限的政府投入最大化地提升行业创新实力，从而内生驱动经济发展。而在三国未来的合作中，要开发更多创新型的合作领域和项目。合作机制上应在现行基础上进行协调和互补，并积极探索不同形式和层次的区域合作，让科技创新成为经济和社会发展的有力支撑。

三　中国和越南、老挝的卫生合作策略

从历史上看，中国与越南和老挝两国的交往存在天然的地缘优势，有

① 莫京、孙运涛、马建华：《东盟：新兴的研究与创新中心——东盟及其成员国的科学与创新概况》，《科学观察》2017年第2期，第38—64页。

② 窦鹏辉、陈诗波：《我国科技创新能力的绩效评估与影响因素分析》，《科技进步与对策》2012年第7期，第133—138页。

相当长时间的经济和文化交往历史。地缘经济的发展遵循“周边协同规律”，即区域内各国相互影响、相互促进，整体经济发展呈现联动性、整体性和互补性。①三国同为发展中国家，都能理解对方发展经济、改善国民生活的重视程度，故在整个合作实践中都需贯穿发展的理念。合作应基于彼此透彻了解的基础上，与各国的发展战略和经济发展水平相适应。只有根据各国的发展需求和比较优势来探索各具特色的合作路径和方针，才能实现效益最大化。这也符合“一带一路”以功能性合作为核心，以解决问题为导向的倡议。如果无法因地制宜考虑双方实际需求，双方的合作关系很难维持长久，更妄论有所成就和突破了。

越南稳定的政局为国际合作提供了有力的政治保障，良好的经济发展势头和较高的对外开放程度也提升了越南的投资吸引力。由于双方密切的经贸往来和产业结构、资源利用上的差异，中国和越南在经济上相互依存，在贸易上相互补充。越南独特的区域地理优势使其成为中国—东盟海陆空交通枢纽。②中越长久以来的文化认同与文化互信既是合作的基础，更是长期合作的保障。上述特点巩固了中越友好合作关系，也对未来多层次、多领域的合作提出了要求和期待。越南一系列的吸引外资的优惠政策不仅是给中国企业提供了便捷，也吸引了世界各个国家地区对越南进行投资，为抢占越南市场各国企业间存在激烈竞争。③对外资的依赖也导致越南经济易受国际经济环境的影响，合作尚存一定风险。故中越合作时应结合我国技术优势，优先考虑越方存在需求和缺口的产业，以巩固双方的伙伴关系、实现合作共赢为目标。拓展经贸合作时更要关注越南未来经济发展的动向，紧跟变化调整经贸往来侧重。

老挝国内的基础设施建设和技术发展都处在较低水平，国内丰富的自然资源也未得到充分有效的应用，经济基础与中国仍有较大差距，形成了显著的互补性。而东盟自身由于资金、技术缺口等种种原因无法为老挝提供国家发展和基础设施建设相关的区域公共产品，互联互通项目难

① 李枭鹰、牛军明：《中国—东盟高等教育区域合作的战略审视》，《高教探索》2015年第8期，第113—116页。

② 吴春朗：《越南在中国—东盟区域合作中的交通枢纽建设研究》，广西师范大学，2014年。

③ 陈光德：《中资企业在越南跨国经营的现状与对策研究》，广西大学，2017年。

以如期启动。①故中老合作应以中方对老方的帮扶为主，为老挝提供经济、技术等多方面的援助。这在当前的中老合作项目上已有体现，如中国在技术和资金等方面支持老挝政府完成的基础设施建设的里程碑项目——中老铁路项目。②当前中老在教育领域的交流也主要集中在中国高校为老挝培养各方面的专业技术人才。③在未来与老挝的合作中也要贯彻中国外交上“亲诚惠容”的理念，给老挝提供“免费搭便车”，即各方面的资金投入和优惠政策。④

① 张群：《东亚区域公共产品供给与中国—东盟合作》，《太平洋学报》2017 年第 5 期，第 44—54 页。

② 老挝总理高度赞赏中老铁路项目施工成果，http://world.people.com.cn/n1/2017/1106/c1002-29627873.html。

③ 张成霞，《中国与老挝高等教育交流合作回顾与展望》，《东南亚纵横》2017 年第 3 期，第 29—34 页。

④ 黄河、杨海燕：《区域性公共产品与澜湄合作机制》，《深圳大学学报》（人文社会科学版），2017 年第 1 期，第 130—137 页。

中医外交:以中国与朝鲜半岛医学交流史为例

赵志伟　田永衍*

【内容提要】 从唐以前、唐与五代、宋、明清四个阶段的中国与朝鲜半岛医学交流史来看,中医学不仅促生了"东医"体系的诞生,而且具有其独特的卫生、文化和经济外交价值。卫生上,不仅可对面临困境的现代医学提供一定的借鉴意义,而且在对外医疗援助上也发挥着举足轻重的作用;文化上,中医可较好地避免"意识形态"障碍,通过中医孔子学院"以医代文",对外传播中国文化;经济上,在"一带一路"倡议下,"以医带药"可推动我国健康产业的加速发展。此外,外交对中医传承与发展亦具有重要作用。

【关键词】 中朝,中医药学,外交

【Abstract】 From the history of medical exchanges between China and the Korean Peninsula in the four stages of the Tang, Five Dynasties, Song, Ming and Qing Dynasties, traditional Chinese medicine(TCM) not only gave birth to the "Eastern Medicine" system, but also possessed its unique health, culture and economy Diplomatic value. In health, TCM not only can provide some reference to the modern medicine facing difficulties, but also play an important role in medical assistance to foreign countries; In the cultural, Chinese medicine can better avoid the "ideological" obstacles, and through the Chinese medicine Confucius Institute "Promoting culture by medicine" to spread Chinese culture abroad; Economically, under the "The belt and Road Initiative", though the "Medicine to drive medicinal materials" can promote the accelerated development of China's health industry. In addition, diplomacy also plays an important role in the inheritance and development of TCM.

【Key Words】 China-DPRK, TCM, Diplomacy

* 赵志伟,甘肃中医药大学基础医学院研究生;通讯作者:田永衍,河西学院丝绸之路中医药研究中心,教授。

随着中国国家实力的不断攀升,中国不断呼吁促进国际多边外交以及合理秩序构建,这就对国家外交政策的理论研究提出了新的要求。近年来,"医学与外交"这一跨学科的热点研究领域日益受到学术界的密切关注。作为中国传统四大科技(天文、算学、农业、医学)中硕果仅存的中医药学,在历史上就曾发挥过重要的对外交流作用,今天仍具有巨大的外交价值。同时,这种对外交流对中医药学自身的发展也起到了重要的促进作用。"以史为鉴,可以知兴替"(《新唐书·魏征传》),本文试图通过对中国与朝鲜半岛医学交流史的梳理,来探讨中医药学与外交的相互作用。

一　中朝医学交流史简述

朝鲜半岛与中国山水相邻、唇齿相依。历史上,其政治、经济、社会、文化等各个方面的发展,均受到过中国的密切影响。朝鲜半岛古代的医学体系实际上也是中国古典医学体系的一个重要分支①。总体而言,中国与朝鲜半岛医学交流史大体可分为四个阶段:第一阶段,唐以前,中国医学初传朝鲜半岛;第二阶段,唐、五代,中国医学全面向朝鲜半岛传播;第三阶段,宋代,中国医籍的外传与返归并存,两地中医药贸易日益繁荣;第四阶段,明清,两地医学交流进一步发展,东医诞生。

(一) 唐以前——中国医学初传朝鲜半岛

根据现存文献和考古学研究发现,中国与朝鲜半岛之间的文化交流最早可上溯到西周初,即公元前11世纪。春秋战国,流亡或受封于他国异地的大量中国汉人为朝鲜半岛当地带去了中国的文化、思想和科技。这些文化、思想和科技的传播为当地接受中国医学奠定了很好的基础。

西汉初,汉武帝在朝鲜半岛建立了著名的四郡:乐浪、玄菟、真番、临屯,史称"汉四郡",文字同汉。合理推测,这一时期,中国对朝鲜半岛应有医学的传播。

佛教在汉代传入中国后,魏晋南北朝开始进入"佛教中国化"的历史大进程。佛教与中国本土文化进一步融合,本土僧众人数大量增加。据

① 范行准:《朝鲜的古典医学》,《上海中医药杂志》1956年第10期。

《大唐西域记·卷二》："七岁之后，渐授五明大论。……三医方明，禁咒闲邪，药石针艾；四谓因明，考定正邪，研核真伪；五曰内明，究畅五乘因果妙理"，因此，佛教僧人中大多精通"五明"之"医方明"，僧侣本身懂医药、会施治，僧医以及僧侣医学等名词和事迹开始见之于古文献。僧医这一时期在中国与朝鲜半岛的医学交流上发挥了重要的作用。公元1至4世纪，朝鲜半岛先后建立起新罗、百济、高句丽三个政权，其间斗争、复合一直到公元7世纪，史称"三国时代"。其中4世纪中叶，中国僧侣顺道、阿道、摩罗难陀和墨胡子等携带汉译文佛经相继到高句丽(公元372年)、百济(公元384年)、新罗(公元422年)。随着中朝僧侣频繁的交流、来往，这一时期会施疗的僧侣的人数也随之激增，朝鲜半岛一度颇为盛行僧医。公元561年，吴人(今天江苏苏州人)知聪携带医籍164卷东至日本，在高句丽停滞一年，将中国医术、医籍传到高句丽，其中包括《神农本草经》《脉经》《明堂图》等。同时，百济的医疗行政体制也仿照中国魏晋南北朝建立，设有太医丞、药藏丞、医博士、采药师等职官。新罗政权从智证麻立干(436—514，即古代高丽国智证王)开始也通过一系列的社会改革学习中国的先进文化，继承并发展出了具有一定高度的文化。同高句丽和百济一样，新罗也有佛文化的传播和僧医的盛行。

(二) 唐五代——中国医学全面向朝鲜半岛传播

唐朝是中国古代文化发展和繁荣的高峰时期，受益于当时唐王朝"君临区宇，深根固本，人逸兵强，九州殷富，四夷自服"(《贞观政要》卷九)基本国策的深刻影响，其在积极的对外交往中，不断地吸取欧、亚诸国文化的积极元素，使之与我国传统的汉文化有效融合，从而发展、创造出了富有本民族特色，包容万千、气势磅礴的唐文化。伴随着唐文化的国际传播，形成了以唐中国为核心的东亚文化圈，唐中国一度成为亚洲各国的政治、经济和文化中心，来华使节、商人、学者、僧侣络绎不绝，对东亚地区诸如日本、朝鲜半岛等国家和地区的文化和医学发展起到了巨大的推动作用。

1. 文化的传播

在朝鲜半岛方面，公元668年，新罗先后灭了高句丽和百济政权，统一了朝鲜半岛，自此进入了统一新罗时代。唐罗文化交流对新罗产生的影响相当深远。新罗早在统一三国之前就大力吸收唐文化。统一后的新罗政权，通过经常往唐朝派遣使节、学生、僧侣等，更加积极全面地汲取唐朝的先进文化。除医学方面,还涉及经济制度、教育制度、法律、政治思想、文字、史学传统、文学、书法、佛教、儒学、道教、农业、天文历法、数学、造纸术、印刷术、音乐、建筑、工艺等等,不一而足①。唐文化对朝鲜半岛的影响是全方位的,这种影响很大程度上促进了朝鲜半岛政治、经济、文化等全面的发展。

在唐王朝方面,有唐一代,唐朝在对待前来求取书籍的新罗使节始终热情有加,竭尽所能地给予帮助。据《三国史记》②记载,公元648年,唐太宗将新撰写的《晋书》送给赴唐的新罗使节;686年,新罗使节"遣使入唐,奏请礼记并文章。则天命所司,写吉凶要礼,并于文馆词林,采其词涉规诫者,勒成五十卷赐之。"不仅如此,唐朝还以更为开阔的胸襟允许前来中国的新罗留学生参与唐朝的行政,职位数目众多,凡及第者,唐皆授予其官职。《新唐书·选举志上》③载:"及太宗即位,益崇儒术,乃于门下别置弘文馆,又增置书、律学,进士加读经、史一部,……十三年(公元640年),东宫置崇文馆。四夷若高丽、百济、新罗、高昌、吐蕃,相翘遣子弟入学,遂至八千余人",听当时国子监祭酒孔颖达与诸儒等讲"国子司业……历(法)及明堂事。"④此后,新罗来唐学习、任职人数日众。

2. 医学的传播

受益于唐高度开放的文化心态,此一时期,国家强盛、文化先进、学术思想宽松,中医药学的对外输出和交流呈现出一种全方位、深层次的态势。中国对朝鲜半岛的医事制度、医籍的输出更加开放,且向着广泛而深入的方向持续发展,这种全方位、深层次的输出和交流促进了朝鲜半岛医学的跨越式发展。

根据《唐会要》⑤记载:"贞观五年(公元631年)以后,太宗数幸国学太学,遂增筑校舍一千二百间,国学太学四门亦增新生员,其书算等各置博士,凡三千二百六十员。……高丽、新罗、百济、高昌、吐蕃诸国酋长,遣子弟入国学,于世国学之内,八千余人,国学之盛,近古未有。"可见制度开放

① 中国朝鲜史研究会:《朝鲜史研究》,延边大学出版社1986年版,第25页。
② 金富轼:《三国史记》,吉林大学出版社2003年版,第107页。
③ 欧阳修:《新唐书·选举志上》,中华书局1975年版,第263页。
④ 欧阳修:《新唐书·儒学上》,中华书局1975年版,第5644页。
⑤ 王溥:《唐会要》卷三五,中华书局1955年版,第633页。

程度之高。《唐语林》[1]亦记载："太学诸生三千员，新罗、日本诸国皆遣子弟入朝受业"。基于这些开放包容政策的影响，新罗统一之后，便仿照中国制度建立自己的医事制度，唐中国的医事制度落地朝鲜半岛。

根据《三国史记》[2]记载，武周天授三年（公元692年），统一新罗受武则天册封，置医博士二人，即以《本草经》《甲乙经》《素问》《脉经》《针经》、《脉经》《明堂经》《难经》为业教授。开元五年（公元717年），再置医博士一人，此间各种医书如《伤寒论》《诸病源候论》《广利方》《本草经集注》《千金方》《外台秘要》《针灸甲乙经》等也先后传入朝鲜半岛。据所传入书目来看，这已经是当时中国最高医学水平的体现了。

（三）宋——中国医籍的外传与返归并存，两国中医药贸易日益繁荣

公元935年，朝鲜半岛又被高丽统一，史称高丽王朝（918—1392）。宋代，中国与朝鲜半岛的医学交流更加广泛。北宋政和七年（1117年），宋廷为方便接待来华的高丽使者和商人，在明州（今宁波）专门设立了高丽使馆，此举为两国官方与民间医药学交流提供了很大的方便。除了在医事制度方面继续学习并仿照宋朝之外，此一时期显著的交流特点当属中国亡佚医籍的回归和中国与朝鲜半岛之间的医药贸易。

1. 医籍的继续外传与亡佚书籍的返归

宋朝雕版印书术和活字印刷技术的出现为中国医书的大量刊行和传播提供了条件。加之北宋仁宗嘉祐二年（1057年）校正医书局的设立，宋朝校正、出版了许多诸如《素问》《甲乙经》《本草图经》《脉经》《伤寒论》《金匮要略方论》《千金要方》《千金翼方》《金匮要略》《外台秘要》等宋以前医书，这些医书的刊行有力促进了地域间及中外医药交流。北宋建中靖国元年（1101年），赵佶赠送高丽使者《太平圣惠方》100卷、《神医普救方》100卷和《太平御览》1 000卷，不久，《图经本草》和《和剂局方》也传入朝鲜半岛。朝鲜半岛不仅收藏从中国传入的医书，而且翻刻刊行，使中医药学在该地区更广泛地传播[3]。

---

① 王谠：《唐语林》卷五，中华书局1983年版，第2756页。

② 金富轼：《三国史记》，吉林文史出版社2003年版，第465页。

③ 方玲、刘公望：《古代文化交流与中医药学术之形成》，《天津中医药大学学报》2004年第3期，第117页。

唐宋时期大量传至朝鲜半岛的医籍,不仅极大地促进了朝鲜半岛医学水平的发展,对中医药学本身也有一定的反哺作用。1091年,即北宋元祐六年,哲宗赵煦开列一批书单让高丽使者李资义查询,其中有《张仲景方》《深师方》《黄帝针经》《黄帝九墟内经》《陈延之小品方》《陶隐居效验方》《名医别录》《桐君药录》《黄帝太素》《甄权古今录验方》等①。元祐七年,高丽遣使臣黄宗悫从高丽处携回书籍,尤以《黄帝针经》最为瞩目。据《宋史·本纪第十七·哲宗纪》②:"八年(1093年)……庚子,诏颁高丽所献《黄帝针经》于天下。"至南宋绍兴二十五年(1155年),更名为《灵枢》,成为后世《灵枢经》各种版本的祖本。显而易见,中医药学外传之裨益不仅仅局限于外传对象,如若没有之前的大量外传,何来这造福于后人的《黄帝针经》?

2. 中药材贸易日益繁荣

早自公元前122年,张骞出使西域打开中国与外界的贸易通路后,中国便与外国有了不断的贸易往来,如《史记·匈奴传》所载之"关市"、《晋书·陶侃传》中"夷市"等。从中朝医学交流史来看,中国与朝鲜半岛的医学交流也伴随着大量的药材往来和商业贸易。由于中医处方中所需要的药材种类繁多、数量庞大,而朝鲜半岛拘于地域、气候、环境等原因,所产药物无论从数量上还是种类上,都不足以满足临床所需,故在唐宋时期,朝鲜半岛的药材主要是依靠中国输入③。在宋朝,这种药材的交流在官方层面,以"贡"、"赐"等礼物交换作为主要手段。宋神宗熙宁四年(1071年),高丽文宗王徽遣金悌等奉表进献方物,其中药材人参逾千斤,1078年,高丽文宗病中风,年六十,宋使即携诏书慰问并赐予贵重物品,次年徽遣使入华请医,诏派翰林医官邢恺、朱道能、沈绅、邵化等及往,随身携带一百种,批量均大,另携龙脑80两、朱砂30两、麝香50脐、牛黄50两、杏仁煮法酒十瓶等贵重名药以为治疗④;在民间,因有宋一代"通商惠工"鼓励与推行海外贸易的基本国策,及市舶司借造船技术的发达,药材贸易日益繁荣。10世纪末至11世纪初,宋朝商人大批渡海到高丽,甚至长期居住在

①④ 马伯英:《中外医学文化交流史》,文汇出版社1993年版,第26页。

② 元·脱脱:《宋史·哲宗》,中华书局1985年版,第335页。

③ 马伯英:《中外医学文化交流史》,文汇出版社1993年版,第28页。

高丽从事贸易活动，药材贸易是其重要的贸易内容。北宋嘉祐四年(1059年)泉州商人黄文景、萧宗明到高丽贸易，当时宋朝向高丽的输出品主要有香料、药材、茶叶，其中香药应是泉州商人的转口贸易品，而高丽向宋输出人参、茯苓、硫磺等药材①。

(四) 明清——两地医学交流进一步发展，东医诞生

唐宋时期中国与朝鲜半岛的医药交流促进了朝鲜半岛医学的大发展，到明清时期，双方之间的官方及半官方的医学交流频仍，这种交流促进了朝鲜半岛医学体系——东医的诞生。以朝鲜半岛《乡药集成方》《医方类聚》及《东医宝鉴》等医学著作的撰辑为标志，东医正式形成。

1. 深入的医学学术交流

明万历四十五年(1617年)，朝鲜内医院教习御医崔顺立等就在临床治疗中遇到的疑难问题"就质于"明朝"太医院"以期予以指导。明廷派御医傅懋光为正教，太医朱尚约、杨嘉祚及教习医官赵宗智为副教，在"太医院"为崔顺立等答疑解惑，并多次进行相互讨论②。傅懋光作答时以《内经》、《伤寒论》的理论及金元医家的论述为依据(引述明代医家之论极少)，介绍所询药品在明太医院的使用情况，颇有助于澄清混淆某些品种，又毫无保留地介绍了明太医院治疗某些病症的经验和所用方剂，对痘疹的治疗介绍尤详。此外，傅氏还详细介绍了神枕法及明末盛行的炼脐法等，反映了明宫廷治疗的实际状况③。最后，此次答问的内容以问答形式汇编成《医学疑问》一书于该年刊行。可以说，这次医学交流是中朝两国举行的一次国家级水平的医学学术讨论会，而《医学疑问》则是这次学术讨论会的会议纪要，为中朝两国共同探讨所关注的重要医学难题进行了一次有益的尝试，开了中朝两国医学合作发展的先河④。

此外，根据《医学疑问》："朝鲜国陪臣……自前使价之来，例遣医官就质于太医院衙门……今者国王选委内医院教习椰医前来……"及王应遴于明天启甲子年(1624年)所著"答朝鲜医问题词"中：壬戌(1622年)等年，

① 高春媛等：《文物考古与中医学》，福建科学技术出版社1993年版，第264页。

② 孙治安等：《从医药交流探寻中朝友好之渊源》，《陕西中医》2008年第11期，第1569页。

③ 梁永宣：《〈医学疑问〉与〈答朝鲜医问〉比较研究》，《中国中医基础医学杂志》2001年第2期，第67页。

④ 孙治安等：《从医药交流探寻中朝友好之渊源》，《陕西中医》2008年第11期。

朝鲜派使来国,“偕内医院正尹等宫,以医事来请”,“皇上允其请,大宗伯穆文太医院。夸答之”的描述,说明在1617年及1622年前后,朝鲜国不断地派使来中国请教医事①。

到清朝时期,朝鲜半岛前往中国的使团仍络绎不绝,18世纪末,朝鲜使者朴齐家等人到中国并携带回《医宗金鉴》,按照此书“种痘心法要诀”一节中“旱苗法”之记载,试验并成功掌握该技术,中国治疗天花的种人痘技术自此传往朝鲜半岛。

2. 东医的诞生与亡佚古医籍的保存

明清时期,以《乡药集成方》《医方类聚》以及《东医宝鉴》等著作为代表的朝鲜半岛医学体系——东医——在消化吸收中国医学的基础上形成。这些东医著作多是对唐宋中国医籍的选编。朝鲜半岛医家在选编相关医籍时,据原本引用了相关内容且未作删减或修改,基本上保存了原书的真貌,对于我们今天整理研究祖国的医学遗产具有很大价值。

《乡药集成方》一书是由朝鲜著名医学家卢重礼、俞孝通、朴允德等于公元1431年至1443年间完成的一部涵盖病原、乡药、针灸等三大部分的医学著作,共85卷,收录了中国早已散佚的大量珍贵医药文献如《日华子诸家本草》和《本草拾遗》等;《医方类聚》是朝鲜王朝政府于1443年组织编撰的一部大型医书,该书引用了153部医学书籍。据崔氏②研究,自日本多纪元坚将《医方类聚》公之于世后,引起医学界重视,医学馆人员抄出佚书之遗方,复原辑出30余部现已亡佚的《医方类聚》采辑本,如宋《朱佐撰类编朱氏经验》15卷、元初亡名氏撰《经验秘方》8卷、元王东野撰《王氏集验方》、佚名氏撰《经验良方》15卷、《施圆端效方》3卷、《烟霞圣效方》2卷、《澹轩方》1卷、《医林方》1卷、《修月鲁般经后录》1卷、唐亡名氏撰《五脏论》1卷等等;《东医宝鉴》是由朝鲜名医许浚于1610年编撰完毕,1613年刻版刊行。据崔氏③考证,该书引用书目180种,其中亡佚书目多达40余种,如唐甄权《明堂人形图》1卷、《古今验方》50卷、《神农本草经》3卷,唐

---

① 梁永宣:《〈医学疑问〉与〈答朝鲜医问〉比较研究》,《中国中医基础医学杂志》2001年第2期,第67—69页。

② 崔秀汉:《朝鲜医书〈医方类聚〉考》,《延边大学医学学报》1985年第3期,第191—192页。

③ 崔秀汉:《〈东医宝鉴〉引书考》,《延边医学院学报》1991年第14期,第62—68页。

孟诜撰《食疗本草》3卷，唐陈藏器《本草拾遗》10卷，唐甄立言《本草音义》7卷，晋葛洪《金匮药方百卷》，唐崔知悌《纂要方》10卷，宋庞安时《本草补遗》，等等。这些明以前的亡佚古医书的保存，在今天来看，对中医药学的研究、传承与发展具有重要价值。

二 中医药学与外交的相互作用

从中国与朝鲜半岛的医学交流史可以看出，一方面，中医药学具有巨大的外交价值，今天亦然；另一方面，这种对外交流对中医药学自身的发展也具有重要的推动作用。

（一）中医药学的外交价值

1. 卫生外交价值

中医药学向朝鲜半岛的传播，并非一种强制的输送。无论是三国时期的高句丽、百济、新罗政权，还是统一新罗抑或是李氏王朝，中医药学均是由朝鲜半岛政权主动引进的。引进的目的均在于满足当地的医疗卫生需求，所以，对方有需求，是中医药学对外传播、发挥其卫生外交价值的关键点。

揆诸当下，随着全球社会经济和自然科学技术的发展，人类的生活水平发生了巨大的变化，全世界对医疗卫生的需求渐渐由满足救死扶伤和解除病痛的最基本要求后，向提高人类生活质量和健康水平过渡。人们对医学的要求亦由"疾病医学"向"健康医学""生态医学"变化。虽然医学界从20世纪70年代就呼吁现代医学模式应该由单纯生物医学模式向"生物—心理—社会"的综合医学模式转变，但经过了半个世纪，综合医学模式仍多停留在理念层面，导致现代医学在面对慢性非传染性疾病和不断涌现的新型传染性疾病时日益捉襟见肘。而中医学自《黄帝内经》起，在健康与疾病的研究中就强调重宏观、重整体、重动态、重多元调和，这与新的综合医学模式不谋而合。世界卫生组织在看到现代医学暴露出的严重不足后，亦发布了2014—2023年传统医学战略，部署了包括中医药在内的传统医学发展战略，呼吁国际社会重视传统医学，并建议各国将其纳入医疗卫生保健体系①。与此同时,中医诊疗技术作为中国卫生领域的独特技术,在我国政府主导的对外医疗援助中也有着优异的表现。尤其在非洲,中国的援外医疗队在进行医疗服务的过程中虽采用中西医并用的手段,但他们最大的优势是中医和针灸疗法。尤其是针灸技术,因其简便廉验的优势,在受援各国口碑极好,很大程度上为中国在这些国家和地区赢得了尊重。美国海空军亦开始配备针灸师。2016 年 6 月 28 日,美国加利福尼亚州恢复将中医针灸纳入医疗保险,从当年 7 月 1 日起正式实行。明确凡在加州寻求中医针灸治疗的患者,均可用加州医疗保险支付。2016《中国的中医药》白皮书显示,目前,中医药已传播到 183 个国家和地区,103 个世界卫生组织会员国认可使用针灸,其中,包括澳大利亚、匈牙利等 29 个国家和地区设立了法律法规,美国等 18 个国家和地区将针灸纳入医疗保险体系。在所有中医药治疗技术当中,针灸的国际认可度最高。针灸一直被视为中医药走向国际的先导和传播中国传统文化的名片。②

如北京大学的李安山③教授认为,"医疗队的服务使许多发展中国家的民众进一步了解中国,以一种特有的方式展现了中国的软实力"。

未来,卫生外交必将成为我国外交的重要组成部分,而中医药将在其中发挥更加重要的作用。

2. 文化外交价值

文化软实力是国家综合国力和对外影响力的重要体现。21 世纪以来,随着中国经济发展水平的不断提升,我国政府越来越重视国家文化软实力的建设问题。为对外介绍和传播中国文化,我国于 21 世纪初创立了海外"孔子学院",但由于东西方文化差异及意识形态的碰撞,孔子学院这些年在海外的发展面临着诸多挑战,其在传播中国文化的使命上任重而道远。

《新唐书·魏征传》曰:"以史为鉴,可以知兴替"。从历史上看,无论是

① 《世卫组织发布 2014—2023 年传统医学战略》,2013 年 11 月 8 日,世界中医药网,http://www.wordtcm.org/131108/P13633G.shtml。

② 《美国海空军都配针灸师,何谈针灸"伪科学"》,2017 年 1 月 15 日,人民政协网,http://www.rmzxb.com.cn/c/2017-01-15/1286465.shtml。

③ 李安山:《中国援外医疗队的历史、规模及其影响》,《外交评论》2009 年第 1 期,第 34—35 页。

佛教还是基督教，其在向中国传播过程中均借助医学这一有效途径。早期佛教对僧人要求的“五明”之中就有“医方明”，即懂医疗技术，这一点在佛教传入中国乃至更多国家过程中发挥过重要的桥梁作用。近代基督教东传也借助了医学这一中介，其在传授知识、出版书刊、治病救人的同时先取得受众信任后再传教，总之，藉医传教，医是手段，教是目的。①

当前国际背景下，中医药学因其意识形态色彩淡、实用性强，且又能很好代表中国文化，成为对外介绍和传播中国文化的不二之选。创始于2008年的海外“中医孔子学院”，在“孔子学院”模式的基础上嫁接中医药，通过中医药养生、针灸、太极拳、按摩、美容等项目，为中国文化在海外的传播打开了一道富有特色的传播路径。今后，在中医孔子学院的建立和发展过程中，我们应该学习和借鉴历史上佛教和基督教“藉医传教”这一传播模式，借助“中医孔子学院”这一有效传播平台，在积极促进中医药学走向世界的同时，通过“以医代文”，让世界更好地了解独特的中国医药文化，进而接受中国文化，从而有效提升我国的文化软实力和世界影响力。

3. 经济外交价值

随着世界范围内“自然疗法”理念的发展，国际市场天然药物和植物制剂的用途和需求范围不断扩大，中医药国际化战略前景愈加光明。中国经济网报道②，根据我国对中医药服务贸易开展的不完全统计，2016年中医药服务贸易取得较好成绩，在境外消费、境内288个中药服务机构和企业共接待外国患者23万人次，接收住院2.9万人次，营业收入达14亿元。同仁堂、天士力等60家中医药服务贸易机构在30多个国家和地区开办中医医院、中医诊所、中医养生保健机构，年营业收入达8亿美元。中药材天地网报道，据世界卫生组织统计，在全世界有40亿人使用中草药治病，占全世界总人口的40%。世界传统医学治疗市场每年达到600亿美元，而且仍在不断增长。2015年我国中药工业规模以上企业主营业务收入超过7 800亿元，占我国医药工业规模以上企业主营业务收入近1/3，中药进出口额达到48亿美元。作为潜力巨大的经济资源，中医药为推动我

① 何小莲等:《藉医传教与文化适应——兼论医学传教士之文化地位》,《西北大学学报》(哲学社会科学版),2008年第5期,第92—93页。

② 《商务部:全面推进中医药服务贸易快速发展》,2017年6月6日,中国经济网,http://house.ifeng.com/detail/2017_06_06/51102809_0.shtml。

国经济发展作出了积极贡献。①

“一带一路”倡议更是为我国中医药经济与健康产业的发展带来的良好契机。以甘肃省为例，近年来政府大力推动在可能的位于丝绸之路经济带上的国家建立岐黄中医学院与岐黄中医中心。由省卫计委主导，目前已在吉尔吉斯斯坦、乌克兰、马达加斯加、摩尔多瓦、匈牙利、俄罗斯、法国、新西兰等8个国家成立岐黄中医学院，为当地培训中医近千名。还在吉尔吉斯斯坦、马达加斯加、摩尔多瓦、匈牙利四国成立岐黄中医中心。同时，通过“以医带药”的模式，积极引导相关企业推进中医药产品的境外注册、认证和出口工作。兰州佛慈制药集团在俄罗斯、美国和东南沿海等国家共计完成150个产品的注册。甘肃和盛堂药业、陇西一方药业向匈牙利东方国药集团出口了当归腹痛宁滴丸、甘草酸铋散等中药产品，小柴胡、酸枣仁等冲剂和黄芪、当归等中药颗粒剂，向美国出口了当归、甘草等的提取物。这些境外注册、认证和出口工作，有效地带动了甘肃中医药产业的发展。

（二）外交对中医药学发展的促进

1. 国际卫生需求推动发展

国际卫生需求是促进中医药学发展与创新的有效因素。越南战争持续到1964年时，由于疟原虫对常用抗疟药已产生抗药性，导致战争双方死于恶性疟疾的士兵人数激增。在这样的卫生需求背景之下，越方向中国政府求援后，中国政府于1967年5月23日批准建立“五二三项目”进行研究，从而促成青蒿素的发现。2015年10月5日，科学家屠呦呦因为青蒿素的提取在抗疟方面取得的历史性贡献获得诺贝尔科学奖，这是中国本土科学家首次获得该奖项。这是外部卫生需求推动中医药学发展与创新的典型例子。

同时，经过几十年的海外发展，中医针灸已逐渐进入国际医学主流体系。全球有20多个国家已经把针灸纳入医疗保险，针灸在183个国家得到应用，全世界从业人员达到30多万。WHO发布的针灸可以治疗的疾病共有43种，全球有30多个临床指南把针灸作为推荐项目，在美国、加拿

---

① 《中医药市场一片蓝海》2017年3月3日，中药材天地网，http://www.zyctd.com/zixun/204/266074.html2017/3/3。

大、澳大利亚等国，设有多家针灸的中外传承基地。诚如中国工程院院士钟南山所说："中医药走向世界，前提是因为世界需要中医药。"这样的国际卫生需求背景，未来必然对中医药学科学研究、临床转化、人才培养等多方面的发展起到重要的推动作用。

2. 国际文化交流促进发展

中医药学在数千年发展过程中留下了大量的医学古籍，由于保存困难、天灾人祸等诸多因素，大量见诸史籍的古医籍在我国本土亡佚。我国本土亡佚医籍中的一部分，历史上因中外文化交流的原因，海外反而保存较好。在国际文化交流传播的大背景下，部分中国亡佚书籍得以从海外回归和整理出版。

如前所述，北宋时期《黄帝针经》的回归当属古医籍回归的最早记录。延及清末，日本一度成为我国古医籍保存数量最多的国家，以中国官员杨守敬为代表，从日本搜购带回了大量中国亡佚古籍的善本，包括529种医书，此乃中国古籍第一次大规模回归①。

20世纪90年代以来，中国中医科学院牵头从日本复制回归散佚中医古籍，截至2000年，复制回归153种，并由人民卫生出版社精选15本影印医书出版，即《日本现存中国稀覯古医籍丛书》。其后，足迹又遍至11个国家和2个地区（日、韩、美、加、法、英、荷、越、德、意、梵蒂冈和中国台湾、香港）137个图书馆，从中查得以上国家和地区收藏中医古籍27 250部，并首次明确分布世界的3万余部中医古籍的详细资料，并在对国内收藏中医善本籍进行普查核实的基础上，确定了国内失传中医古籍种类，完成了《中国大陆失传中医古籍种类调查报告》。该报告列出220种中国大陆失传中医古籍的种类、名称、版本、收藏国家与馆名，并整理出版《海外回归中医古籍珍善本集粹》（曹洪欣主编）丛书。这些中医古籍的回归是国际文化交流促进中医药学发展的重要表现，对中医药学的研究、传承与发展具有重要价值。

3. 经济利益诱导驱动发展

无论中医药海外服务贸易拓展，还是中医药产业国际化发展，人才问

① 郑金生：《国内失传中医古籍的复制回归与发掘整理之路》，首届中医药信息发展大会，2006年。

题是目前最突出的问题。在甘肃中医药事业海外发展过程中起到关键推手作用的甘肃省前卫计委主任刘维忠认为,甘肃中医药事业“一带一路”发展的路上有许多挑战,其中中医药对外交流合作的专业翻译人才匮乏,特别是既精通外语又懂中医的人才少之又少是最突出的挑战之一。未来,中药农业、中药工业、中药商业、中药知识产业等领域的专门中医药人才需求将大幅增长,无论是数量上还是质量上,均要求国内中医药人才培养工作进一步完善,培养模式进一步创新,这无疑是中医药事业发展的重要驱动因素。

中药材质量是中医临床及研究的最重要的保障。改革开放以来,由于市场监管的松散、中药栽培技术人员的欠缺以及市场上的不良竞争等因素,导致目前市场上中药质量良莠不齐,严重影响到中医药学的发展,以致出现“证对方准药不灵”和“中医将亡于中药”的呼声。因此,解决中医药药源质量问题,是中医药事业振兴的关键一步。鉴于海外对中药材质量的要求普遍高于国内,我认为,在中医药海外服务贸易拓展和中医药产业国际化发展过程中,面对经济利益的诱导,国内中医药企业必将进一步关注中药材种植和炮制质量的提升,通过市场的手段逐步解决中药质量良莠不齐的问题,从而在根本上保证中医药学的健康、可持续发展。

现代中医外交实践及运用策略探讨*

卞跃峰　宋欣阳**

【内容提要】　通过对中医外交实践的公开资料分析发现，近8年来外国首脑直接参与中医外交的实践数量已超过1949—2010年的总和，具有重要的外交价值。本文将中医外交实践案例分为医疗援助型、多边合作型、首脑主动型和支点吸引型4种类型，并提出中医外交的运用策略：一是服务"一带一路"，纳入经济走廊建设；二是把握关键少数，提供一站式中医药诊疗服务包；三是培养国际化复合型人才，保障中医外交实践可持续；四是重视中国传统文化，坚实中医外交根基。

【关键词】　中医，外交，策略

【Abstract】　Through the analysis of TCM diplomatic practice, it is found that the number of foreign leaders directly involved in the diplomatic events in the past 8 years has exceeded the sum of 1949—2010 years. This article divides TCM diplomatic practices into 4 types, medical aid, multilateral cooperation, head initiative and fulcrum attraction, and puts forward the strategy of applying TCM diplomacy as follows: first is to service "the Belt and Road", included in the economic corridor; second is to grasp the key minority, to provide a one-stop service package of TCM treatment; third is to cultivate international and compound talents to guarantee the sustainable development of TCM diplomatic practice; forth is to pay attention to the traditional culture for the solid foundation of TCM diplomacy.

【Key Words】　TCM, Diplomacy, Suggestion

* 本文系国家社科基金青年项目"'中医外交'研究"（项目编号：17CGJ030）的阶段性研究成果。

** 卞跃峰，上海中医药大学七年制学生。通讯作者：宋欣阳，上海中医药大学科技人文研究院中医药国际化发展研究中心副研究员。

外交是国家为实行其对外政策，由国家元首、政府首脑、外交部、外交代表机关等进行的诸如访问、谈判、交涉、发出外交文件、缔结条约、参加国际会议和国际组织等对外活动，是国家实现其对外政策的重要手段①。中医外交的发生形式多样，实践方式可分为医疗援助型、多边合作型、首脑主动型以及支点吸引型等。目前，中医外交正运用上述4种方式促进中医药国际合作协议的签署和相关领域合作工作的开展，使中医药在海外进一步发展，成为一支体现我国文化软实力，服务我国外交大局的新生力量。

一 医疗援助型

（一）医疗援助型概况

医疗外交是近几年国际上的重要外交手段。美国通过向外派遣医疗专家培养当地民众对美国的好感②；古巴则通过派遣国家医疗队突破美国的外交封锁，实现创汇和提高国际地位的目标。③中医药作为我国独有的传统医学是宝贵的卫生医疗资源，其176项优势病种均有牵头单位和专家队伍。中医药蕴含了中国传统哲学的基础理论，如阴阳和谐、辨证论治、五行生克等④。中医药的特色外治疗法更是受到世界的关注，针灸和推拿在治疗慢性病、中风后遗症、老年病等得到了全球从业者的普遍认可。正因如此，中医外交常以医疗援助的方式发生。1963年，中国医疗援助队向阿尔及利亚提供了中医医疗援助服务。2014年发布的《中国的对外援助》白皮书提到，“自1963年至2012年中国对外派遣援助医疗队共55支，总计医疗人员3 600名，医疗援助国家达到54个，医疗机构120家”⑤。近50

---

① 周培源：《国际关系视域下对公共外交的理解》，《学理论》2014年第16期，第58—59+68页。

② Arne R，Ronald L，Raphael L，et al. Global Health Diplomacy：A Critical Review of the Literature，*Social Science and Medicine*，2016，155，pp.61—72.

③ Cuban medical internationalism［EB/OL］. http://en.Wikipedia.org/wiki/Cuban medical internationalism.

④ 刘哲：《中医理论的发展特点及其思想文化基础研究》，北京中医药大学博士学位论文，2017。

⑤ 《中国的对外援助(2014)》(白皮书)，(2014年7月10日)，http://www.scio.gov.cn/zfbps/ndhf/2014/document/1375013/1375013_1.html，2018-04-17。

年来,我国派遣的医疗队一直活跃在世界的各个角落,其中中医针灸是独具特色的“中国名片”。中国外交向来坚持和平共处、与邻为善的方针,在和平共处五项原则的顶层设计下,通过中医医疗援助更好地促进了中国与他国的友好合作关系。

(二) 中药治疟援助

在中国援助的121个国家中非洲国家占51个,中医领域的援助方式主要为运用中药提取物青蒿素治疗当地高频发作的疟疾[①]。如马拉维,全国1 600万人每年约有600万人次的疟疾感染。2007年12月28日,中国与马拉维正式建交,仅半年后(2008年6月),中国便派出援助马拉维的医疗队,带去中医药治疗疟疾的特色药物和疗法。截至2017年,中国已经向马拉维先后派出了5批医疗队,帮助马拉维降低疟疾发病率21%。[②]2017年4月8日,应马拉维卫生部的邀请,国家中医药管理局局长王国强率中医药代表团访问马拉维,在穆塔里卡总统的见证下签署《中国国家中医药管理局与马拉维卫生部关于传统医学领域合作谅解备忘录》。《备忘录》在中马建交的10周年之际签署,见证了中医药的重要作用,中医药治疟援助为中马友谊打下了坚实的基础,增加了在未来加深合作的可能。

在政府间进一步推进传统合作的意向框架下,高校、企业也逐步与非洲国家开展合作。广州中医药大学与马拉维卫生部疟疾控制中心已建立合作机制,数年来开展青蒿素复方控制疟疾试点项目。广州中医药大学李国桥教授、宋建平教授等带领的青蒿素抗疟团队在科摩罗两岛救助了40多万人。目前,该团队正以完全清除当地人民体内疟疾虫为最终目标[③]。这份医疗援助成果促成了科摩罗副总统向李国桥和宋建平颁发总统奖章。标志着科摩罗对我国中医医疗援助的认可,既是中国与科摩罗的友谊象征,也是中医外交实践效果的良好体现。

随着医学的进步与发展,主流医学越来越重视对中医药的研发,白血

① 《中国的对外援助(2014)》(白皮书)(2014年7月10日),http://www.scio.gov.cn/zfbps/ndhf/2014/document/1375013/1375013_1.html, 2018-04-17。

② 《中马签署传统医学领域合作谅解备忘录》,2014年7月10日,http://www.chinanews.com/gn/2017/04-19/8203895.shtml, 2018-04-17。

③ 王泽议:《广州中医药大学非洲抗疟取得》,《中国医药报》2013年8月29日,第8版。

病、非典、H5N1 等疾病治疗中都有特色的中医药产品出现。中医药加强了中国在国际医疗援助上的能力，尤其是在欠发达国家和地区，形成了一种惠及民生的外交实践方式。

二 多边合作型

（一）多边合作型概况

中医外交实践可以有效参与多边合作。世界卫生组织（WHO）、联合国难民署（UNHCR）、红十字会与新月会国际联合会（IFRC）、比尔及梅琳达·盖茨基金会（NBBJ）、联合国教科文组织（UNCF）、世界贸易组织（WTO）、国际植物药监管合作组织（IRCH）、国际药品认证合作组织（PIC/S）、世界旅游组织（UNWTO）、国际奥委会（IOC）、世界知识产权组织（WIPO）等国际组织都提供了良好的合作范式①。同时，中国外交主张与他国合作共赢，积极参与多边外交，统筹与周边国家关系、同大国关系、同发展中国家关系。中医药参与多边合作不仅符合中国外交的理念，亦契合“人类命运共同体”的利益，为全球卫生治理给出“中国答案”、提供“中国方案”。

（二）世界卫生组织合作

中医药在世界卫生组织中的战略地位上升。2017 年 1 月 18 日，国家主席习近平在日内瓦访问世界卫生组织并会见陈冯富珍总干事②。期间双方共同见证《中华人民共和国政府和世界卫生组织关于“一带一路”卫生领域合作的谅解备忘录》等协议的签署。双方出席了中国向世界卫生组织赠送针灸铜人雕塑仪式，为针灸铜人揭幕。这标志中国将与世卫组织就中医药进行深入合作，世界卫生组织对中医药发展持支持认可的态度。同年 7 月 5 日，世界卫生组织向中国政府颁发“社会健康治理杰出典

① 黄祎晨、李绵绵、宋欣阳等：《中医药参与国际医疗多边合作策略分析》，《中医药导报》2017 年第 17 期，第 7—9 页。

② 杜尚泽：《习近平访问世界卫生组织并会见陈冯富珍总干事》，2017 年 1 月 19 日，http://paper.people.com.cn/rmrb/html/2017-01/19/nw.D110000renmrb_20170119_3-01.htm，2018-04-17。

范奖”,以纪念中国爱国卫生运动开展65周年,表彰中国爱国卫生运动取得的辉煌成就①。中国通过世界卫生组织的国际平台向整个世界发声,宣扬中医药和中国蓬勃的医疗卫生事业。在国际舞台上,中国倡导继承好、发展好、利用好传统医学,以开放包容的心态促进传统医学和现代医学更好融合。

使全世界人民获得高水平的健康是世界卫生组织的宗旨。以中医为代表的传统医学近年来愈发受到世界卫生组织的重视。《世卫组织2014—2023年传统医学战略》中提出,促进传统和补充替代医学纳入各国的卫生系统;加强产品研究与实践形成传统和补充医学指南;倡导合理使用传统和补充医学、传播传统和补充医学的信息②。在战略中明确指出传统和补充替代医学在经济上日益增长的重要性和无可替代的全球性。同时,肯定了中国传统医学卫生服务的整合情况,“在公立及私立医院提供藏医学、蒙医学、维吾尔医学和傣医学使患者可自由选择传统医学或常规医学卫生保健服务”和香港的中医师监管情况“要求专家在中医组批准的机构中开展临床教学和研究,编撰了中医师的行为准则”。随着《战略》的发布中医在传统和补充替代医学中的地位得到认可③,对于中国卫生服务和监管力度的表彰使中国拥有在该领域一定的话语权与示范作用,亦是对中国在全球医疗地位的肯定④。

(三)联合国教科文组织与国际标准化组织合作

中医药的文化价值与科学价值正逐渐引起国际组织的重视。2010年“中医针灸”申遗成功增进了中国传统文化与世界其他文化间的对话和交流,更帮助中医从不同的文化层面进行传承,为针灸的传统理论和操作技术提供平等存续及发展环境。

国际标准化组织是国际上标准化领域的权威组织之一,负责多个领

---

① 董子畅:《世卫组织向中国颁发“社会健康治理杰出典范奖”》,2017年7月6日,http://www.chinanews.com/gn/2017/07-06/8270084.shtml,2018-04-17。

② Smith M, Burton A, Falkenberg T., *World Health Organization Traditional Medicine Strategy 2014—2023*, Herbalgram, 2014, 102, p.24.

③ Burton A, Smith M, Falkenberg T., Building WHO's Global Strategy for Traditional Medicine, *European Journal of Integrative Medicine*, 2015, 7(1), pp.13—15.

④ 张建忠、卞跃峰、宋欣阳:《中医在国际组织中的话语权现况与提升策略》,《中医药导报》2017年第16期,第3—5页。

域的国际标准制定。2017年3月,ISO发布中药编码规则国际标准①。该标准是我国主导完成的第一项中医药国际标准,也是国际标准化组织内部两个委员会共同承担的首个国际标准。不但巩固了中医药的特色和优势,还具有传承和创新发展的思维模式②。标准是在该领域的话语权体现。中医药正积极争取国际标准,中国的话语权亦有所提升,在与他国的中医药贸易谈判或是中医药科研合作中奠定基础。

三 首脑参与型

(一) 首脑参与型概况

首脑个人参与国家对外关系进程是一种古老的外交实践③。在东西方的外交史中充满了关于皇帝、国王、君主、教皇及当代的总统、首相、总理的外交实例④。现代中医外交中,首脑或其夫人以个人名义体验中医治疗是主要方式。其地位特殊、效果直接、关系重大的特点是中医外交对其必须重视的原因。根据网络资料对现代对象国首脑体验中医治疗情况的整理(见表1),发现2011年至今的数量已超过1949—2010年的数量,可见近年来中医药的疗效已得到国家首脑的广泛关注与认可,中医外交的运用显著增长亦促进了中国与对象国的友好协议与交流合作,成为中国与世界各国首脑增进友谊的桥梁与纽带。

(二) 针灸医治外国元首

中医药以“药”与“针”闻名世界。“金针拨障术”是中国中医药的传统针灸技艺之一,可在短时间内无痛无创伤治疗患者白内障,术后效果好。其最早见于唐代王焘的《外台秘要》,在隋唐后有关该项技艺的记载越来

① Pei-Kai W U, Liao L P, Mei-Qu X U, et al. Comparison of national standard GB/T 31774 and international standard ISO 18668 for Chinese medicines coding system. China Journal of Chinese Materia Medica, 2017, 14:25—27.

② 任壮、丁洋、吴培凯等:《ISO发布中药编码规则国际标准》,《中医药管理杂志》2017年第7期,第142页。

③ 张鹏:《中国对外关系展开中的地方参与研究》,上海外国语大学,2013年。

④ Peter Hays Gries. China's New Nationalism: Pride, Politics, and Diplomacy[M]. University of California Press, 2003.

表 1　现代对象国首脑参与“中医外交”统计

时　间	对象国首脑及夫人	总　计
1949 年—2010 年	谢胡(阿尔巴尼亚)、艾哈迈德(也门)、泽登巴尔(蒙古)、苏加诺(印度尼西亚)、胡志明(越南)、宾努(柬埔寨)、金日成(朝鲜)、霍克(澳大利亚)、马科斯(菲律宾)、比亚(喀麦隆)、李光耀(新加坡)、西哈努克(柬埔寨)、叶利钦(俄罗斯)、德奎利亚尔(秘鲁)、伊萨亚斯(厄立特里亚)、希萨诺(莫桑比克)、马塞丽娜*(莫桑比克)、瓦希德(印度尼西亚)、卢拉(巴西)、本阿里(突尼斯)、努乔马(纳米比亚)、纳扎尔巴耶夫(哈萨克斯坦)、别尔德穆哈梅多夫(土库曼斯坦)、维埃诺*(法国)、贝娅特丽克丝(荷兰)、洪森(柬埔寨)、辛格(印度)	27 人次
2011 年—至今	梅德韦杰夫(俄罗斯)、拉赫默诺夫(塔吉克斯坦)、伊万诺夫(马其顿)、穆哈吉(科摩罗)、拉赫蒙(塔吉克斯坦)、阿博特(澳大利亚)、曼卡姆(塞舌尔)、别尔德穆哈梅多夫(土库曼斯坦)、伊吉利卢(科摩罗)、法基姆(毛里求斯)、西哈莫尼(柬埔寨)、阿塔木巴耶娃*(吉尔吉斯斯坦)、索博特卡(捷克)、热恩别科夫(吉尔吉斯斯坦)、格特鲁德*(马拉维)、泽曼(捷克)、阿米娜*(土耳其)、马泰奥(意大利)、阿尔玛兹别克(吉尔吉斯斯坦)、马明(哈萨克斯坦)、欧尔班(匈牙利)、图普六世(汤加)、迈杰希(匈牙利)、亚历山大国王(荷兰)、默克尔(德国)、阿尔贝二世(比利时)、摩西(圭亚那)、穆塔里(马拉维)、武亚诺维奇(黑山)、库马拉通加(斯里兰卡)、陈亚先(苏里南)	32 人次

注：* 为第一夫人。

资料来源：网络公开信息。

越多，如宋代《龙木论》、明代《银海精微》、清代《张氏医通》中均有记载。正是因为各类专著的记载使该项中医传统治疗技术得以传承使小小的金针在外交的大舞台上发挥更大的作用。

针灸与阿尔巴尼亚主席谢胡。阿尔巴尼亚与中国于 1949 年建交，并于 1954 年互派大使签署政府间的文化合作协定，此后陆续签署了 8 个年度的交流计划。在当时，两国具有较为密切的关系。穆罕默德 · 谢胡于 1954 年 7 月出任阿尔巴尼亚部长会议主席。在 1956 年 8 月，患有白内障的谢胡首次来华访问。在访问中谢胡主动提出利用针灸治疗其疾病的意愿。韦文贵大夫作为其主治医师利用“金针拨障术”治愈了谢胡的眼疾。该国的随行记者以“不用开刀,治好白内障”为题进行了匿名报道。谢胡对此多次表达诚挚的谢意。

“金针拨障术”在国际上并非昙花一现。无独有偶,1972 年我国中医唐由之先生运用“金针拨障术”治愈了柬埔寨宾努首相的白内障,术后受到宾努的高度赞扬。

（三）外国元首与中医药教育

早在 20 世纪就有国外在当地开展中医药教育。1969 年,美国已有大学开设中医针灸课程,1976 年更是成立了由政府批准的针灸学校。随着中医药国际化的步伐逐步加快,中医药教育也在世界各国如火如荼地展开。在中医药教育全球化的大背景下,一些国家元首甚至直接参与中医药教育和推广。其中,土库曼斯坦总统别尔德穆哈梅多夫、塞舌尔前总统詹姆斯·曼卡姆、柬埔寨国王诺罗敦·西哈莫尼就是典型代表。

土库曼斯坦总统别尔德穆哈梅多夫受聘中医学教授。土库曼斯坦位于中亚,于 1991 年独立,拥有着丰富的石油天然气资源,储备量排列世界前位。土库曼斯坦总统别尔德穆哈梅多夫毕业于土库曼斯坦国立医学院,曾在卫生和医药工业部任职长达 27 年。自 2007 年当选总统后,于 2012 年和 2017 年连任。医学背景的出身和医药部门长时间的任职经历使其对中医药有所了解并很感兴趣。2014 年 5 月,别尔德穆哈梅多夫访华,与习近平进行会谈并签署了《中土友好合作条约》。13 日国务院副总理刘延东了出席在人民大会堂举行的授予土库曼斯坦总统别尔德穆哈梅多夫北京中医药大学名誉教授称号仪式。这是首位由他国国家领导人直接担任中医学教授的事例。同年 8 月与 11 月两国副总理及外交部长分别进行了中土合作委员会第三次会议和阿富汗问题第四次外长会。此后两国高层来往频繁。别尔德穆哈梅多夫担任北京中医药大学名誉教授不仅证明中国中医药在世界上的影响力,也是土库曼斯坦对中国的友好表示,对中医的认可与支持的背后是对中华传统文化的肯定。中医药更可能是中土双边贸易打开的新窗口——将中医药纳入两国双边贸易中来挽救进出口的下降趋势。此外,此举扩大两国传统医药领域互学互鉴,加强了人文交往,将中土自 1992 年建交以来的友好关系进一步巩固与发展,促进

“一带一路”推进①。

塞舌尔总统詹姆斯·曼卡姆受聘中医院校董事长。塞舌尔位于西印度洋，1976 年独立并与中国建交。2011 年塞舌尔曾邀请中国在马埃岛设立军事基地以加强打击海盗。詹姆斯·曼卡姆为塞舌尔于 1976 年独立后的第一任总统，其具有中国血统，中文名为“陈文咸”，祖籍广东顺德。2014 年 9 月 20 日塞舌尔开国总统詹姆斯·曼卡姆访问江苏南京时受聘南京中医药大学董事会名誉董事长。这位拥有四分之一华人血统的开国总统在受聘仪式上回顾了自己年幼时接受中医治疗的经历和感受，对与南京中医药大学进行相关领域合作表示了浓厚的兴趣，并且希望能推动中医药走向世界。

苏里南总统陈亚先获得中医学位。苏里南在人口和面积上都是南美洲最小的一个国家。曾作为荷兰殖民地，于 1975 年宣告独立。苏里南与中国有很深的情结，国内约有 70%的人口为亚裔，如今的总统夫人、内阁部长皆为华人，一直以来对中国甚是友好。其于 2014 年 4 月通过法律程序将春节立为苏里南的永久法定节日②。苏里南的第二任总统陈亚先就曾在中国南京中医药大学进行学习，获得医学博士学位。陈亚先为苏里南华裔，祖籍广东惠阳。就任期间组建苏里南政策中心，后变更为最高磋商委员会。近年来苏里南与中国的服务贸易持续增长，中医亦活跃在两国之间。2015 年 8 月 31 日、2017 年 6 月 8 日，中国的中医专家义诊团、关怀团分别前往苏里南为当地居民进行中医健康资讯与义诊服务，深受当地居民欢迎，日接诊量达 300 余人。③在政策上，中华人民共和国国家中医药管理局与苏里南共和国卫生部曾签订《关于传统医学领域合作的谅解备忘录》。双方同意根据各自国家的法律和法规，在平等互利的基础上促进和发展传统医药领域的合作，合作双方将建立政府间的直接联系与交流，在医疗、科研、教育等领域开展合作。

---

① Shaikh F, Ji Q, Fan Y, et al., Modelling an optimal foreign natural gas import scheme for China, *Journal of Natural Gas Science & Engineering*, 2017, 40, pp.267—276.

② Stenström M. L., Suriname-International Encyclopedia of Education (Third Edition), *International Encyclopedia of Education*, 2010, 409(1), pp.272—281.

③ 《国侨办中医关怀团在广义堂举行义诊活动》，2017 年 6 月 9 日，http://www.chungfadaily.com/info.asp?id=13142, 2018-04-17。

四 支点吸引型

(一) 海外支点布局

2016年国家中医药管理局、国家发展和改革委员会共同发布《中医药"一带一路"发展规划(2016—2020年)》指出"到2020年,中医药'一带一路'全方位合作新格局基本形成,国内政策支撑体系和国际协调机制逐步完善,以周边国家和重点国家为基础,与沿线国家合作建设30个中医药海外中心"。该规划极大地推动了中医药事业的发展。结合中医外交实践需要在国外分类布局于发达国家和发展中国家,依托中医药对外交流合作示范基地、海外中医药中心、孔子学院、海外中国文化中心为支点开展中医外交。

已经成立的中医药海外中心基本联通了"一带一路",支点覆盖五大洲,其中所在地国家为联合国常任理事国3个,二十国集团(G20)国家7个,亚太经合组织(APEC)国家7个,上海合作组织国家3个,中东欧"16+1"合作机制国家3个。海外中心的建设是极有针对性的,这些布局的支点中有些已经成熟,有些尚处于探索阶段,正因如此,它们拥有发展潜力,能够拓展"六位一体"的创新功能,促进医疗、保健、科研、教育、产业、文化的协调发展。但在南美洲等地仍缺乏海外中心,针对该区域建立海外中心是下一步发展的战略。借助特区模式、优良服务使海外中心成中医外交的民心工程和亮点工程,是中医外交实践的有效模式。

(二) 国内支点发力

2017年发布的《中医药"一带一路"发展规划(2016—2020年)》提及"到2020年将建立50家示范基地"。目前,国内中医药对外交流合作示范基地数量已超过30个①。已建成的国内基地已经发挥出其支点吸引的功能,吸引国外高层人物访问基地并在基地内接受中医药健康体验。如位于三亚市的中医药健康旅游示范基地近4年来已经接待来自吉尔吉斯斯

① 卞跃峰、魏浩然、宋欣阳等:《中医药对外交流合作示范基地现状与展望》,《中医药管理杂志》2017年第20期,第1—4页。

坦、塔吉克斯坦等9个国家的政府高层人物。同时,国内其他医疗机构也在中医外交的实践中发挥着重要的作用。如位于大连的神谷中医院,注重中医药特色,在中医药外交的实践上富有吸引力。外国元首高层多次访问神谷中医院,体验中医诊疗,其中不乏国家电视台对其进行报道宣传。2017年,神谷中医院借助在大连举办的夏季达沃斯年会,向世界各地的会议嘉宾推广中医,其中包括世界经济论坛主席施瓦布及夫人,摩尔多瓦副总理屋大维·卡尔梅克,俄罗斯前教育与科学部长、现总统助理安德烈·富尔先科等。北京广安门医院数年来屡次接待他国卫生部长及高层,马其顿卫生部长(2010年)、阿根廷卫生部副部长(2013年)、蒙古卫生部长(2014年)、新加坡中医管理委员会(2016年)、伊朗卫生部长(2017年)等政要。国内基地的发展,注重自身特色和国内外资源的整合,是中医外交实践的有效载体。

五 中医外交运用策略

(一) 服务"一带一路",纳入经济走廊建设

《中医药"一带一路"发展规划》指出:"到2020年,中医药医疗与养生保健的价值被沿线民众广泛认可,更多沿线国家承认中医药的法律地位,中医药与沿线合作实现更大范围、更高水平、更深层次的大开放、大交流、大融合"。"一带一路"国际合作高峰论坛、金砖国家峰会、上合组织峰会和博鳌亚洲论坛等中国主场外交,为中医外交实践提供了平台和机遇。

中医外交实践要将医疗援助与多边合作融入"一带一路"。我国已经认识到援外过程中多边合作的重要性,提出实现"六个结合"。[①]2013年设立的中国—欧亚经济合作基金,2014年成立的丝路基金,2015年设立的中国气候变化南南合作基金、中国—联合国和平与发展基金及南南合作援助基金等标志着中国今后对外援助的重要方式与引擎将依靠以基金为主

① 《卫生和计生委学习习近平会见援外医疗队讲话精神》,2013年4月3日,http://www.gov.cn/gzdt/2013-04/03/content_2369465.html,2018-04-17。

要形式的投资①。此外,中国通过以亚投行为代表的多边援助方式,树立了参与构建"一带一路"沿线国家地区性援助治理体系的新模式,开了在亚洲地区援助治理体系的先河。不仅对西方国家主导的全球援助体系有补充作用,还有助于把握发展中国家的地区性特征。

六大经济走廊是"一带一路"倡议不可或缺的部分。中医外交要加入经济走廊合作随着"一带一路"一起走出去。对于中蒙俄经济走廊,要利用大型华商市场,形成集群效应。以蒙医作为切入点,共同建设专业的蒙医医疗、教育和研究机构,逐渐让蒙古人民了解中医、信任中医。2018 年蒙古副总理呼日勒苏赫、原副总理登特尔比希达格瓦和原副总理策奥云巴特尔先后访问了"中国—蒙古中蒙医药医疗保健服务基地",中医药进入了蒙古高层的视野。新亚欧大陆桥走廊则是应用点轴理论试验田,结合陆大道院士点轴理论以大陆桥为轴,进行多种形式的中医药布局。对于中国—中亚—西亚走廊,要选取四大支点国家哈萨克斯坦、沙特、以色列、阿联酋。中国在该地区有许多基础设施建设项目,需要大量中国和当地工人,中医药可依托产业园和大型项目进行海外发展。这样既可以规避风险,又保障了一定的需求,还为中国员工和当地百姓提供服务。中南半岛经济走廊则是通过"大医院 + 小医院"模式建立传统医学跨境医疗服务共同体,采用"公司 + 产业园"模式搭建合作平台。从政策、人才等方面促进中医药产业在中南半岛发展"中医院校 + 传统医学学校"模式开设网络课程、派遣师生,帮扶教育,培养海外中医人才、中巴经济走廊建设中医药海外进出口母港;孟中印缅经济走廊借鉴经验,从孟加拉国和缅甸入手。

(二) 把握关键少数,提供一站式中医药诊疗服务包

外交部信息显示,我国越来越多的驻外使领馆外交官正参与所在国家和地区中医机构的相关庆典活动,或与有关国家领导人探讨中医药领域的合作事宜。所在国的社会名流被多次邀请参与中医药文化的相关活动。我国政府曾邀请奥地利、阿尔及利亚、西班牙等驻华使馆和联合国驻华机构的多位大使、参赞、使馆工作人员及其家属亲自体验中

① 白云真:《"一带一路"倡议与中国对外援助转型》,《世界经济与政治》2015 年第 11 期,第 53—71 页。

医药文化。①这些活动对相关国家的领导人都起到了宣传普及作用，一定程度上缓解了中医药国际交流中的“民间热、官方冷”的尴尬。

中医外交的运用策略应集中于服务对象国首脑或者高层人物及家属，即把握关键少数。世界上很多国家领导人尤其是医疗卫生事业欠发达的一些国家领导人曾主动邀请过我国的中医药专家为其治疗，取得了不错疗效。中医药疗效在外国政要中的良好口碑是中医外交最坚强的后盾。据相关统计，外国政要中包括越南前国家主席胡志明、朝鲜前国家领导人金日成、莫桑比克前总统希萨诺与现总统格布扎、几内亚总统阿尔法·孔戴、厄立特里亚总统伊萨亚斯·阿费沃尔基、纳米比亚前总理西奥本·古里拉布、马达加斯加前总统卡哈等都接受过中医药治疗。另外，应我国领导人邀请，哈萨克斯坦总统纳扎尔巴耶夫、塔吉克斯坦总统埃莫马利·拉赫蒙在内的多国政要都曾专门到我国三亚开展过中医药疗养活动。在了解各国政要身体状况的前提下，邀请对方参加中医医疗旅游，参观中医中心、中医医院等。以针灸推拿先行，中药颗粒剂为辅，评估政要身体情况后有针对性地推出中医药“服务包”。

（三）培养国际化复合型人才，保障中医外交实践可持续

培养国际化复合型人才对于中医外交实践至关重要。只有确保良好的人才培养工作才能保证新鲜血液的输送使该行业具有活力与发展潜力。要保障中医外交的未来发展需要培养国际化的复合型人才。中医蕴含丰富的中国传统文化，有着特殊的医疗价值、环境价值、科技价值和经济价值。其本身就是一门专业性强又能跨界交流的学科。因此，有效运用中医外交需要对中医有深厚的了解，这样才能在不同的场合环境中发挥其作用。无论是为外宾提供服务，还是在政府医疗援助团队或国际组织中任职，中医外交中国际化复合型人才的选拔仍应以中医能力为核心。

中医外交中国际化复合型人才需要具备扎实的专业知识，这就要求中医药人员对中医基础理论以及中医经典著作等基础课程有过系统的学习。在以西医为主流的现代生物医学世界里，中医药走向世界难免遇到西方医学各方面的挑战，在拥有扎实的中医理论知识和技能的同时，也需

---

① 《驻华外交使节在京城体验中医药文化》，2013 年 10 月 12 日，http://news.ifeng.com/gundong/detail_2013_10/12/30267978_0.shtml，2018-04-17。

要具备一定的现代医疗知识，掌握现代医疗技能。此外，一名合格的中医药外交人才，还必须具备一定的医学人文知识，能够阐释中医药文化的以人为本、道法自然、医者仁心仁术等核心价值观念、文化精神和思维模式，实现传播中医药文化博大精深底蕴的目的。

我国在培养本土化中医药人才方面具有一定的基础，有数百所中医药院校分布在全球30多个国家和地区。对我国而言，短板在于国内中医药院校的功能型人才培养还无法满足中医外交的需求，特别是在契合国家"一带一路"和"健康中国"的战略高度上。因此，需要加强对人才的外语使用和外事能力的培养，在中医药大学开设相应课程，通过外聘教师的方式引入相应的外事处理知识，丰富人才培养体系，为中医外交培养国际化的复合型人才，确保新鲜血液输送使中医外交保持活力。

（四）重视中国传统文化，坚实中医外交根基

中医学在形成和发展过程中，主要的思想来自中华传统文化，形成了认识生理病理、指导预防治疗的特殊思维模式。中医将人看成形神合一、天人合一的整体，用整体动态思维看待生命的变化。中医教育过程中也特别重视中医基础理论及传统文化的传授，有利于学生尽快形成传统思维模式，接受良师的教诲，启发学生的悟性，更好地理解和掌握中医理论。从人类非物质文化遗产的角度来认识传统文化，中华民族几千年来认识生命、维护健康、防治疾病的过程中，中医药以一种独特的精神财富和物质形态存在着，是中华民族内在的精神和思想基础传统文化培养了中医的人文精神。中医药文化作为中国传统文化的重要组成部分之一，千百年来在中华文明的进步和保护人民的健康过程中发挥了突出作用。

中华传统文化是中医外交的根基，需要重视与传承。2018年4月11日，中医药作为中国传统文化代表之一亮相于博鳌亚洲论坛，全国60多名中医专家在会议期间为参会嘉宾提高诊疗，而在每一位嘉宾的房间中也配备了中医药文化的宣传手册。①国家对中医药文化的重视在此体现。对于中医文化的继承需要一个全面的、有体系的框架，亦需要一定的运作模式作为支撑和支持。对于当下而言，现代科技的发展和西方文化的盛行

① 《中华传统文化亮相博鳌亚洲论坛》，2018年4月17日，http://tv.cctv.com/2018/04/10/VIDEhq07RuUvmTPfCowzHig4180410.shtml，2018-04-17。

对中医传统文化的继承产生了较大的影响。如何在这样的大环境下传承和发展中医是许多业内人士思考的重点问题。中医药的传承和发展有多种途径，其中最为瞩目的就是立足中医根本，结合临床实际，联系现代科学，发展具有新时期特色的中医文化。作为自然科学和社会科学的结合体，中医在发展各个阶段难免受到当下对客观世界认识的影响，因此继承中医文化也要以中华民族优秀的传统文化为根基，建设具有中国文化特色的文学、史学和哲学教育。

中医药文化的继承主要集中在高校和社团组织，未来政府主导和多方协作也将成为中医文化继承的重要模式。高校有着丰富的教育资源，受众面集中在知识分子群体，此类人员是继承中医文化的主力军，也是能够参与中医外交实践的潜在人群。发挥高校特有的优势，通过中医药文化教育的留学生培养，向对象国上层输出中医药文化人才是一条经过历史检验的有效途径。

六　结　论

自 1949 年新中国成立以来，中医外交实践以四种不同的形式活跃在中国与他国的外交过程中。通过治疗他国元首、医疗援助、签订合作备忘录等形式加强中国与对象国的友谊，提高了中国在世界上的影响力以及话语权。近年来中医外交的发展呈现了一个爆发式的增长，这不仅意味着中医事业的蓬勃发展，更是中国国力的日益强盛的必然结果。现代中医外交实践有着相当大的作用与潜力，一根银针、一剂药方、一味中药都有可能在广阔的外交平台上发挥出影响深远的作用。运用好中医外交要服务中国"一带一路"的合作意愿，纳入六条经济走廊有针对性开展；要把握关键少数，提供一站式中医药诊疗服务包。在人才建设方面不仅要强调国际化复合型，更要具有中医背景，传承好中医背后的中华文化。综上，以中医外交为新途径、新载体充实中国外交软力量，值得国际关系学、传播学和中医学的重视与进一步深入研究。

声　明

《复旦国际关系评论》第 21 辑第 257—275 页论文《中医参与西亚北非卫生治理》刊载时遗漏通讯作者标注，现补注如下：通讯作者，宋欣阳，上海中医药大学副研究员。

中医药国际标准化与医学外交*

徐晓婷　沈远东**

【内容提要】 中医药国际标准化是中医药“走出去”的桥梁和轨道，在医学外交中发挥着至关重要的作用：中医药国际化与国际标准化是一个经典的中国故事，中医药国际标准化是参加国际治理体系的一个优势平台，中医药国际标准化平台是坚持制度自信和文化自信的实践基地。

【关键词】 中医药，国际标准化，医学外交

【Abstract】 The international standardization of Traditional Chinese Medicine is the bridge and track for TCM to “go abroad”. It plays a vital role in medical diplomacy, which means the internationalization and international standardization of TCM is a classic Chinese story. The international standardization of TCM is an advantage platform to participate in the international governance system, and the international standardization platform of TCM is the practice base to adhere to the system self-confidence and cultural self-confidence.

【Key Words】 Traditional Chinese Medicine, International Standardization, Medical Diplomacy

* 本文系基金项目ISO领域内的中医药国际标准化建设（项目编号：ZY（2018—2020）-GJHZ-1003）的阶段性成果。

** 徐晓婷，上海中医药大学附属曙光医院中医药国际标准化研究所助理研究员；通讯作者：沈远东，上海中医药大学附属曙光医院中医药国际标准化研究所研究员。

外交是指一个国家在国际舞台上参与国际关系的各种活动。医学是国与国之间交流中非常重要的载体,健康又是全人类共同追求的目标,医学正以其超国界的特色以及自身强大的传播力,在各国外交事务中发挥重要作用。中医药作为"打开中华文明宝库的钥匙",不仅是一种治病救人的医学,更是体现中国哲学体系,同时兼具对外交流与沟通使命的"外交使节"。卫生部与国家中医药管理局联合制定的《中医药对外交流与合作中长期规划纲要(2011—2020)》中提出"到2020年,中医药国际标准被更多国家认同,对外服务范围领域进一步扩大,对外交流与合作工作对中医药事业发展的贡献率显著提高"的目标,中医药正以其"双重价值"存在于中国的国际外交中,中医药国际标准化作为中医药国际化的先锋军,在医学外交中的作用与地位也日益凸显。

一 中医与外交

(一)中医药在古代的对外传播与交流

中医药历史源远流长,早在公元6—8世纪,中医药就已传播到周边各国并在当地扎根发展,例如:日本的汉方医学、韩国的韩医学以及越南的东医等。唐代鉴真东渡,周边各国派遣"遣唐使"来中国学习,随着古丝绸之路的开拓,中国与周边国家乃至欧洲大陆的交流日益频繁。中国的丝绸、瓷器等随着古代对外贸易与经济交流的互动传播到西方国家,许多外来药物也在此时慢慢进入中国市场。

外来药物至今已是中药中非常重要的部分,从先秦至秦汉时期就有从海外进口原料药及其初加工制品的传统,例如没药、芦荟、苏合香、乳香、木香等就来源于非洲①。隋唐五代时期,我国外来药物传入非常活跃,在我国药学史上可以说是承前启后的阶段,特别是来自西域诸国及东南亚各国的药物,逐渐广泛应用于中医方剂中。唐宋时期又有来自穆斯林国家及地区引进的"海药",如胖大海、龙涎香、沉香、犀角、冰片等。这些外来

---

① 金素安、郭忻:《外来药物传入史略——先秦至隋唐五代时期》,《中医药文化》2011年第1期。

药物的进入，大大丰富了我国中药的品种及中医药的内涵，同时也促进了中医药的发展。①

(二) 近现代中医学与外交

在近代中外关系中，除外交人员直接从事外交活动外，许多来华的外国人，例如来华的传教士，也直接和间接参与了中国与西方国家的外交活动，对于中医在海外的传播起着至关重要的作用。17 世纪波兰籍耶稣会传教士卜弥格(Michal Boym)就是中医经典西译的先驱者，在华期间他编写翻译了多部中医著作，并在寄回欧洲的书信中向当地人介绍了中国的药物学知识。②20 世纪 30 年代，法国外交官苏里耶·德·莫朗先生将其在中国学习的针灸知识传播到法国，并将针灸运用于临床，促进了中医在欧洲的发展。针灸在当地的快速发展使法国成为西方针灸的重要发源地及针灸大国，且中药、气功、推拿等技术也在法国日渐流行。③

中医药以其独特的疗效和简便验廉的方式传播到世界各国，中医药在各地的发展也多数是从民间到政府自下而上地促进着中国与各国之间的外交关系。1971 年美国尼克松总统访华期间，《纽约时报》的随团记者詹姆斯·赖斯顿在北京采访期间因突发阑尾炎需进行手术。医生在进行阑尾切除时，用针刺麻醉替代了常规麻药麻醉，手术非常成功。詹姆斯·赖斯顿回国后，将自己在中国就医的经历刊登在了《纽约时报》上，该报道在美国当地引发了一股“针灸热潮”，推动了针灸在美国的发展。很多外国政要如印度尼西亚前总统苏加诺、柬埔寨前国王西哈努克、新加坡前总理李光耀等也都曾主动向我国请求派遣中医药专家替他们治病，在密切了两国外交关系之余，中医药在这些国家也有了越来越深厚的民意基础。中医药更是在中国对非洲的卫生外交援助计划中，对改善非洲当地的卫生状况作出了突出的贡献。

(三) “一带一路”背景下中医外交发展新方向

2012 年“中医外交”这个理念的提出，明确认可了中医药在外交事务

① 金素安、郭忻：《外来药物传入史略——宋金元至明清时期》，《中医药文化》2011 年第 2 期。

② 高晞：《地理大发现后的“中医西传”》，《文汇报》2015 年 9 月 11 日，第 W10 版。

③ 戴翥、贺霆、吴永贵、吴凯：《中医在法国传播脉络初步研究总结》，《中国中医药信息杂志》2013 年(第 20 卷)第 10 期。

中的地位与作用。“中医外交”是指我国政府充分利用中医药的独特优势，在各种外交场合树立我国在世界公共卫生领域负责任的大国形象，使中医药发展更好惠及其他国家尤其是周边和发展中国家的卫生事业，同时通过外交途径宣传汇聚了我国传统文化精髓的中医药文化，使我国传统文化更多为世人所了解与认可。“中医外交”已逐渐成为我国公共与文化外交的重要组成部分，其战略优势正受到越来越多人的重视。

医疗是国家之间人文交流的重要内容，中医药又是我国医疗外交的核心。2013 年，“一带一路”倡议的提出为中医药在新时期的发展明确了方向。“一带一路”倡议助推中医药走向世界，为中医药事业发展创造了新的契机。中医药外交以往都表现出“民间热，官方冷”的现象，然而，自“一带一路”倡议实施以来，我国领导人高度重视发挥中医药外交作用。我国政府已与相关国家和国际组织签订了 86 个中医药合作协议。①习近平、李克强等国家领导人更在多种外交场合亲眼见证了我国与澳大利亚、吉尔吉斯斯坦、匈牙利等国在中医药领域合作协议的签署。我国政府不断拓宽与 WHO、ISO 等国际组织在中医药领域的合作范围，世界卫生大会通过了由我国倡议发起的传统医学决议。中医药国际合作活动得到我国国家领导人的支持，中医药宣传活动出现在越来越多的外交场合，例如：金砖五国会议中有传统医学专题讨论，博鳌亚洲论坛开设中医药专场讨论等。

二　中医药国际化的机遇与挑战

（一）中医药国际化的背景与意义

中医药国际化是指中医药在世界范围内逐步被接受和应用的过程，这个过程是一个循序渐进的实现过程。②中医药国际化主要表现为：中医药诊疗行为在世界各国被承认为合法的医疗行为，并在各国的医疗保健

① 国务院：《〈中国的中医药〉白皮书》，2016 年 12 月 6 日，http://www.scio.gov.cn/zxbd/wz/Document/1534697/1534697.htm。

② 鄢良：《中医药国际化若干问题的思考》，《亚太传统医药》2005 年第 3 期。

实践中得到应用；在中医药诊疗的活动中所使用的专属物品在世界各国被承认为合法的医疗用品，获得药品、医疗器械的法律身份；中医药的概念、理论和研究方法在国际科学界，特别是医学界得到广泛认同和运用，其科学性或科学价值得到承认；中医药学应保持体系的完整性和理论的承续性。

中医药国际化有助于提高我国医药产业在国际医药行业的竞争力和影响力，有助于传播优秀的民族文化，体现中国的大国地位、作用以及国家的软实力。

1. 中医药国际化发展现状

目前，中医药已被全球183个国家和地区广泛使用。根据世界卫生组织数据显示，103个会员国已认可针灸使用，其中29个会员国有关于传统医学的法律法规，18个国家将针灸纳入本国的医疗保险体系，30多个国家和地区开办了数百所中医药院校，用来培养本地的中医药人才。①据不完全统计，中医药服务的年市场份额约为500亿美元。除中国外，全球大约有8万所机构提供中医医疗服务，注册中医师超过10万名、针灸师超过20万名。②2015年屠呦呦获得诺贝尔生理学或医学奖，中医针灸列入联合国教科文组织"人类非物质文化遗产代表作名录"，《黄帝内经》和《本草纲目》列入"世界记忆名录"。③为响应"一带一路"战略，中国已建立了17个中医药海外中心。

近些年来，国家领导人及各部委十分重视中医药国际化传播，卫生部、国家中医药管理局以及国务院先后颁发了一系列有关中医药发展的政策文件，这些文件都涉及了中医药国际化发展及中医药文化国际传播，如《中医药对外交流与合作中长期规划纲要(2011—2020)》、《中医药文化建设"十二五"规划》、《关于促进健康服务业发展的若干意见》、《中医药发展战略规划纲要（2016—2030年）》和《中医药"一带一路"发展规划

① 国务院：《〈中国的中医药〉白皮书》，2016年12月6日，http://www.scio.gov.cn/zxbd/wz/Document/1534697/1534697.htm。

② 王笑频：《强基础　谋共赢　推进中医药国际标准化》，《中国中医药报》2015年7月2日，第3版。

③ 国务院：《中国健康事业的发展与人权进步》(白皮书)，2017年9月29日，http://www.xinhuanet.com/2017-09/29/c_1121747583.htm。

(2016—2020 年)》,等等。

中医药国际化是国家中医药事业发展的重要战略政策,《中医药“一带一路”发展规划(2016—2020 年)》的制定加速了中医药国际化发展的步伐。根据规划中制定的目标,我国计划到 2020 年要与沿线国家合作建设中医药海外中心 30 个,颁布中医药国际标准 20 项,海外注册中药产品 100 种,建设中医药对外交流合作示范基地 50 家,进一步扩大中医药在海外的传播,以交流助合作,以标准促发展。

2. 中医药国际化面临的挑战

近年来中医药在全球发展势头良好,中医药正以其自身固有的价值和优势以及良好的国际国内政策环境推动其国际化进程的快速发展。尽管如此,中医药国际化仍然面临着不少挑战。

(1) 中西方文化的差异

虽然针灸的疗效已经被大部分国家和民众所认可,但是由于中西方文化背景的不同导致人们对医学内涵的认识有着很大的差异性。各国的政治、经济、文化、民俗存在着明显的差异,民众对传统医学的认同程度及需求也各不均衡,中西医理论体系和理念的差异也导致中医中药在海外传播过程中在一定程度上受阻。

(2) 各国医疗卫生管理体系与法律法规的差异

因相近的地缘文化以及悠久的使用历史,中医药在东南亚地区得到很好的传播与发展。然而在西方大多数国家,中医药属于传统、替代医学的范畴,没有得到法律认可,仅澳大利亚、美国、加拿大(部分省)、匈牙利等国对中医药/针灸进行了立法监管。中药产品也因在国际市场上需要通过当地药品注册程序存在很大难度,故而大多数产品以健康保健品或者食品补充剂的身份在当地进行销售。

(3) 中医药国际标准的缺失

中医药海外传播不但要寻求文化认同,更重要的是打破贸易壁垒,使中医药服务及产品能够走出去,服务全球。中国虽然是中医药大国,但其产品和服务并非占据市场绝对主导权。在国际贸易中,中医药产品的安全与质量常常因缺乏全球统一的标准,被海外市场所质疑。中医药要走向全球必须能直接和世界对话,中医药术语与信息标准的缺失就掣肘了中医药国际化的进程。

三　中医药国际标准化战略及其发展

(一) 中医药标准化是中医药事业发展的重要战略之一

在全球经济一体化条件下,国际标准化工作在国际贸易中发挥着越来越重要的作用,发达国家都把标准竞争作为科技及经济竞争的制高点,把推动本国技术和标准成为国际标准作为提高本国企业国际市场竞争能力以及提高国际市场占有率的有效途径。中医药国际标准化是中医药"走出去"的桥梁和纽带,中医药国际标准化可以提高中医药产品或服务的国际竞争力,可以为中医药在国际上健康有序地发展提供保障,维护中医药的声誉,提高中医药的国际认可度。

自中医药事业发展"十一五"规划起,"推进中医药标准化、规范化"就被明确为中医药发展的重点任务之一。国家中医药管理局高度重视中医药标准化工作,先后颁布并实施了《中医药标准化发展规划(2006—2010年)》和《中医药标准化中长期发展规划纲要(2011—2020年)》。为了支持中医药标准化工作,国家标准化管理委员会批准成立5个全国标准化技术委员会,涵盖中医、中药、中西医结合、中药材种子种苗等业务范围,做好国内中医药标准化建设工作,为中医药国际标准化夯实基础。我国已颁布33项中医药国家标准,493项行业及行业组织标准,在全国范围内建立了50个左右的中医药标准研究推广基地,并以这些基地为依托,推广应用中医药标准。①

(二) 中医药国际标准化发展现状

为了进一步推进国家标准化战略,实现"中国制造中国标准"的目标,中医药国际标准化工作得到国家中医药管理局和国家标准化管理委员会的高度重视和推动,我国在与相关国际组织的合作中充分发挥了积极的作用,特别是与世界卫生组织(WHO)、国际标准化组织(ISO)等重要国际组织的合作,实现了中医药领域国际标准"零"的突破,奠定了中国在传统

① 王笑频:《试论推进中医药国际标准化工作的关键策略》,《中医药管理杂志》2015年(第23卷)第13期。

医学领域国际标准制定引领者的地位。

1. 世界卫生组织传统医学疾病分类项目(WHO ICD11-ICTM)

国际疾病分类(International Classification of Diseases,简称 ICD)是由世界卫生组织制定颁布的国际统一的疾病分类标准。国际疾病分类第十一版(WHO ICD11)首次将传统医学纳入其中,标志着 WHO 首次将传统中医学纳入主流医学体系管理。WHO ICD11-ICTM 项目由国家中医药管理局委托上海市中医药发展办公室开展具体工作,中国工作组设于上海中医药大学,并由上海中医药大学组织核心专家团队并代表中国全面负责项目的管理和协调工作。自 2011 年起,上海中医药大学先后派遣志愿者 11 人次前往 WHO 总部协助该项目的推进与协调。

2012 年 5 月,WHO 通过互联网面向全球公开发布了 ICD-11 传统医学章节 Beta 版,在包括中、日、韩提交的基于各国临床实际的传统医学病、证分类框架基础上,形成以中医理论为主导,兼顾日、韩等国传统医学特点的病、证分类体系。2015 年 6 月,传统医学章节中、日、韩三国语言版本翻译完成。2018 年 6 月 18 日,WHO 正式发布了包含传统医学章节的 ICD11。ICD11 传统医学章节的实施将改变传统医学被排除在国际医学信息体系之外的历史,为学术交流、科研、产业以及立法等打下坚实基础。

2. 国际标准化组织中医药技术委员会(ISO/TC 249)

总部设于日内瓦的国际标准化组织(International Organization for Standardization, ISO)是世界上最大最专业的国际标准化机构。ISO 成立于 1947 年 2 月 23 日,是非政府性国际组织,主要制定综合类国际标准,包括产品、服务和质量管理体系等。ISO 制定国际标准有三大原则:自愿、共识、与市场相关。ISO 标准的价值在于有利于打破贸易技术壁垒、通过改善体制和流程来减少成本以及通过提高安全性、质量和流程来提高客户满意度。

2009 年 9 月,ISO 第 46 届技术管理局(TMB)会议上决议通过成立一个新的技术委员会,代号为 TC 249,即国际标准化组织中医药技术委员会(ISO/TC 249 Traditional Chinese Medicine),由中国承担秘书处工作。ISO/TC 249 标准制定的工作范畴为:所有起源于古代中医并能共享同一套标准的传统医学体系标准化领域的工作,涵盖传统与现代继承发展的两大领域,具体负责中药原材料质量与安全、中药制成品质量与安全、医疗设备质量与安全及信息等领域的标准化工作，也包括服务类标准，但仅限于设备和药品的安全使用及传递，不涉及临床或者产品的操作。

ISO/TC 249 现有 39 个成员国，遍布五大洲。根据工作范畴，ISO/TC249 共设 5 个工作组（WG）和 2 个联合工作组（JWG）。与世界卫生组织（WHO）、国际电工组织电子医疗器械分技术委员会（IEC/SC 62D）、世界中医药学会联合会（WFCMS）以及世界针灸学会联合会（WFAS）建立了联络组织关系，开展中医药国际标准的合作。

中国作为中医药的起源国，在中医药国际标准化工作中牢牢掌握着话语权和主导权。截至 2018 年 11 月，ISO/TC249 已正式发布 31 项中医药国际标准，正在制作的国际标准 43 项。已发布的国际标准中，74%的标准是中国提出并主导的。正在制作的国际标准中，67%的提案是中国提出并主导的。参与 ISO/TC249 的中国注册专家 215 名，2018 年中国递交新项目提案 25 项。

已发布的 ISO 中医药国际标准

已发布标准	提案国
ISO 17217-1：2014 Traditional Chinese medicine—Ginseng seeds and seedlings—Part 1：Panax ginseng C.A. Meyer 中医药—人参种子种苗—第一部分：亚洲人参	中国
ISO 17218：2014 Sterile acupuncture needles for single use 一次性使用无菌针灸针	中国
ISO 18662-1：2017 Traditional Chinese medicine—Vocabulary—Part 1：Chinese Materia Medica 中医药—术语—第一部分：中药材	中国
ISO 18664：2015 Traditional Chinese Medicine—Determination of heavy metals in herbal medicines used in Traditional Chinese Medicine 中医药—中草药重金属检测方法	中国
ISO 18665：2015 Traditional Chinese medicine—Herbal decoction apparatus 中医药—中药煎煮设备	中国
ISO 18666：2015 Traditional Chinese medicine—General requirements of moxibustion devices 中医药—艾灸具通用要求	中国
ISO 18668-1：2016 Traditional Chinese medicine—Coding system for Chinese medicines—Part 1：Coding rules for Chinese medicines 中医药—中药编码系统—第一部分：中药编码规则	中国

续 表

已发布标准	提案国
ISO 18668-2：2017 Traditional Chinese medicine—Coding system for Chinese medicines—Part 2：Codes for decoction pieces 中医药—中药编码系统—第二部分：饮片编码	中国
ISO 18668-3：2017 Traditional Chinese medicine—Coding system for Chinese medicines—Part 3：Codes for Chinese Materia Medica 中医药—中药编码系统—第三部分：中药材编码	中国
ISO 18668-4：2017 Traditional Chinese medicine—Coding system for Chinese medicines—Part 4：Codes for granule forms of individual medicinals for prescriptions 中医药—中药编码系统—第四部分：中药配方颗粒编码	中国
ISO 18746：2016 Traditional Chinese medicine—Sterile intradermal acupuncture needles for single use 中医药——一次性使用无菌皮内针	韩国
ISO 19465：2017 Traditional Chinese medicine—Categories of traditional Chinese medicine（TCM） clinical terminological systems 中医药—中医临床术语系统	中国
ISO 19610：2017 Traditional Chinese medicine—General requirements for industrial manufacturing process of red ginseng（Panax ginseng C.A. Meyer）中医药—红参工业生产过程的通用要求	韩国
ISO 19611：2017 Traditional Chinese medicine—Air extraction cupping device 中医药—真空拔罐器	韩国
ISO 19614：2017 Traditional Chinese medicine—Pulse graph force transducer 中医药—脉象仪触力传感器	中国
ISO 19824：2017 Traditional Chinese medicine—Schisandra chinensis（Turcz.）Baill. seeds and seedlings 中医药—五味子种子种苗	中国
ISO 20308：2017 Traditional Chinese medicine—Gua Sha instruments 中医药—刮痧器具	中国
ISO 20311：2017 Traditional Chinese medicine—Salvia miltiorrhiza seeds and seedlings 中医药—丹参种子种苗	中国
ISO 20333：2017 Traditional Chinese medicine—Coding rules for Chinese medicines in supply chain management 中医药—中药供应链管理编码规则	中国

续 表

已发布标准	提案国
ISO 20408：2017 Traditional Chinese medicine—Panax notoginseng seeds and seedlings 中医药—三七种子种苗	中国
ISO 20409：2017 Traditional Chinese medicine—Panax notoginseng root and rhizome 中医药—三七	中国
ISO 20498-2：2017 Traditional Chinese medicine—Computerized tongue image analysis system—Part 2：Light environment 中医药—计算机舌像分析系统—第二部分:光照环境	中国
ISO 20759：2017 Traditional Chinese medicine—Artemisia argyi leaf 中医药—艾叶	中国
ISO 21371：2018 Traditional Chinese medicine—Labelling requirements of products intended for oral or topical use 中医药—口服或局部应用的中药产品的标签要求	日本
ISO 19617：2018 Traditional Chinese medicine—General requirements for manufacturing process of natural products 中医药——天然药物加工过程的通用要求	日本
ISO 20334：2018 Traditional Chinese Medicine—Coding System of Formulas 中医药—方剂编码系统	中国
ISO 20493：2018 Traditional Chinese medicine—Infrared moxibustion-like instruments 中医药—红外仿灸仪	中国
ISO 20495：2018 Traditional Chinese medicine—Skin electrical resistance measurement devices 中医药—穴位电阻检测仪	中国
ISO/TR 20520：2018 Traditional Chinese medicine—Infection control for acupuncture treatment 中医药—针灸疗法感染控制	韩国
ISO/TR 23021：2018 中医药—汉方原药材词汇	日本
ISO/TR 23022：2018 Traditional Chinese medicine—Controlled vocabulary on Japanese Kampo formulas and the indication codes for the products 中医药—汉方方剂及产品编码	日本

3. 中医药相关国际组织

世界中医药学会联合会(以下简称 WFCMS)是总部设在北京的中医药国际性学术组织,成员来自 67 个国家和地区,共 253 个团体会员。WFCMS 致力于保护和发展中医药,增进世界各国(地区)关于中医药的学术交流,促进中医药进入各国的医疗卫生保健体系。标准化工作也是 WFCMS 重点工作之一，已发布标准24项。

世界针灸学会联合会(以下简称WFAS)是总部设在中国北京的非政府性针灸团体的国际联合组织，有201个团体会员，代表着55个国家和地区近40余万名针灸从业者。WFAS在针灸全球化传播中起着引导者的示范作用，30年来一直致力于发展针灸医学，扩大针灸在全球的影响力，并不断提高针灸医学在世界卫生保健工作中的地位和作用。WFAS已发布4项标准，重点关注针灸的教育培训与学术交流。

4. 标准促进经济增长

国际标准在推动社会经济可持续发展和促进全球贸易便利化方面发挥着越来越重要的作用。德国标准化协会2001年出版的公报中就表明，德国国民经济增长总量的三分之一是由标准化创造的，可见标准化工作对经济有着极大地促进作用。中医药国际标准不仅能有助于提高产品质量和提高劳动生产率，还能促进管理科学化和产品创新。

以我国参加ISO/TC249标准制定的企业为例，我国主导的相关中医药标准制定对相关国际标准参与企业的社会效益以及经济效益都有了大幅度提升，如：针灸针国标标准制定企业生产的针灸针每年出口贸易额持续增长，公司年产销量有大幅度增长，在标准制定期间，其销量从2008年的3亿—4亿支到2014年的7亿支，至2017年，其总产销量已经超过13亿支。煎药机国际标准制定企业自从标准发布后，每年产品贸易额增长达15.2%。四诊设备国际标准制定单位的产品从2014年被500余家医疗机构所使用，到2016年底已被超过2 000家医疗机构所使用，并广泛传播到日本、捷克、加拿大等国市场。主导制定石斛和灵芝国际标准制定的企业，也以此为重要契机，已成功申请上市，公司业务从此提升到一个更为广阔的发展空间。

(三) 中医药国际标准化面临的问题与对策

我国中医药国际标准化工作虽然已经明显取得阶段性成果，但是因为工作起步较晚，基础弱，国际形势复杂，因此中医药国际标准化仍然面临着诸多困难和挑战。

1. 国际格局复杂，各国争夺中医药主导权和话语权

标准化活动起源于欧美等工业化程度较高的国家，他们不但长期重视国际和区域标准化活动，而且已经形成一套成熟的国际合作竞争战略。然而，中国的标准化工作时日尚短，且国内原有基础较弱，国际标准化发展迅速对国内标准化工作造成倒逼机制。

进入20世纪以来，随着传统医学的复兴和发展，一些发达国家看到传统医学发展背后潜在的利益，纷纷介入其中，形成国际关系错综复杂的局面。在ISO/TC 249成立之初，“中医药”是否作为委员会的名称之争就长达6年之久。国际社会对中医药国际标准的制定有时表现出极度的敏感，容易将技术性的问题和传统医学与现代科学标准化体系之间的差异上升为国家间主导权和利益的争论，如何坚持中医药特色和维护我国利益成了中医药国际标准化工作的一个重要内容。

2. 中医药标准化工作以大学和研究机构为主导，企业积极性有待提高

我国标准化工作整体相较西方发达国家不但起步晚，标准化意识也较薄弱。中医药在标准化领域的工作更是远远落后于很多行业，中医药标准化呈现出以政府推动和大学、研究机构参与为主导，企业参与度不高的特点。制定出的标准有些与市场需求尚不紧密，在标准实施后的采标及应用情况尚不理想。

3. 复合型人才保障体系尚不健全，人才储备不足

中医药国际标准化工作是一个相对新兴的领域，需要一批懂专业、懂标准、外语语言能力又强的复合型人才。我国中医药专家常常因不了解标准化制定的国际规则或者语言谈判技巧掌握和运用经验不足，致使其在国际标准化工作中时常很难有效发挥自身优势，极大地制约着中医药国际标准化工作的开展。

中医药国际化这列列车要想顺利驶向全球，必须先铺好标准化这个“轨道”。因此，建议：

首先，立足国内、内外结合，加强中医药国际标准化战略研究，做好顶层设计。完善国内标准体系建设，结合国际市场需求和本国中医药行业核心利益，力争将成熟的符合本国产业利益的国内标准推升成为国际标准。

其次，鼓励中医药行业协会、各企业单位广泛参与中医药国际标准化工作。利用政策，结合中医药各方优势资源，建立以市场需求和贸易为导向的工作机制，制定出符合市场需求和充分反映各代表方经济利益的中医药国际标准。

第三，加强中医药国际标准化人才梯队的建设，组建后备专家库，建立长效的标准化人才培训体系和评价机制。

第四，积极宣传推广中医药国际标准，促使其采标和应用。努力推动建立中医药国际标准认证评价体系，从而提高中医药产品质量、保障服务提供。

四　中医药国际标准化在医学外交中的作用与体会

（一）中医药国际化与国际标准化是一个经典的中国故事

向世界讲好中国故事是我国对外合作交流和友好往来的一个重要方针和手段。综上所述，中医药国际化也成为我国外交战略和医学外交中的一个重要组成部分。而中医药国际标准化又是中医药国际化进程中的一个基础和抓手，只有扎扎实实地做好国际标准化工作，中医药国际化才能顺利推进，从而服务于国家的外交战略。

在从事中医药国际标准化的工作实践中，我们深切地体会到中医药作为我国一门原创性的医学科学，与中华民族的传统文化和哲学理念紧密地联系在一起。在我们制定和推广中医药国际标准的过程中，其实就是一场实实在在地宣传和传播中国文化和理念的运动，也就是向世界讲述一个经典的中国故事。制定一个标准就是讲好一个故事，根据 ISO 导则规定，一个标准的制定周期一般需要 36—48 个月的时间，并需要经过 7 个程序，至少 5 个国家专家的直接参与，同时需要通过全体成员国的投票表决才能完成。如此复杂的程序，可见整个过程需要广泛深入地协调和沟通，既包括专家层面的技术交流，也需要与国家代表团官方层面的协调。一个 ISO 中医药国际标准的发布就是成员国专家共识的形成，就是对起源于中国的科学和文化的认同，也就是医学外交服务于国家外交战略的最好的践行。

（二）中医药国际标准化是参加国际治理体系的一个优势平台

毛泽东主席曾说过："中华民族应该对人类有较大的贡献"。我国已进入了中国特色社会主义发展的新时代，中国的国家综合实力和国际地位日益提高，我国已成为全球第二大经济体。十九大报告指出"中国将继续发挥负责任大国作用，积极参与全球治理体系改革和建设，不断贡献中国智慧和力量。"在我国新时期的外交战略规划中，参加国际治理体系是一项重要的内容，国际社会的发展需要中国方案，中国作为一个负责任的大国应该走向世界舞台的中央发出中国的声音。

参加国际治理体系的一个重要内容就是向世界贡献中国方案，而中国标准就是我国参加国际治理体系最实际的内容。当前中医药已在全球广泛传播，正在为维护人类的健康作出贡献，而以加强质量和安全控制为主要宗旨的中医药国际标准化工作受到国际社会的广泛关注和高度重视。无论是 WFAS、WFCMS 或是 WHO 和 ISO/TC 249 等国际组织，都把中医药的国际标准作为构建全球健康管理体系的重要内容和推动全球经济和社会发展的一项重要举措。

现实国际社会的需求已经证明中医药国际标准已成为国际健康治理体系中不可或缺的组成部分。我们更有理由相信，我们的中医药国际标准工作平台将代表中国标准和中国方案为国际治理体系作出更大的贡献。

（三）中医药国际标准化平台是坚持制度自信和文化自信的实践基地

在对外交流和国际组织平台的工作实践中，我们更加深切地感受到"中国特色社会主义制度"的优越性。从全球各国的医疗卫生体制来看，唯独中国政府把传统医学在国家法律层面列为"中西医具有同等地位"，中国传统医学在我国具有相对独立行政管理和医、教、研体系，中药工业总产值也要占到全国医药工业总产值的 28.55%①。

据 WHO 统计资料分析，全球没有哪一个国家如此重视和支持传统医学的发展，中国毫无疑问是世界上传统医学最强大的国家，中医药也是世界上各民族林林总总的传统医学中传承最完整、应用最广泛、发展最先进的传统医学。

ISO 以"中医药国际标准化技术委员会"作为 TC 249 名称的意义就已确立了中国传统医学在世界传统医学中的领先地位，认可了"中国传统医学国际传播的广泛和全球医疗服务市场的需求性"。ISO/TC 249 秘书处设在中国为我们把一个中医药大国走向中医药强国创造了条件。在中医药国际标准化的平台上几乎包容了全球所有国家的传统医学领域的专家团队。在医学外交的实践中，我们拓展了视野，经受了锻炼，更加增强了我们对中国特色社会主义的制度自信和文化自信，使我们更加热爱我们伟大的祖国。

---

① 国务院：《〈中国的中医药〉白皮书》，2016 年 12 月 6 日，http://www.scio.gov.cn/zxbd/wz/Document/1534697/1534697.htm。

中医药国际服务贸易与中医外交

杨逢柱*

【内容提要】 中医药国际服务贸易，为中医药与外交结合提供了动力与梦想。积极开展对外谈判，清除制约中医药服务贸易的法律和政策障碍，构建"和谐有序"中医药国际服务贸易法治，成为"一带一路"背景下中医药与外交结合的亮点。本文以"一带一路"为背景，以发展中医药国际服务贸易为出发点，论述中医药与外交结合的历史、动力、梦想及其国际关系理论选择。

【关键词】 中医药，国际服务贸易，中医外交

【Abstract】 The international service trade of Chinese medicine provides the motive force and dream for the combination of traditional Chinese medicine and diplomacy. Under the background of "Belt and Road", the combination of traditional Chinese medicine and foreign affairs has become a bright spot in actively carrying out foreign negotiations, removing the legal and policy obstacles restricting the trade of Chinese medicine services, and constructing the "harmonious and orderly" rule of law in the international trade of Chinese medicine services. Taking Belt and Road as the background and developing the international service trade of traditional Chinese medicine as the starting point, this paper discusses the history, motive force, dream and theoretical choice of international relations of the combination of traditional Chinese medicine and foreign affairs.

【Key Words】 Chinese Medicine, International Service Trade, Chinese Medicine Diplomacy

* 杨逢柱，北京中医药大学人文学院法律系主任，国际法学博士，副教授，硕士生导师。

一　中医药国际服务贸易与外交结合概述

（一）中医药内涵与外延

如何给中医药定义，即中医药的内涵和外延是什么，是多年来制定中医药法律与政策的先决问题，该问题至今没有解决。通常认为，中医药是指我国传统医药的总称，是反映中华民族对健康和疾病的认识、具有特定理论和中华文化特征的医学体系，涵盖了医疗、保健、科研、教育、产业、文化等六大方面。

近八年来，国家层面对中医药的界定和描述，比较权威的论述有两个。一个是《中华人民共和国中医药法》①的规定，该法第二条规定："本法所称中医药，是包括汉族和少数民族医药在内的我国各民族医药的统称，是反映中华民族对生命、健康和疾病的认识，具有悠久历史传统和独特理论及技术方法的医药学体系"；一个是国务院《关于扶持和促进中医药事业发展的若干意见》（国发〔2009〕22 号）②的规定，该文件开篇就指出："中医药（民族医药）是我国各族人民在几千年生产生活实践和与疾病做斗争中逐步形成并不断丰富发展的医学科学，为中华民族繁衍昌盛作出了重要贡献，对世界文明进步产生了积极影响。"

总体上，《中华人民共和国中医药法》和《国务院关于扶持和促进中医药事业发展的若干意见》两个权威文件均从不同的角度对中医药概念的内容与外延进行了界定和阐释，对中医药的核心内涵进行了较为准确和明确的界定，但是对中医药概念的外延没有进行清楚的界定，导致中医药执法和监督等管理工作中出现模棱两可、模糊不清的窘境。加强对中医药的定义研究，准确界定中医药的内涵与外延，有助于划清中医药与其他

① 该法由中华人民共和国第十二届全国人民代表大会常务委员会第二十五次会议于 2016 年 12 月 25 日通过。同日，中华人民共和国主席签发第五十九号令，予以公布。该法于 2017 年 10 月 1 日施行。

② 该文件由中华人民共和国国务院 2009 年 4 月 21 日颁布并实施，该文件肯定中医药事业取得的成就，也指出了中医药事业发展面临的问题，并就扶持和促进中医药事业发展提出了若干意见。

事物的界限，明确中医药执法和监督范围，摒除伪中医药对中医药事业发展的干扰，保障中医药事业健康有序发展。

（二）新中国成立后中医药与外交的发展

1. 中医药与外交结缘于对外援助

新中国成立后，中医药与外交结缘，是从对外援助开始的。早在1963年，我国应阿尔及利亚政府请求，毛泽东主席和周恩来总理决定向阿尔及利亚派出一支医疗队，从而确定了我国向发展中国家无偿提供医疗和药品援助的长期战略，打开了我国同第三世界国家合作的新局面。从此，我国开始有规模、有计划地开展对外医疗援助。

我国参与国际医疗援助52年，已向亚洲、非洲、欧洲、拉丁美洲、加勒比和大洋洲的69个国家派遣了援外医疗队，共派出援外医生23 000多名①。我国对外医疗工作，不仅带去了先进的医疗技术和专业的医疗服务，还带去了我国传统医药、针灸、按摩以及中西医结合的诊疗方法，促进了中医药在受援国家的发展。

2. 中医药已经成为我国对外医疗援助的必要组成部分

中医药已经成为我国对外医疗援助的必要组成，成为对外援助的亮点。1971年，我国派出第一支中医针灸医疗组，共计6名成员，援助阿尔巴尼亚。随后每2年左右均派出中医医疗组跟随医疗队开展对外医疗援助。此外，在对外医疗援助的志愿者队伍中，也有不少中医药从业人员，例如，2005年8月，我国向非洲埃塞俄比亚派出第一支志愿者服务队，其中就有两名中医医师，以后派出的每批青年志愿者中都有3名左右的中医医师。②

3. 中医药成为我国对外医疗援助的有生力量

我国已向亚洲、非洲、拉丁美洲的70多个国家派遣医疗队，基本上每个医疗队中都有中医药人员，约占医务人员总数的10%。在非洲国家启动建设中国中医中心，在科威特、阿尔及利亚、突尼斯、摩洛哥、马耳他、纳

---

① 李媛：《国际医疗援助：中国外交的一块金字招牌——专访国家卫计委国际合作司副司长王立基》，2015年5月11日，http://www.chinatoday.com.cn/chinese/sz/dskzg/201505/t20150511_800033289.html，2017-11-02。

② 代金刚、朱建平、宋丽娟和肇红：《中医药在非洲》，《国际中医中药杂志》（第36卷）2014年第5期。

米比亚等国家还设有专门的中医医疗队(点)。我国已在海外支持建立了10个中医药中心。近年来,中国加强在发展中国家特别是非洲国家开展艾滋病、疟疾等疾病防治工作,先后派出中医技术人员400余名,分赴坦桑尼亚、科摩罗、印度尼西亚等40多个国家。援外医疗队采用中药、针灸、推拿以及中西医结合方法治疗了不少疑难重症,挽救了许多垂危病人的生命,得到受援国政府和人民的充分肯定。①

根据《我国的对外援助(2014)》记载,我国对外派遣55支援外医疗队,累计3 600名医护人员,在受援国近120个医疗点开展工作,培训当地医护人员数万人,一定程度上缓解了受援国医疗服务供需矛盾。在援外医疗工作中,医疗队员通过观摩示范、专题讲座、技术培训和学术交流等方式积极培训当地医务人员,内容涉及疟疾、艾滋病、血吸虫病等传染病防治,病人护理以及糖尿病、风湿病治疗等领域,针灸、推拿、保健、中医药等我国传统医学。②

4. 中医药对外援助形式多样化

我国对外中医药援助形式主要有以下三种形式:一是输出中医药相关物资和技术。向受援国家输出中医药成药物资、现代化针灸设备,提供设备使用技术服务等。二是进行人力资源的培养。通过提供各种形式的学历学位教育、中短期研修、人员交流以及高级专家服务的项目为受援国家培养中医药方面的技术人员等。例如,从20世纪50年代,中国中医科学院西苑医院、中药研究院、北京中医医院、天津中医药大学等单位长期承担中医药(针灸)领域的援外项目,为非洲医生培训基础理论,并提供临床实习。三是在受援国家建立中医医院、诊疗研究中心。例如1979年,以河北省援助扎伊尔医疗队14名医疗队员为骨干,聘用金丹堡医院医护工勤人员59名,构成73名建制、80张病床,建立具有针灸、内科、外科和儿科的综合性医院——“中国病房”。③

---

① 《〈中国的中医药〉白皮书》,2016年12月6日,新华社,http://www.xinhuanet.com/politics/2016-12/06/c_1120064848.htm,2017-11-01。

② 中华人民共和国国务院新闻办公室:《中国对外援助白皮书(2014)》,2014年7月10日,http://www.scio.gov.cn/zfbps/ndhf/2014/document/1375013/1375013.htm,2017-11-02。

③ 《中国援外医疗大事记(1963.4—2012.12)》,载中国医疗队派遣50周年专题报道,2013年8月1日,http://www.nhfpc.gov.cn/gjhzs/gzdt/201308/15eb6805aa0c4da9a5c0c092bda08082.shtml。

综上所述，对外援助作为外交的重要抓手，中医药在其中发挥了重要作用，极具中国特色，为我国外交事业作出了积极贡献。

（三）中医药国际服务贸易越来越成为我国外交的亮点

“一带一路”背景下，中医药越来越成为我国外交的亮点。配合我国从地区强国迈向全球大国的政策调整，对外援助作为维护国家利益的战略工具，我国对外援助模式正在转型，其援助内容也在发生变化。

1. 中医药参与对外援助的机会增加

随着国际形势的变化和自我调整，我国对外援助的模式也在升级，为中医药提供了更多参与机会。我国对外援助模式已经从简单基础设施项目援助建设模式向立体的、多层次发展援助模式转变，立足与受援国形成长期稳定的伙伴合作关系。

纵观我国对外援助发展的历史和特点，对外援助的模式经历了如下几个阶段：第一阶段为改革开放之前，我国对外援助受到意识形态影响较大，对外援助主要以成套的项目建设和一般物质为主，技术类和人才资源合作开发类的援助项目较少。第二阶段为改革开放至1995年前后，我国对外援助中技术援助和成套项目建设数量增加，一般物资、人力资源合作开发、医药卫生项目、紧急人道主义援助等项目也占有一定的比例。第三阶段为1995年至2015年前后，我国对外援助呈现多元化的发展趋势：对外援助金额迅猛增长、援助手段和项目增加很多、对外援助参与主体多元化，政府、企业、个人、民间组织等均有参与。第四阶段为2015年至今，我国对外援助在“一带一路”发展战略指导下，开启了以构建全球伙伴关系为目的的对外援助新模式。

在“一带一路”倡议指导下，以“构建人类命运共同体、实现共赢共享”为目标，切实结合受援国家的实际需要，对外援助不再限于给钱、给物资、给项目和派驻人员等，技术援助、发展能力援助、医药卫生援助等项目数量在增加，中医药参与对外援助的机会大大增加。

2. 一带一路背景下中医药参与中国外交有巨大的空间

在我国对外援助模式升级的大背景下，中医药有巨大的参与空间。受援国家多是缺医少药的发展中国家和不发达国家，中医药具有“简”、“便”、“廉”、“验”的基本特点，比较符合受援国家的客观需要。中医药作为承载我国优秀传统文化的医学载体，逐渐获得更多国家认可和支持。

在我国大力发展中医药国际服务贸易的背景下，提高中医药在对外援助中的比重，是一个“成本低”、“见效快”、“易接收”的中医药国际服务贸易发展新模式，因此，中医药国际服务贸易应当成为我国对外援助的一个潜在增长点和亮点。

3. 中医药国际服务贸易天然具备承接“一带一路”历史使命的条件

2015 年 3 月 28 日，国家发展和改革委员会、外交部、商务部联合发布《推进共建丝绸之路经济带和 21 世纪海上丝绸之路的愿景与行动》，确定了我国实施“一带一路”倡议行动纲领和工作指南。《愿景与行动》明确指出六大合作重点：政策融通、法律对接、设施联通、贸易畅通、资金融通和文化相通。直接与中医药服务贸易相关的合作重点就有三个：法律对接、贸易畅通和文化相通。医药卫生作为我国对外援助的重要领域，承载着法律对接、贸易畅通和文化相通的历史使命。中医药作为独特的卫生资源、巨大的经济资源、优势的科技资源、优秀的文化资源、重要的生态资源，天然具备承担“一带一路”法律对接、贸易畅通、文化相通的条件。在我国中医药国际服务贸易发展不太畅通的情况下，通过政府主导、民间参与的对外援助，可以为中医药国际服务贸易发展提供一条具有中国特色的发展之路。

（四）发展中医药服务贸易需要中医药与外交深度结合

1. 发展中医药国际服务贸易已经成为国家战略之一

中医药国际服务贸易是指通过跨境交付、自然人流动、境外消费和商业存在等形式，完成中医药国际服务买卖与交易的活动，是世界各国或地区之间进行的以中医药服务为内容的经济活动。

2012 年商务部等十四部委联合文件《关于促进中医药服务贸易发展的若干意见》吹响了发展中医药国际服务贸易的号角。2016 年 2 月 14 日，国务院第 123 次常务会议研究讨论《中医药发展战略规划纲要（2016—2030 年）》，明确目标到 2020 年中药工业总产值占医药工业总产值达到 30%以上，中医药产业成为国民经济重要支柱之一。①该《规划纲要》明确将弘扬中医药文化以及推动中医药海外发展作为重点任务之一，明确了

① 《国家中医药局：中医药产业将成国民经济重要支柱之一》，2016 年 2 月 19 日，中国新闻网，http://www.chinanews.com/gn/2016/02-19/7765018.shtml，2017-11-02。

中医药发展的目标和重点方向，将发展中医药国际服务贸易列为重点任务之一。

中医药国际服务贸易虽然迎来了发展的春天，无论是国家政策还是具体措施方面，都给予了巨大支持和帮助，但是中医药国际服务贸易开展所需要的基本条件尚未完全成熟，外国政策和法律大多数不认可中医药，中医药进入外国市场存在诸多壁垒。中医药国际服务贸易中的诸多问题需要外交谈判加以解决。

在国际关系的博弈过程中，以法制的形式加以固定谈判成果，逐渐清除阻碍中医药国际服务贸易发展的政策和法律，成为实施中医药国际服务贸易国家战略的必然选择。

2. 中医药国际服务贸易发展需要外交大力支持

在“一带一路”倡议背景下，采取什么样的外交策略和谈判策略，使得中医药与外交如何更好地融合，更好地相互发挥作用，更好地推动中医药国际服务贸易发展，成为值得研究的重要课题。中医药国际服务贸易发展，离不开外交的大力支持。

2014 年 11 月 17 日，在澳大利亚首都堪培拉国会大厦，在我国国家主席习近平与澳大利亚总理阿博特的共同见证下，北京中医药大学与西悉尼大学共同签署在澳大利亚建立中医中心的合作协议①，见证了中医药与外交的合作典范。前述合作协议的签署，既是外交的胜利，又是中医药的成功。

通过对外援助方式开展中医药国际服务贸易，正在如火如荼地进行中。例如，我国商务部援助了摩尔多瓦国立医科大学中医中心的建设和改造工程项目，工程项目完成后，该中医中心急需我国提供中医药技术支持。2015 年甘肃省被商务部确定为该援助项目执行省份后，甘肃省和受援国及对方项目执行单位协商成立了岐黄中医学院，以推动中医文化、技术和药物、中医医疗器械在摩尔多瓦的发展。②2013 年 5 月，甘肃省中医药代表团访问匈牙利绍莫吉州，同州政府、医学院校和医疗机构就开展合作

---

① 《揭秘“中医外交”》，《福建党史月刊》2017 年第 3 期。

② 《甘肃派出专家组赴摩尔多瓦提供中医援助》，http://news.ifeng.com/a/20160120/47150660_0.shtml，2017-11-03。

进行洽谈。双方商定在中医药服务贸易及医疗卫生人才培养方面开展合作①。

我国商务部、外交部和国家中医药管理局等相关部门，在开展相关合作谈判时，已经有意将中医药等传统医药纳入谈判范围，推动中医药国际服务贸易和中医药国际化。国外对中医药的认同度、需求量不断增加，我国已与90个国家签订涉及中医药的合作协议。②诸多国际条约的签订，是中国外交的胜利，也是中医药在国际上的重大突破。

二　中医药国际服务贸易成为中医外交新动力

随着国际形势发展，特别是自然疗法在全球的兴起和热捧，国际社会对中医药的需求越来越强烈。我国顺势而为，从政策和法律层面，加大了对中医药国际服务贸易发展的支持力度，从国内到国际，从经济到外交，从政府到民间，从组织到个人，逐渐开始全面发力。

（一）我国中医药国际服务贸易蓬勃发展

中医药国际服务贸易的主要模式为跨境交付、境外消费、商业存在和自然人流动，但是各种模式占比尚不属于正态分布。跨境交付所占比例很小，境外消费所占比例最大。这种结构与目前服务贸易发展基本规律是相悖的，因为全球服务贸易中，商业存在和跨境交付是绝对的主力，分别占50%和35%左右，其次才是境外消费和自然人流动。我国中医药服务贸易格局与我国整体经发展水平和中医药自身特点有很大的关系，经过一段时间的调整，中医药国际服务贸易格局有望回归国际服务贸易正态布局。

我国中医药服务贸易四种模式的发展趋势大致如下：一是境外来华就诊人员规模不断扩大，二是中医药"走出去"步伐加快，三是中医远程医疗市场迅速拓展，四是中医院从业人员赴境外执业更加便捷。商务部将

---

① 刘维忠：《甘肃一带一路中医文化走出去战略及进展》，http://blog.sina.com.cn/s/blog_7ffcf3bf0102w1ax.html，2017-11-03。

② 《李肇星谈"中医外交"》，《国际人才交流》2015年第4期。

从加强底层设计，坚持标准突破，注重机制创新，加快全球布局，增强文化辐射五个方面进一步推动中医药服务贸易加快发展。①具体如下：

1. 境外消费总体发展较快

近两年来，我国中医药服务贸易境外消费势头强劲，境外来华就诊人员规模不断扩大。2015年，国内288个向境外人士提供中医药服务的机构和企业共接诊外籍患者约20万人次，接受住院2.5万人次，营业收入达10亿元。②

在教育方面，中医药院校积极服务于“走出去”和“一带一路”国家战略，在各大洲建立了中医孔子学院、海外中医中心等对外交流合作机构，开展了不同形式的教育合作项目，来华留学生数量长期处于自然科学类学科留学生数量的首位，中医药高等教育国际影响力不断扩大。③

在旅游及相关服务方面，我国拥有丰富的中医药健康保健的医疗资源，各个中医药产业区纷纷建设健康生态旅游区，为开展健康旅游提供了竞争优势。

2015年4月24日，国务院办公厅颁发的《中医药健康服务发展规划(2015—2020年)》第五条明确提出培育发展中医药文化和健康旅游产业，政策的出台可以极大地促进中医药旅游产业的发展。根据24个省(市、区)中医药健康旅游服务情况调查显示，共有454个景区点、度假村、宾馆等机构正在从事中医药健康旅游服务，其中以北京、海南、甘肃、成都、安徽等省市中医药旅游产业发展最为迅速。以三亚市的中医药服务贸易为例，平均每年接待3 000人次的外宾，已为超过3.5万的外宾提供了中医疗养服务；黑龙江省五大连池工人疗养院接待俄罗斯疗养游客超过10万人次。④2016年度，三亚市中医院中医药健康旅游项目接待外宾量7 530人次，实现收入440.89万元；其中外国参观考察团共21批，约3 500余人次。三亚太极康体养生中心中医药健康旅游项目接待外宾1万人次，总营业额

① 房爱卿：《中医药服务贸易呈现四种模式》，《广东中医药》，http://www.360doc.com/content/16/0603/13/20583205_564721037.shtml，2017-08-30。

② 姚文：《中国中医药服务贸易四种模式快速推进》，《国际商报》第8497期第A3版，http://epaper.comnews.cn/news-1139193.html，2017-08-30。

③ 《中医药类在校学生达到70余万人》，http://news.xinhuanet.com/2016-10/26/c_1119792535.htm，2017-11-02。

④ 聂平香：《我国中医药服务贸易发展路径选择及对策》，《国际贸易》2016年第5期。

约 2 000 万元，其中中药、中医治疗耗材采购达 350 万元。①

2. 商业存在模式进入发展快车道

据初步统计，到 2016 年，中医药服务贸易商业存在模式蓬勃发展，超过 60 家中医药服务贸易机构在 20 多个国家和地区开办中医医院、中医诊所、中医养生保健机构、中医药研究中心等，年接诊当地居民 25 万人次。商业存在作为中医药国际服务贸易的主力军的势头越来越猛。

国家中医药管理局前局长王国强曾经表示，将全力推动中医药的海外发展，以服务“一带一路”为重点，开展更高水平、更深层次的交流合作。具体包括加快建设中医药海外中心，大力发展中医药服务贸易，建设一批服务贸易示范机构，逐步建立中医药服务贸易促进体系和国际营销体系，推进中医药标准国际化，推动建立中医药标准国际化体系等。可以预测，以中医药海外商业存在形式存在的中医药服务贸易形式，很快将成为中医药服务贸易的主力和正规军。我国高等中医药院校、国内医疗机构和中医药从业人员，纷纷在我国境外建立中国中医医院、中医诊所、中医中心等机构，凸显了商业存在在推动中医药国际服务贸易中的地位和作用。

3. 自然人流动稳定发展

我国中医药国际服务贸易中，自然人流动模式初具规模，中医药从业人员赴境外执业更加便捷。我国每年派出中医临床医师 2 000 人，占外派医疗劳务人员总数的 60%。②

4. 跨境交付模式逐渐兴起

随着互联网和物联网的快速发展，中医药国际服务贸易跨境交付模式逐渐兴起，中医远程医疗市场迅速拓展。2014 年中国首个跨境中医药服务平台“海上中医”国际医疗健康服务平台落户德国，多个远程医疗平台正在建设，“波恩项目——中医药国际服务贸易示范(常熟)基地”和上海市的“海上中医”国际医疗健康服务平台属于跨境交付模式的试验先行者。

总之，我国中医药国际服务贸易处于爆发式增长的前夜，百花齐放的态势虽然还没有到来，但是其潜在的发展趋势已经凸显。为中医药服务

① 符王润：《海南中医药服务多点开发擦亮健康岛中医药名片》，《海南日报》2017 年 3 月 30 日，http://news.hainan.net/gundong/2017/03/30/3371008.shtml，2017-11-02。

② 姚文：《中国中医药服务贸易四种模式快速推进》，《国际商报》第 8497 期第 A3 版，http://epaper.comnews.cn/news-1139193.html，2017-08-30。

贸易发展创造更好的发展条件，需要外交的积极推动和倡导。

（二）中医药国际服务贸易谈判成为外交谈判新课题

促进国际合作，是我国外交的重大使命之一。中医药国际服务贸易恰逢快速发展的上升时期，需要争取更多国家的理解和认可，消除诸多国家对中医药的误解，进行国际沟通与谈判，突破外国政策和法律的藩篱，成为我国外交新时期的重要内容和历史使命之一。

1. 中医药需要获得更多东道国或进口国的认可

开展中医药国际服务贸易，最大的障碍还是东道国或者进口国对于中医药，特别是中药的不予认可，或者即便予以认可却采取相当苛刻的措施和设置严格的准入条件，将传统中药挡在门外。出现这种情况的原因很多，既有进口国本身的谨慎因素，也有中药本身的不足，既有文化方面的冲突，也有制度层面的矛盾，既有法律层面的问题，也有执行层面的问题，既有有法不依的问题，也有无法可依的问题。面对复杂的国际形势，立足国内法与国际法的相互融通，审视国际法与国际关系的良性互动，在"一带一路"发展战略指引下，探讨运用法律、政治、外交和经济手段，采取关联谈判方式，让进口国或东道国接受中医药，进而推动各国传统医药的立法工作，为中医药进入更多东道国或进口国，是十分必要的。

这方面成功案例当属金砖国家的外交谈判。2017 年 7 月 6 日在天津召开的金砖国家卫生部长会暨传统医药高级别会议上，金砖五国卫生高官经过积极准备和充分磋商，一致通过《金砖国家加强传统医药合作联合宣言》。既有传统医药强国，又有生物多样化大国，还有受益于传统医药以及对传统医药持开放心态国家，这标志着五国传统医药合作"朋友圈"正式建立①，这是中国外交的成功，也是中国和其他国家传统医药的胜利。合作联合宣言虽然内容还比较宏观，但是为传统医药合作奠定国际法基础。

2. 中医药需要在东道国或进口国获得合法身份

除了针灸外，中医药在世界上大多数国家和地区并非以完全合法的身份存在，而且大部分处于不问不纠的灰色地带，这对于发展中医药国际

① 袁丹华:《金砖国家建立传统医药朋友圈》，健康报网，http://health.people.com.cn/n1/2017/0707/c14739-29389743.html，2017-11-03。

服务贸易而言是一个巨大的法律障碍。虽然中医药疗效获得越来越多的国家认可，但是相对于200多个国家和地区而言，中医药被认可的国家数量尚不乐观。既然中医药在海外广泛存在，而且对当地医药卫生有着一定的贡献，为什么不能给中医药合法身份，值得思考。实际上，中医药基本上属于绿色疗法，对人体的损伤较小，出现事故的概率较小。当地政府不进行严格的监管，也没有出现重大的社会问题。如果对中医药合法化，就涉及太多的社会问题。中医药获得东道国或进口国的合法身份，既有文化制度层面的冲突，也有社会制度层面的矛盾，既有医药卫生政策问题，也有人文认知问题。如果没有官方和民间外交等外力的积极推动，中医药在海外的合法身份问题很难解决。从正常国际关系角度看，中医药在海外合法身份问题，国家完全可以光明正大、自信开放地开展谈判，争取更多的合法化机会。

3. 中医药需要获得东道国或进口国的国民待遇

在国际贸易或国际投资的国际法律体系中，为了公平竞争，给予外国投资者或者进口商品国民待遇，是一个国际惯例。无论是WTO法律体系还是国际投资领域的示范法，给予国民待遇是各国的基本承诺。中医药在国际化的过程中，特别是以国际贸易或者国际投资方式进入进口国或东道国，这些方面的待遇与国际通行的“国民待遇”还相距甚远。

在“一带一路”倡议指引下，如何让“一带一路”沿线国家也能给予中医药国民待遇，是一个值得深入思考和认真研究的课题。中医药如果没有国际服务贸易领域的国民待遇，没有国际投资领域①的国民待遇，中医药国际化更多是暂时的国际化，缺乏连续性和发展后劲。

综上所述，加快中医药领域的外交谈判，争取“一带一路”沿线国家给予中医药以国民待遇，是外交人员和中医药从业人员的共同的历史使命。

4. 中医药需要获得东道国或进口国的支持和帮助

虽然国际条约中缔约方承诺给予国民待遇，一般仅仅限于“市场准入”和“开业权”两个方面，其他方面一般不加规定。中医药即便获得了进口国或者东道国的国民待遇，如果没有其他的配套支持和帮助，中医药服

---

① 中医药国际服务贸易模式中的商业存在模式，属于国际投资，也适用国际投资法的相关规则。

务贸易也难以正常开展。以中医药国际服务贸易商业存在模式为例，在东道国组建中医药服务机构，涉及开业权、劳动用工、税收、商检、外汇、签证、金融等诸多问题，这些问题都可以对中医药服务贸易产生一定的影响。综上所述，获得东道国或进口国的支持和帮助，对于中医药国际服务贸易的正常进行，具有十分重要的意义。

（三）中医药国际服务贸易成为中医外交新动力

外交与中医药结合，让更多国家了解和接受中医药，让更多国家民众感受以中医药为代表的我国优秀文化，感知我国倡导的“构建人类命运共同体”理念，可以为我国争取更多的合作机会和发展空间。

1. 外交在推动中医药国际服务贸易中的作用和价值在提升

在过去的几十年，中医药服务贸易处于“自然”发展状态。中医药国际服务贸易与中医药对外交往基本上属于民间自发推动状态，没有政府层面的主动构建和参与。但是，近五年来，随着人类对基因图谱的突破，自然绿色疗法全球升温，中医药作为传统医药的优秀代表，引发了全球关注。2015 年屠呦呦研究员获得诺贝尔医学奖，更是把中医药推向世界医学的巅峰。中医药国际服务贸易在国家的推动下，正在如火如荼地开展着。但是，外国法律与政策对中医药的限制或者不认可，成为中医药发力国际市场的一个巨大障碍。

因此，与以往任何时候相比，目前中医药最需要外交的有力支撑。虽然中医药的自然发展也能慢慢推动中医药的国际化进程，但是这种自然发展状态下的发展速度远远不能满足我国发展的实际需要。外交作为开展国际合作的先锋，可以在“求同存异”和“合作共赢”基础上，构建“开放包容”和“利益协同”的医药卫生新秩序，让中医药有更多的国际发展空间。

2. 中医药成为外交中一个有重要价值的新领域

中医药在外交领域有“卫生外交价值”和“公共外交价值”。①卫生外交指有重大传染性疾病发生或者当地卫生状况较差时，大国独自或相互合作派出医疗队伍参与救治，从而推动两国外交关系的发展的外交形式。②国家

---

① 卞跃峰、思璎桀、宋欣阳、施建蓉和李海英：《中医药在国际交往中的存在价值和发展展望》，《中医药导报》（第 23 卷）2017 年第 15 期。

② 罗艳华：《试论“全球卫生外交”对中国的影响与挑战》，《国际政治研究》2011 年第 2 期。

有界线,但是医学无国界。当一个主权国家发生重大自然灾害和重大事故时,其他各国均可能出于国际条约义务或者国际人道主义,对出现困难的国家伸出援助之手,派驻医疗队,进而缓解、改善、促进国际关系。中医药具有"简"、"便"、"廉"、"验"的特点,对于突发事件或重大公共卫生事件有着良好的应对效果,可以在我国对外交往中发挥更大的作用。

公共外交,是指政府、团体和民众通过影响他国政府和民众的观点和态度,进而对其外交决策施加影响的行为。[①]中医药在海外的广泛存在,基本上是民间自发推动的,官方推动中医药在海外的发展是近些年的事情。由于中医药海外存在有着较为广泛的群众基础,为开展中医药公共外交提供了支点和桥梁。外交机构可以借着中医药的神奇效果,推动中医药在本地的合法化进程。外国人对中医药态度的改变或者对中医药的痴迷,源于其已经切实感受到中医药的良好治疗效果。通过外国人士逐渐改变其本国对中医药的态度,比较我国主动去沟通更加便捷和有效,这就是公共外交的魅力所在。

此外,中医药国际服务贸易已经成为中医药国际化的新模式,可以不断推动我国传统医药产业升级,加快推动中医药产业成为国民经济重要支柱之一。外交直接排除了中医药国际服务贸易发展的障碍,也就间接对我国经济和文化传播作出了重大贡献。

综上所述,中医药国际服务贸易成为中医药与外交结合的新动力是历史的必然,是时代发展的产物,也是世界医学科技发展和中医药自身特点决定的。

(四) 中医药国际服务贸易外交谈判的具体法律问题

1. 市场准入问题

市场准入问题是国际贸易和国际投资首先要解决的问题。如果东道国或进口国对中医药根本不认可、不接受、不欢迎,那么中医药正常的国际服务贸易或者国际投资无从谈起,这也是中医药国际化发展面临的一个重大难题。西方医学在西方文化渗透下,被大多数国家所接受,并成为主流医学。中医药等传统医学,处于替代医学、补充医学的地位,未被广泛

① 菲利普·赛博、谢婷婷:《中国公共外交战略与文化外交之我见》,《公共外交》(季刊)2012年第3期。

接受。在这种情况下,如何实现“点”、“线”、“面”和“立体”的突破,需要知己知彼,找薄弱环节进行突破。

我国作为全球第二大经济体,第一大国际贸易进出口国,全球第二大对外投资国,在经济领域应当享有一定的话语权和决策权。中医药作为独特的卫生资源、巨大的经济资源、优势的科技资源、优秀的文化资源和重要的生态资源,可以参与到我国贸易和投资中去,做与我国经济体量相匹配的事情,主张与我国“一带一路”倡议相适应的诉求,争取在更多的国家拿到市场准入的资格。当然,市场准入资格的取得,需要外交积极努力,也需要较强的中医药服务能力和水平。

2. 开业权问题

开业权问题,主要涉及分支机构的设立和国民待遇问题,主要集中在中医药国际服务贸易的商业存在模式方面。商业存在,其实质是国际直接投资行为,一国的服务提供者到另一国境内建立、经营医疗机构而向该国患者提供服务,包括设立独资、合资、合作的医院或者分支机构等方式。目前对此种方式,世界贸易组织(WTO)绝大多数成员都采取谨慎态度,通常会在国民待遇、注册登记等方面作出限制。正如我国对国外资本投资国内医疗机构的比例限制一样,我国中医药海外投资在国外也受到相应的制约。

一般来说,发达国家多数主张无条件地认可开业权,发展中国家对开业权持有一定的保留态度。我国对外交往的对象既有发达国家,又有发展中国家,可以根据外交国家的实际情况,设定不同的谈判策略。

3. 从业人员资格问题

中医药国际服务贸易在从业人员资格问题上,主要表现在自然人流动和商业存在两个方面。自然人流动,由于涉及医疗服务提供者直接到其他成员国境内提供医疗服务,涉及自然人出入境许可、外国人执业资质许可等诸多敏感问题,各国一般也会采取限制措施。商业存在方面,主要涉及学历认可和考试资格方面的问题,如果东道国不能认可派出国人员的学历和资格,很难在东道国合法取得执业许可和相关资格。这些方面的问题,在商务外交和国际条约谈判中,均应有所涉及。

4. 医疗保险问题

有的国家已经将中医针灸纳入当地医保,但是将中医纳入当地医保的国家数量不多。为了更好地发展中医药服务贸易，更好地服务国际市民，应当争取建立将包含中医针灸在内的中医药技术和经费支出纳入当地公立医疗保险体系，以减少当地居民经济负担。当然，这是一个需要外交争取的长远目标，难度较大，过程也会比较曲折。

5. 签证问题

中医药国际服务贸易，与中医药国际货物贸易不同，需要大量的中医药从业人员或中医药服务接受者跨越国境，签证问题也直接影响中医药服务贸易发展。宽松、自由和明确的签证政策，有利于增加签证的透明度。近几年，签证问题已经不是很突出。

此外，除了前述中医药国际服务贸易外交谈判的具体法律问题外，资本移动壁垒、信息流动壁垒、服务产品移动壁垒、包装壁垒和卫生检验检疫等法律方面的问题，也值得密切关注。

三　中医药国际服务贸易成为中医外交新梦想

发展中医药国际服务贸易，推动中医药国际化，让世界感知以中医药为代表的优秀中华文化，构建和谐社会，打造人类命运共同体，已经成为中医药与外交事业面临的共同历史使命和新梦想。然而，中医药自身特点和我国历史发展的阶段性，导致中医药国际服务贸易格局与我国中医药本身的发展现状不相符，如何通过中医药与外交的紧密结合，重构中医药国际服务贸易格局，实现中医药服务贸易与外交的国际法治，是一个全新的课题，值得研究和探讨。

（一）中医药国际服务贸易国际格局及问题

1. 中医药国际服务贸易国际格局现状

我国中医药国际服务贸易属于中医药国际贸易的一个组成部分，在整个中医药世界贸易市场占有的比重很小，与中国作为中医药的发源地、中医药原材料的生产地和中医药消费大国的身份不匹配。中医药国际贸易额通常泛指中医药有形货物贸易额，仅仅占世界中医药国际贸易总额的5%。中医药服务贸易额虽然没有办法进行完全统计，但是在世界范围的市场份额也不会太高，主要是因为中医药国际货物贸易是中医药服务贸易的基础和表征。

2. 中医药国际服务贸易国际格局问题及原因

中医药国际服务贸易的国际格局问题主要表现在以下几个方面：

一是作为中医药国际贸易的一个重要组成部分，在世界中医药贸易总额比重较小，定价权和服务标准我国并不掌握。二是开拓中医药国际服务贸易的难度较大，预期估计不足，人才储备不到位。三是中医药国际服务贸易发展模式和着力点还不符合服务贸易发展的基本规律。四是中医药国际服务贸易尚未调动民间的积极性，国家和国有机构等非市场经济行为主体充当了开展中医药国际服务贸易的主力军。五是自然人流动和境外消费成为我国大力发展的主要模式，商业存在和跨境支付，尚未表现出较强的发展势头。

我国中医药国际服务贸易国际格局之所以形成当前的局面，与我们经济发展水平和中医药发展规律有一定的关系。一方面，我国尚处于社会主义初级阶段，服务业尚不发达，服务业在国民生产总值的比例尚没有达到很高的水平，中医药服务贸易作为服务行业的贸易领域，服务能力、服务意识、服务水平和标准化程度尚需要进一步提高；另一方面，中医药在国家层面的大力推动是近十年的事情，特别是中医药服务贸易的大力推进也就是最近五年的事情，在中医药基础本来就薄弱的情况下，短时间内难以对原有的中医药贸易格局进行改变。

（二）中医药国际服务贸易国际格局的重构

同中医药国际贸易格局一样，中医药服务贸易格局不合理，如何重构中医药国际服务贸易格局，需要考虑以下几个方面问题：

1. 中医药服务贸易格局的制高点是中医药服务标准的制定

三流的企业做产品，二流的企业做服务，一流的企业做标准，标准在市场经济中举足轻重。标准化已经成为现代科学技术快速发展的重要标志和途径。中医药标准化程度不高，或者说中医药的复杂的系统标准难以被一般人认可，成为中医药国际贸易发展的一个明显障碍。中医药国际贸易，需要有一个明确的交付标准，不管中医药货物贸易、中医药技术贸易还是中医药服务贸易，都需要一个相对明确的标准，这个是中医药对外经济交流和成为国际商品的必要因素。中医药在国际贸易方面，无论是技术标准、成分标准、服务标准还是其他复合型标准，大多数还是采用一般的企业标准、国内标准来认定,极少有国际上的统一标准,这个局面不利于中医药国际服务贸易的开展。

需要指出的是,中医药标准、中医药国际化和中医药国际标准的建设意识加强、建设速度明显加快。有的文章已经指出,中医药进入国际标准体系的三大渠道(ISO、WHO、WFCMS 等国际组织)均已打通,三个渠道根据各自不同的定位与职能,出台了一批国际标准,并产生了广泛的国际影响,业界对国际标准化工作意识增强,各国中医药从业者对中医药国际标准的制定表现出极大的热情,涌现出一批懂业务、熟悉游戏规则、语言流利、沟通能力强的工作骨干,专业团队初步形成。特别是 2015 年 6 月 4 日在 ISO/TC249 第六次年会上,中医药(TCM)被确定为 ISO/TC249 正式名称之后,标志着中医药国际标准化进入了新的历史时期。①

尽管中医药标准化、国际化和国际标准化的工作步伐在加快,但是这些方面的工作仅仅限于某个点的突破,中医药在某条线或者在某个方面的突破局面还远未出现,难以适应中医药国际化和中医药国际贸易发展的需要。

2. 发展商业存在模式才能支撑起中医药服务贸易的格局

商业存在是中医药服务贸易的主要模式之一,是中医药在海外得以长久存在的主要战略支撑,应当成为中医药国际化的主力军。

随着全球化和信息时代的到来,商业存在日益成为服务贸易的主力军,中医药领域也不应例外。截至目前,中医药国际服务贸易主要形式是境外消费和自然人流动,商业存在仅仅是有实力的跨国公司开拓国际服务贸易的形式,其数量还比较有限,影响力还不强。随着我国企业"走出去"发展战略的实施,将有更多的企业(含医疗机构)到海外投资"建厂建院",或设立各种类型的医疗服务机构,或设立各种类型的中医药服务企业,或设立不同的医药咨询机构。这种以长期存在的实体形式为当地居民提供医药卫生咨询、诊断、治疗等服务,即商业存在。这种趋势不以人的意志为转移,个别国家的封闭和阻挠不足以影响中医药海外商业存在的长远发展。

---

① 《中医药国际标准化分个时期》,中医中药秘方网,http://www.21nx.com/21nx/html/zhuanti/zhongyililun/2016/1014/58065.html,2017-07-08。

国际投资替代国际贸易的趋势也要求商业存在成为中医药国际服务贸易的主力军。在中医药领域,零星的中医药国际贸易尚处于发展阶段,在中医药国际贸易壁垒没有破除之前,中医药国际贸易难以有大的突破。中医药国际投资完全可以"翻墙",在一定程度上绕开中医药国际贸易领域的壁垒,实现中医药的国际化。过分地强调中医药服务贸易的壁垒,而忽视中医药国际投资的贸易替代作用,不利于中医药国际化的发展。

3. 快速培养复合型中医药人才成为当务之急

中医药复合型人才的数量和质量,从根本上制约着中医药服务贸易的发展。当前,多数海外中医诊所面临着中医师缺乏的问题,还有不少诊所在缺人的同时受困于执业人员的非专业化。不少中医诊所的执业者没有经过系统的专业培训,水平也参差不齐。另外一方面,有些中医药从业人员由于语言不通,不了解当地风俗习惯,制约了中医药的传播和发展。服务贸易对资源的需求相对较小,而对人才尤其是专业技能型和复合型人才的需求明显加大。中医药服务贸易市场既需要懂中医药业务的专业技术人才,更需要精通当地语言和文化且熟悉服务贸易国际规则的复合型人才。①

4. 国内配套措施应当及时到位

国内配套措施及时到位,帮助中医药企业修好内功,增强核心竞争力,可以为中医药国际服务贸易奠定基础。良好的法律制度支撑体系和配套服务体系虽然为中医药企业开展对外服务贸易提供了动力,但是,能否开展中医药服务贸易,能否可持续地开展中医药服务贸易,取决于中医药企业的核心竞争力。这就需要国家和政府对从事中医药服务贸易的企业采取扶持和优惠的配套措施,制定有利于提高中医药企业核心竞争力的制度,在资金、技术、人员、管理、信息、培训、会展、商务等方面给予支持。

5. 借助"一带一路"走出中医药服务贸易特色之路

"一带一路",千载难逢。"一带一路"倡议,为中医药国际服务贸易提供了机制和桥梁。在过去的几十年中,中医药走向世界处于自然发展状态,没有组织,没有规划,没有国际和国内的互动,没有顶层设计。在"一带

① 喻文迪:《中医药国际服务贸易现状及发展趋势探析》,《世界中医药》(第9卷)2014年第2期。

一路”背景下，我国与“一带一路”沿线国家建立起各种合作伙伴关系，可以为中医药在沿线国家落地提供沟通渠道和对话机制。虽然在对外援助中中医药有着大显身手的空间，但是对外援助中医药服务贸易市场化程度很低，不是长久之计。纵观历史发展机遇，中医药服务贸易借助“一带一路”发展的东风和便车，极有可能走出一条“市场化程度高”、“具有真实国际服务贸易内涵”、“具有持久发展动力”的国际路径。

（三）中医药国际服务贸易成为中医外交新梦想

1. 中医药应当成为享誉国内外的我国文化的象征

中医药是我国智慧的代表，是我国文化的象征。经过我国外交的推动，让中医药成为享誉海内外的中华优秀文化的代表，可以为中医药国际服务贸易奠定文化基础。所以，中医药与外交的结合，加速中医药的国际化步伐，大力推广中医药文化，可以为中医药服务贸易清除文化冲突。

2. 中医药应当成为我国外交中中国元素的代表

2016年，中国外文局对外传播研究中心开展了第四次中国国家形象全球调查，这次调查引用全球样本库G20中，除欧盟外的19个成员国9 500个样本，严格执行在线调查的国际标准。调查结果显示，中医药被认为是最具有代表性的中国元素，选择比例达50%。在俄罗斯选择中医作为中国元素代表的比例更是高达75%。①国际上将中医药作为中国元素的代表，显示了我国外交的成功，也是中医药国际影响力提升的重要表现，有利于中医药国际服务贸易。

3. 中医药应当成为我国服务贸易的名片

从“中国制造”转向“中国服务”，这是理念的转变，更是能力的提升。当前，我国服务业处于发展的战略机遇期，初步具备弯道超车的能力和水平。新一代信息、人工智能等技术不断突破、融合渗透和广泛应用，正引发服务业创新升级，并使产业边界日渐模糊、融合发展态势更加明显，对服务业和制造业互促共进提出了新的要求。②中医药产业作为我国具有自主知识产权的优势产业，具备发力国际服务贸易市场的能力和水平，已经成

① 中国中医药管理局：《俄罗斯选择中医作为中国元素的代表比例高达75%》。

② 中国发展与改革委员会：《推动中国服务与中国制造互促共进》，http://www.gov.cn/zhengce/2017-07/19/content_5211597.htm，2017-11-03。

为我国服务贸易的一张名片。①

综上所述,将中医药打造成为享誉内外的中国文化的象征,成为中国外交中中国元素的代表,成为中国服务贸易的名片,均需要我国外交与中医药内容的深度融合。开展中医药服务贸易,可以成为实现中医药与外交深度结合的新途径。

(四)中医药国际服务贸易与外交结合的国际法治

国际法治(international rule of law),基本含义为国际社会的法律至上,以法律规范作为调整和规范国际关系的准则。由于参与国际治理主体的多样性和规范对象的多元性,特别是国际关系理论的不断发展,对国际法治的理解不完全一致。有的专家经过研究认为,国际法治是指国际社会各行为体共同崇尚和遵从人本主义、和谐共存、持续发展的法律制度,并以此为基点和准绳,在跨越国家的层面上约束各自的行为、确立彼此的关系、界定各自的权利和义务、处理相关事务的模式与结构。②

中医药国际服务贸易与外交的结合,其终极目标是实现中医药国际服务领域的法治。多年来,中国一直是多边经贸法制的拥护者和支持者,积极成为 WTO 的模范守法者和执法者,积极运用 WTO 争端解决机制,反击国际贸易保护主义,认真执行 WTO 争端解决裁决,维护多边贸易体制尊严,对国际贸易的公平和法治作出了中国贡献。③

目前,除了 WTO 体制下的 GATS 可以为中医药国际服务贸易提供借鉴和指导外,没有更多的多边国际法律制度直接规制中医药服务贸易,尽管我国已经与世界上 70 多个国家或地区签署了有关中医药的国际条约。可以说,中医药国际服务贸易国际法治,尚处于起步阶段。实现中医药国际服务贸易的法治,需要结合国际法的现状和中医药自身情况,做好顶层设计,遵循先易后难,逐步推进的原则,逐步实现中医药国际服务贸易的国际法治。

1. 提议推进多边国际法律制度建设

签署多边中医药服务贸易协定应当成为中医药服务贸易发展的突破

---

① 《中医药已经成为中国服务贸易的一张名片》,央视网,http://jiankang.cctv.com/2017/06/14/ARTIbzk4v25O5Ndivmbo69Xr170614.shtml,2017-11-03。

② 何志鹏:《国际法治:一个概念的界定》,《政法论丛》2009 年第 4 期。

③ 周頔:《国际贸易法治化的中国贡献》,《民主与法制时报》2017 年 9 月 28 日,http://www.mzyfz.com/index.php/cms/item-view-id-1294225.shtml,2017-11-03。

口，难度也最大。为了发展中医药服务贸易，可以借助 WTO 平台，或者需要建立类似 WTO 这样的多边贸易法律制度，为中医药服务贸易提供通道和支持，为中医药服务贸易提供制度和法律保障。

签署中医药服务贸易多边条约或建立中医药服务贸易多边机制或制度，存在一定的困难，需要我国多个主管部门和职能部门团结合作，统筹安排，循序渐进地推进。可以提议通过小型的“多边贸易协定”，逐步推进多边法律制度建设，逐步实现中医药的国际法保护，为中医药服务贸易奠定法制基础。

除了 WTO 之外，还有一个重要的国际组织——WHO，可以为中医药服务贸易提供支持。目前，WHO 已经启动中医药服务贸易的多边合作机制。例如，2010 年，WHO 首次将以中医药为代表的传统医学纳入国际疾病（ICD-11）体系；2013 年 10 月，WHO 颁布《传统医学战略 2014—2023》；2014 年 5 月，WHO 第 67 届世界卫生大会再次通过我国提议的《传统医学决议》，要求各成员国制定国家政策、标准和法规，加强能力建设，发展传统医学。

2. 着力建立“小众”法律制度：诸边贸易协定

诸边贸易协定，亦称为“复合贸易协定”，是指在世界贸易组织的框架内，由部分成员方有选择地参加的部分国际条约。诸边贸易协定不属于一揽子接受的范畴，其生效与接受从其自身的规定。WTO 框架下诸边贸易协定涉及四个领域：民用航空器领域、政府采购领域、奶制品领域和牛肉领域。

尽管诸边贸易协定在接受方式上没有与建立 WTO 协定和多边贸易协定挂钩，但它们同样经过乌拉圭回合谈判载入《最后文件》，从而亦构成世界贸易组织法律体系的组成部分。这就意味着凡是总协定的缔约方，即使不接受诸边贸易协定，也可以成为世界贸易组织的成员。同样地，不是总协定的缔约方，若申请加入世界贸易组织，也无须以接受诸边贸易协定为条件。中医药服务贸易可以在这些层面下功夫，寻找突破的可能。

3. 重点做好双边制度安排：双边贸易协定

我国作为 WTO 的经济和政治大国，经济总量已经跃居世界第二，进出口贸易总额已经位居世界第一，每年对外投资总额位居世界第二，与世界上主要国家和地区存在着大量的贸易和投资关系，签订了许多的双边贸易和投资条约。开展双边条约的谈判，应当有针对性地进行，需要事先对中医药拟进入国家的中医药法律环境做出深入的研究和客观评估。一般来讲，与中国文化相近或类似的国家，容易接受中医药，例如，韩国、日本、新加坡等东亚或东南亚国家。此外，与有华人聚集区的国家，也可以开展中医药服务贸易和投资方面的谈判，并签署相关双边条约。据统计，世界上有唐人街的国家超过 26 个，与这些国家开展中医药服务贸易的谈判，具有一定的现实基础。

截至 2014 年 9 月，我国已经签订含有中医药合作内容的双边政府协定 100 多个，其中专门的中医药合作协定 83 个。

4. 高度重视新型区域自由贸易区的谈判

近年来，我国提出"海上丝绸之路"和陆地上的"新丝绸之路"计划，加速与周边国家合作，可以为中医药进入周边国家提供良好的计划。寻找新的区域合作，中医药作为我国优势服务贸易的自主品牌，可以有所作为。

5. 发挥南南合作在中医药服务贸易中的作用

南南合作，即发展中国家间的经济技术合作，是促进发展的国际多边合作不可或缺的重要组成部分，是发展中国家自力更生、谋求进步的重要渠道，也是确保发展中国家有效融入和参与世界经济的有效手段。

虽然中医药服务贸易重点在发达国家和我国周边国家展开，但是，在发展中国家开展服务贸易也存在巨大的空间。一方面，健康教育领域的交流合作，始终是南南合作的重点之一；另一方面，中医药在治疗传统疾病方面，有着"简"、"验"、"便"、"廉"的特点和优势，比较符合发展中国家的实际需求。此外，发展中国家与我国开展条约谈判方面多不具有优势，容易在中医药服务方面达成一致意见，形成国际条约。

6. 重视通过国际组织推动中医药服务贸易的国际立法

半个世纪以来，国际社会的组织化趋势发展日益明显，国际组织对国家和某一行业的影响越来越深远。无论政府间国际组织 WTO、WHO、UN，还是民间组织 ISO、WWF(World Wide Fund For Nature)、野生动植物贸易调查委员会(TRAFFIC)等，都会对中医药服务贸易产生一定的影响。利用政府间国际组织，充分发挥我国作为发展中大国的综合优势，将中医药推向世界。充分参加非政府间国际组织，扬长避短，为中医药服务贸易提供便利，减少可能的风险。

开展国际条约的谈判，特别是多边条约的谈判，也可以充分发挥国际组织的作用，特别是WTO和WHO在医药卫生贸易领域的作用。提议启动WTO框架下传统医学服务贸易的谈判，近期不一定有什么成果，但是让世界所有国家重视传统医学在疾病诊断和治疗中的作用，可以为开展多边、诸边或双边中医药服务贸易谈判奠定国际舆论和环境基础。

WHO作为联合国下属的一个专门机构，宗旨是使全世界人民获得尽可能高水平的健康服务，主要工作之一是“提出国际卫生公约、规划、协定。”我国作为执行委员会成员国，如果可以在WHO启动一个中医药服务贸易的议题，并获得一定国家的支持，对于我国正在推动的中医药国际化，将起到极大的促进作用。总之，通过国际组织推动中医药服务贸易发展，具有一定的可行性。

四　中医药国际服务贸易与中医外交的国际关系理论选择

我国发展处于历史交汇期，中医药和外交均承担我国和平崛起，构建人类命运共同体的历史使命，如何选择适当的国际关系理论作为支撑，为中医药国际化发展与外交打开新的局面，推动中医药国际服务贸易发展，值得思考。

（一）现实主义理论与中医药国际服务贸易外交谈判

1. 现实主义的基本主张

无论是以摩根索为代表的传统现实主义，以沃尔兹为代表的新现实主义，还是米尔斯海默为代表的进攻现实主义，都将冲突作为国家间的基本事实，对国际关系采取消极和悲观的态度。摩根索将冲突归于人追逐权力的本性，沃尔兹将冲突归于国家体系的无政府性，米尔斯海默将冲突归于国家追求无限大的权力。因为人性、无政府性和国家对于权力的追求具有高度的稳定性和不可改变性，所以，现实主义理论学派认为，国际关系从根本上是不可变更的。

2. 现实主义理论对中医外交的影响

按照现实主义基本理论，中医药与外交结合，很难改变中医药所处的国际环境，构建中医药国际服务贸易的国际法治更是空谈，外交很难对中医药国际化和中医药服务贸易发展起到积极作用。根据现实主义理论，在“一带一路”背景下，构建中医药国际法律体系是不现实的，实现中医药国际服务贸易国际法治是比较困难的。

（二）新自由制度主义与中医药国际服务贸易外交谈判

1. 新自由制度主义的基本主张

新自由制度主义将国际合作视为国际关系的实质，认为国际社会虽然处在无政府状态，但是并不意味着无秩序可言。国家作为国际社会中的基本行为体，为实现自身利益最大化，会积极寻求化解冲突的合理途径。新自由制度主义特别重视经济因素，认为在一定条件下，利益是合作的重要出发点，国家在通过核算成本收益后选择参与国际机制。国家间合作不仅可以互利共赢，而且可以缓解冲突，以最小代价获得最大的收益。

2. 新自由制度主义对中医外交的影响

按照新自由制度主义基本理论，中医药与外交结合，可以通过经济因素改变中医药所处的国际环境。构建中医药国际法治虽然困难，但还是有希望的，商务外交可以对中医药国际化和中医药服务贸易发展起到积极作用。根据新自由制度主义的理论，在“一带一路”背景下，构建中医药国际法律体系虽然不易，但是有一定的希望。

（三）科学主义与中医药国际服务贸易外交谈判

1. 科学主义的基本主张

科学主义主张科学实证，对国际关系的研究采用归纳推理和数理模型等实证方法来寻找其客观规律，揭示国际关系之间本来就存在的客观联系。科学主义主张实验科学，认为应当采取客观的、可操作的、可重复的、可验证的科学方法来探究国际关系。

2. 科学主义对中医外交的影响

按照科学主义基本理论，考证中医药与外交结合在改变中医药所处的国际环境中的作用，需要采用科学实证的方法。中医药与外交在“一带一路”背景下还处于结合的初期，中医药国际服务贸易的统计数据尚不完整，方法和路径尚不清晰，相互作用的实效还难以量化。因此，科学主义对中医药与外交的结合有宏观上的指导意义，在具体操作层面还不成熟。

（四）建构主义与中医药国际服务贸易外交谈判

1. 建构主义的基本主张

建构主义认为，行为体与结构在国际关系中是可以互相建构的，应当从社会学视角分析和研究国际关系，注重国际关系中存在的社会规范结构而不是经济的物质结构，强调观念、规范和文化在国家行为及利益形成过程的建构作用，着重研究观念、身份、利益、机制、规范、结构在历史过程中的相互作用。

2. 建构主义对中医外交的影响

按照建构主义基本理论，国际关系不是永恒不变的，而是随着身份、利益、机制和结构的改变，国际关系也会随着改变。同样，国际关系改变的同时，也影响着身份、认同和利益。建构主义为中医药与外交结合，提供了理论支撑和广阔的发展空间。"一带一路"背景下，中医药与外交的结合，可以构建新的国际法治，让沿线国家认可中国主导的"一带一路"是合作双赢的国际机制，需要梳理各方合作利益，在历史发展的过程中构建新型伙伴关系。因此，中医药国际服务贸易外交谈判，建构主义可以提供充足的理论支撑。

（五）马克思主义与中医药国际服务贸易外交谈判

1. 马克思主义的基本主张

马克思主义的国际关系理论的内涵与外延，学术界虽然有争议，但是其主要内容，学术界有比较一致的看法，主要包括如下内容：(1)强调经济基础决定上层建筑，经济全球化是资本全球化推动的一个表征；(2)世界发展不平衡是必然的，是世界经济发展不平衡导致的客观结果；(3)因为科技的发展，使得资本扩张更为便捷，形成了国家之间的相对分工，实现了资本国际化；(4)国际关系受到经济和政治的影响，最终是因为资本的决定作用。马克思主义国际关系理论，坚持动态的世界观和历史唯物主义的方法论，高度关注国际关系的时空问题。

2. 马克思主义对中医外交的影响

马克思主义为中医药与外交结合，提供了理论依据和发展空间。按照马克思主义基本理论，国际关系是经常变化的，特别是随着经济格局的变化而变化。目前看，在"一带一路"背景下，中医药与外交的结合，需要我国与沿线国家从经济角度、从全球化角度，从国际社会的分工角度，构建新的国际法治。我国在经济方面的巨大成就，可以为沿线国家提供更多的发展机会，在全球化趋势中加强与沿线国家合作，在历史发展的过程中建立稳定的新型伙伴关系。因此，中医药国际服务贸易外交谈判，马克思主义可以提供充足的理论支撑。

小　结

虽然中医药与外交的结合由来已久，但是系统推动中医药与外交发展，是新近"一带一路"国家发展战略的客观需要。中医药国际服务贸易发展面临的困境，需要外交予以沟通和解决，需要构建新型国际关系，需要国际法加以固化。中医药作为独特的卫生资源、巨大的经济资源、优势的科技资源、优秀的文化资源、重要的生态资源，天然具备承担"一带一路"法律对接、贸易畅通、文化相通的条件，可以成为公共外交、经济外交、卫生外交和文化外交的重要内容。新自由制度主义、建构主义和马克思主义国际关系理论，可以为中医药与外交的结合，提供丰富的理论支持和根据。总之，中医药与外交结合，推动中医药国际服务贸易发展，前景广阔，内容丰富，理论充足。

《黄帝内经》中山水文化隐喻探究*

张永康　赵心华**

【内容提要】 山水文化是我国传统文化中重要的组成部分，它不仅是一种文人抒发情怀的渠道，更是饱含文化情思的喻体，渗透到中国文化的各个方面。中医学根植于中国传统文化，作为奠定了中医学理论基础的《黄帝内经》同样在哲学理论、经脉气穴、脏腑功能、疾病症状等方面存在山水文化隐喻。对《黄帝内经》中山水文化隐喻的探究，可以帮助我们重新理解、阐释中医文化的根结与中医理论的本质，从而把握中医药理论的精髓。

【关键词】 黄帝内经，山水文化，隐喻

【Abstract】 Landscape culture is an important part of Chinese traditional culture. It is not only a channel for literati to express their feelings, but also a vehicle full of cultural feelings, which permeates all aspects of Chinese culture. Traditional Chinese medicine is rooted in Chinese traditional culture. As the foundation of the theory of traditional Chinese medicine, *the Inner Canon of Huangdi* also has landscape cultural metaphor in the aspects of philosophical theory, meridian cavitation, viscera function, disease symptoms and so on. The exploration of landscape culture metaphor in this book can help us to understand and explain the root of TCM culture and the essence of TCM theory, so as to grasp the essence of TCM theory.

【Key Words】 The Inner Canon of Huangdi, Landscape culture, Metaphor

---

* 本文受上海中医药大学第三批骨干教师能力提升计划资助，上海市教委项目“中医象数思维的传承与变迁研究”资助。

** 张永康，上海中医药大学岳阳临床医学院在读研究生；通讯作者：赵心华，上海中医药大学基础医学院讲师。

隐喻不仅是一种修辞手段，更重要的是被视为一种人类认知域的经验，是人们对抽象范畴进行概念化的认知工具[①]，其本质机理在于通过另一类事物来理解某一事物。在中国文化中，山水是中国文人心灵的安慰剂和精神的栖息地，也是中国文化及艺术创作的镜像和归宿，更是中国言辞的隐喻载体及价值陈述[②]。山水文化是中国传统文化的一个重要组成部分[③]，贯穿并浸润了几乎每一种传统文化形式，不论是文学创作，还是艺术表达，甚至在某些专业性领域，都广泛存在有山水隐喻。

中医学深深根植于中国传统文化的土壤，山水文化又常渗透于中国各种传统文化形式里，而作为奠定了中医学基础理论的《黄帝内经》同样在哲学理论、经脉气穴、脏腑功能、疾病名称与症状等方面存在山水隐喻。因此，这潜藏于医学理论中的山水文化，通过非术语叙述来含蓄地表述医学理论中较为深刻的含义，映射出中国缤纷多样的独立文化下各学科之间的交流与渗透。对《黄帝内经》中山水文化隐喻的剖析，可以帮助我们更加深刻地理解、阐释中医文化的根结与中医理论的本质，把握中医药理论的精髓，进而彰显中国传统文化土壤之中各学科之间盘根错节，相生相息的文化现象。

一　山水：中国文化的物化具象与汇合集中

中国文化具有一种典型的内陆型的发生机制。[④]生长于山水之间的华夏民族，在几千年来不断改造自然的过程之中，逐渐领悟到自然对人类社会的存在价值。山水作为自然风景，不仅是一种文人抒发性情的渠道，而且还是饱含文化情思的喻体。从哲学角度看，隐喻不仅具有表达情感的

---

① Ungerer F. Schimidhj, *An Introduction to Cognitive Linguistics*, London: Longman, 1996, p.114.

② 王玲娟：《中国古代民族文化心理结构中的山水生命意识》，《大连大学学报》2007年第2期。

③ 陈小野：《山水文化：从山水裁剪出“境界”》，《中国中医基础医学志》2016年第22期。

④ 殷国明：《山水性情：生态艺术的中国符号与表达——古典文论阅读札记》，《文艺理论研究》2015年第34期。

修辞作用，同时具有本体论和认识论的价值。①

通过黑格尔的《历史哲学》②，可以看到，相较于古代西方来说，古代中国则拥有更为优渥的土地和相对温和的自然环境，从而孕育出人与自然之间谋求和谐生活状态与统一心灵追求的思想文化，随之衍生出以天、地、人三位一体为本源关系的山水文化。而被赋情寓性的山水，不可避免地被打上人类社会的痕迹。它们由观赏风景变为生活空间再到构建精神家园的组成部分，并最终跨入中国传统文化的殿堂。正是因为这种独特的视角和方式，不仅让中国文化得益于与山水的交流，同时也赋予了山水较高的文化地位与具象意义。也正是这样的思想，深深注入了中国几千年的传统文化之中，并广泛地影响着中国文化中的各个学科，深深地印刻于中国文人的骨髓里。因此，也可以说，山水集中表现了中国文化的整合精神，是中国文化的物化具象与汇合集中。③

二 《黄帝内经》中的山水隐喻

山水在《黄帝内经》中，多以其形态、性质特征来完成隐喻表达。山形多姿而质坚，水性流动而汇聚。凡此种种，统统应用到传统医学对人体的解读剖析之中，但又各具自身色彩而不失真实的表露。因此，人体百节、腧穴、疾病根据其形态和性质（症状）特征也有不同的名称，而相应的功能阐述也在命名时予以对应。

（一）山水方位别阴阳

在《黄帝内经》中，"阴阳"是一个极其重要的概念，是古人认识宇宙万物及其变化规律的世界观和方法论，并渗透于生理、病理、诊法、辨证、治疗等医学领域，为中医基础理论体系的确立奠定了基础。

"阴阳"的概念起源甚早，大约在上古夏商时代就已经形成。在《说文》

---

① 贺根民：《自然山水：古代文学与道德关系演进的文化承载》，《天府新论》2013年第5期。

② 黑格尔：《历史哲学》，上海书店出版社2010年版。

③ 王玲娟：《山水艺术与中国文化精神》，《江汉大学学报（人文科学版）》2005年第2期。

中就有:"陽,高明也。从阜,昜声"与"陰,暗也。水之南,山之北。从阜,侌声"。[①]由此可见,阴(陰)、阳(陽)二字本义与"阜"是有紧密关联的,而"阜"字,在《说文》中解释为:"阜,大陆也。山无石者,象形"。也就是大土山的意思。"阜"字的甲骨文写作"阝",像多级绵延的登山石阶,表示地势或升降之意。《尔雅·释地》云:"高平曰陆,大陆曰阜"。那么,汉字中部首是"阝"的,一般皆与"山"有比较深的联系。因此,如以上举隅所述,阴阳之原义,应与"山"有关。

"昜"字从日从一从勿。从一从日,根据隶定字形解释,为象形兼会意。"一"表示"(东方)地平线","日"与"一"联合起来表示"日出东方地平线"。意为:太阳完整现身于东方地平线上,太阳轮廓下缘与东方地平线相切。而"勿"字在《说文》中曰:"勿,州里所建旗,象其柄有三游",也就是指古代州里召集民众用的一种柄上有旌旗飘带的旗帜。那么,综合看来,"昜"字本义为阳光如旗帜飘扬于天上。而"阴(陰)"中之"侌"字,许慎以为"侌"是"霒"的古字,如《说文》所言:"霒,云覆日也。从雲,今声",也就是指云气遮盖了太阳为"阴(陰)"。

综上所述,阴阳的本义为:山的向日面为"阳(陽)",背日面为"阴(陰)"。所以,"阴"字在上古典籍如《诗经》《尚书》《仪礼》《周易》卦爻辞中,或用晕覆日之义,或引申为阴暗之义;而"阳"字则或指旗在日下飞扬,或指日在地上,或指和暖之气,或指某山向阳的一方。[②]但是水的情况正好相反,因为"水"是低于地面的,有时还流经山谷之间,所以水的北面向阳,南面则向阴。

以山水为别阴阳的标尺,让"阴阳"二字充斥着重峦泄翠、绿水清波的山水韵味,也正是如此贴切不失真实的韵味,使得阴阳本身作为冷冰冰的哲学词汇外,还多了一些建立于被中国人当作生活中一部分的山水之上的熟稔。当然,正是这种熟稔,给我们带来了在理解阴阳时,能与自身经验和对自然的体会认识相结合的机遇。而我们作为以传统文化为底料来生长的中国人,完全能够自然而然地接纳其中含义。这些深层意义的传递,正是通过山

---

① 黄宇鸿、毛向樱:《从〈说文〉看古代阴阳五行文化图像》,《钦州学院学报》2015 年第 30 期。

② 梁启超等:《梁启超论中国文化史》,商务印书馆 2012 年版,第 6 页。

水隐喻作为媒介来穿过千年的时光，完整而又纯粹的传达其中奥妙。

（二）山水形态类形体

《黄帝内经》对人身之形体的认识与描述也是建立在山水之形的基础上的。如《灵枢·邪客》所述："地有高山，人有肩膝。地有深谷，人有腋腘……地有小山，人有小节。地有山石，人有高骨"，就是在用山石来描摹人体各部。从山的整体形状来看，山有高峰，有低谷，有上坡，有下坡，有平缓的山脉，有险峻的悬崖峭壁。又依据其高低之势，而有阜、丘、陵、山等多种命名。因此，人体百节、腧穴、疾病根据其形态和性质（症状）特征也有不同的名称，而相应的功能阐述也在命名时予以对应。

《黄帝内经》还把肢体肌肉之间的缝隙或凹陷称作"溪谷"，大的缝隙称"谷"，小的凹陷称"溪"。而溪谷之谓的由始，显然是基于《黄帝内经》根据自然界中山的形态将人体肌肉组织喻为"山"的修辞手法的使用。正如《素问·气穴论》所言："帝曰：愿闻溪谷之会也。岐伯曰：肉之大会为谷，肉之小会为溪，肉分之间，溪谷之会，以行荣卫，以会大气"。

经脉腧穴理论的形成也受山水形态的影响。"脉"在古代写作"脈"，《说文解字》释为"血理分邪（通'斜'）行体者，从血"，而乃"水之邪流别也，从反永"。可见，脉的本义是在体内流动不息的血液系统，也是人体内运行血气精津等液态物质的管道组织。[①]而据考究，"脉"字的另一书写形式——"衇"，兼有形声和会意两种构字方式，它的本义是汇同了血液或河流分支的意思，表示人体内的血脉，同时也指人体经络。[②]《黄帝内经》中的"腧穴"，是人体脏腑经络之气血输注于体表的特殊部位。"穴"，原意为"土室"，引申指孔隙、空窍或凹陷处。腧穴在《黄帝内经》中又有"节"、"会"、"气穴"、"气府"、"骨空"等多种名称[③]。《说文》有云："穴，土室也"。同时，从字的构成上来分析，穴字上面的结构是"宀"，表示覆盖物，下面的结构则有两种说法：一说认为表示洞孔，一说认为是洞穴之内的水滴。而我们也发现了先民居穴，大多在山洞中。可见，"穴"字与土与山息息相关。就如《墨子·辞过》所言："古之民未知宫室时，就陵阜而居，穴而处"。

---

① 张永乐：《〈黄帝内经〉"脉"字考》，《江苏中医药》2012年第44期。

② 周超、陈红梅、罗根海：《从语言学角度看中医"脉"字的流变》，《天津中医药大学学报》2010年第29期。

③ 梁繁荣等：《针灸学》，上海科学技术出版社2012年版，第22—24页。

此外，在《黄帝内经》中，我们还可以看到诸多以山水命名的穴位和疾病。张介宾注《黄帝内经》时，对穴位的命名有一番论述："无水曰谷，有水曰溪。故溪谷之在天地，则所以通风水；在人身，则所以通血气。凡诸经俞穴，有曰天曰星者，皆所以应天也。有曰地曰山陵溪谷渊海泉泽都里者，皆所以应地也……此先圣之取义命名，皆有所因，用以类推，则庶事可见"。因此，《黄帝内经》中所载穴位如承山、合谷、大陵、梁丘、丘墟、昆仑等就是以山谷丘陵来进行命名的，而后溪、支沟、少海、尺泽、曲池、曲泉、经渠、太渊等是以大小水流来进行命名的，这些颇富山水韵味的穴名，俨然构成一幅绝妙的山水景观。

在《黄帝内经》中，又有根据山水自然形态来命名的疾病，也使得疾病的症状被十分具体地描绘出来。如《素问·五藏生成篇》有："是以头痛为巅疾，下虚上实，过在足少阴、巨阳"，以及《素问·玉机真藏论》中："(春脉)太过则令人善忘，忽忽眩冒而巅疾"中所提出的"巅疾"就是一个很好的例证。有王冰所注："头痛而为上巅之疾也"，提示巅疾是与头颅相关密切的疾病。因此《广韵》中："巅，山顶也"的解释，正是将山之顶与人之顶互相通汇的证明。

此种以山水形态隐喻人之形体的手法，在《黄帝内经》中确实常见。若把视角放到《黄帝内经》之外，我们还能从上古神话女娲抟土造人中探寻到使用此种手法的缘由。此时，传统文化中精妙的呼应，彰显了我国文化的深远厚重。

(三) 山水性质喻功能

1. 经络腧穴

经络是运行全身气血，联络脏腑形体官窍，沟通上下内外，感应传导信息的通路系统。《灵枢·邪客》中有："地有十二经水，人有十二经脉"，《灵枢·经水》中亦有："经脉十二者，外合于十二经水，而内属于五脏六腑。夫十二经水者，其有大小、深浅、广狭、远近各不同"这些论述。同时，在《灵枢·经水》中，详细介绍了足太阳经外合清水、足少阳经外合渭水、足阳明经外合海水、足太阴经外合湖水、足少阴经外合汝水、足厥阴经外合渑水、手太阳经外合淮水、手少阳经外合漯水、手阳明经外合江水、手太阴经外合河水、手少阴经外合济水等人之经脉与地之经水的对应。提示了自然界之水对经络理论的影响颇为深远。

自然界之水有从小到大的汇聚之性，而与之呼应的人体，也有主流和支流之分。而人体之中的主流和支流，就是《黄帝内经》中所提及的经脉和络脉，经脉是经络系统的主干，络脉是分支，错综联络，遍布全身。此外每条经脉上的五腧穴，尤其体现出了水的流动汇聚之性。五腧穴指十二经脉肘、膝关节以下的井、荥、输、经、合五个特定穴位，简称五腧。《灵枢·九针十二原》有："所出为井，所溜为荥，所注为输，所行为经，所入为合，二十七气所行，皆在五输也。"用水的源流来比喻各经脉运行从小到大，由浅入深，自远而近的特点。"井"穴多位于手足之端，喻作水的源头，是经气所出的部位，即"所出为井"。"荥"穴多位于掌指或跖趾关节之前，喻作水流尚微，萦迂未成大流，是经气流行的部位，即"所溜为荥"。"输"穴多位于掌指或跖趾关节之后，喻作水流由小而大，由浅入深，是经气渐盛，由此入彼的部位，即"所注为输"。"经"穴多位于腕踝关节以上，喻作水流变大，畅通无阻，是经气正盛运行经过的部位，即"所行为经"。"合"穴位于肘膝关节附近，喻作江河水流汇入湖海，是经气由此深入，进而会合于脏腑的部位，即"所入为合"。五腧穴借用自然界水的流动汇聚来隐喻人体气血在经脉中的运行及特殊部位的传统医学意义。

自然界百川入海，人体亦有海。《灵枢·海论》进一步阐述了人体十二经水集注之地："人亦有四海、十二经水。经水者，皆注于海，海有东西南北，命曰四海……人有髓海，有血海，有气海，有水谷之海，凡此四者，以应四海也"。而在《素问·阴阳应象大论》里也有："六经为川，肠胃为海，九窍为水注之气"一说。人体中的江河湖海，并非随机定义而成，细细品味将会发现海是各水道之汇集交聚，是一个大的枢纽。而这个枢纽要道，标示着其重要的生理功能及在人体平衡中的独特地位。髓海、血海、气海及水谷之海等，在中医理论中，分别对应着脑、冲脉、膻中及胃，这些脏器及穴位，都是十分关键的存在，单独列出并冠以"海"之名，凸显其联系之广，纳受之庞，影响之泛，不可忽视。

综上，《黄帝内经》中经络腧穴理论是以对自然界之水的认识为根基的，它是以水为喻在人体内构造了一个特殊的系统，使经络气血的运行都富含水的特性。

2. "肾藏精"

《黄帝内经》认为精是构成和维持人体生命活动的最基本物质，是生命之本原。故《素问·六节藏象论》中有:“肾者,主蛰,封藏之本,精之处也”。《素问·上古天真论》中有:“二八,肾气盛,天癸至,精气溢泻,阴阳和,故能有子”及“肾者主水,受五藏六府之精而藏之,故五藏盛,乃能写”。这里所阐述的“肾藏精”,是指肾具有储存、封藏精的生理机能。而肾所藏之精是生命之本原的理论来源于古代哲学上的“水地说”和医家对于生殖之精的认识。古人观察到世间万物都需要水和土的滋养,因而衍生出水和地都是万物之本原。所以在《管子·水地》中有:“地者,万物之本原”以及“水者”,万物之本原也”的说法。这种说法正是古代人们对万物本原的一种最为朴素的认识,并进而由此抽象出能够滋养万物的是水地中的精华物质,再缘此引申出了精的概念。同时,对于生殖之精的观察,《管子·水地》中有云:“人,水也。男女精气合,而水流形”。它指出了男女生殖之精相结合则产生人类,也可说成是水凝聚而成。《易传·系辞下》云:“男女媾精,万物化生”,以及《荀子·礼论》曰:“天地合而万物生,阴阳接而变化起”都是将人的生殖之精又衍化成天地阴阳之精来进行投射转化的证明。此种投射转化,应是隐喻表达潜默影响下的结果。那么,深深烙印着水文化的“肾藏精”理论,在“天人合一”的哲学文化的强烈影响下及隐喻表述的形象投射下,呈现出多元文化视域下利用模糊逻辑的演绎来展示的思辨结果和隐晦描述。

(四)山水性质定病名

山石坚硬,水性流动,《黄帝内经》中有多种借鉴山水的性质来确定的病名。

在《素问·大奇论》里,有:“肝肾并沉为石水,并浮为风水,并虚为死,并小弦欲惊”一说,这里的“石水”与“风水”,亦是以水文化为基础的隐喻表述。王冰注曰:“肝脉入阴内贯小腹,肾脉贯脊中络膀胱,两脏并,脏气熏冲脉,自肾下络于下胞,令水不行化,故坚而结。然肾主水,水冬冰,水宗于肾,肾象水而沉,故气并而沉,名为石水”与“脉浮为风,下焦主水,风薄于下,故名风水”来分别解释这两病名的源起。在《素问·逆调论》中有:“肾者水藏,主津液,主卧与喘也”及《素问·痿论》中:“肾者水藏也”。因此,石水、风水二病,关联到“肾主水”之理论,通过水与肾之联系投射到疾病命名中去。并且,“石水”一称,也掺杂着对“山”的认知,山的性质多表现为稳固坚硬,山石沉重,以喻肾水肾气,使得此中暗藏病机之理、病位所在,可谓巧妙。

同理，在《灵枢·水胀》中有“石瘕生于胞中，寒气客于子门，子门闭塞，气不得通，恶血当写不写，衃以留止，日以益大，状如怀子，月事不以时下”。当时，这种病叫石瘕，主要症状为子宫内有块状物形成，日渐增大，如怀孕状，并有闭经等，以包块坚硬如石，故名。其多因月经期间，寒气入侵，恶血停积所致。那么，“石”字在此与“石水”一病的称呼有异曲同工之妙，都是专业表述语境下的形象刻画，所以山石所给我们的那些熟知的形象，能帮助我们更好地理解《黄帝内经》中利用隐喻来命名的疾病。

在《素问·气厥论》里也有：“胆移热于脑，则辛頞鼻渊，鼻渊者，浊涕下不止也，传为衄衊瞑目，故得之气厥也”。王冰注其曰：“脑液下渗，则为浊涕，涕下不止，如彼水泉，故曰鼻渊也”。这里所阐述的鼻渊，让我们很容易联想到潜龙腾渊等与“渊”有关的词汇。《庄子·应帝王》云：“鲵桓之审为渊，止水之审为渊，流水之审为渊”，及《管子·度地》亦云：“水出地而不流，命曰渊水”分别意指“渊”字之义有大量水聚集之处和聚水之地的意思。因此，“鼻渊”一名可形象地凸显出“涕下不止，如彼水泉”的特点。

凡此种种隐喻，都给后世学医者十分生动形象的描绘。并且给在理论结合实践过程中的人们，提供了更为亲切的描绘，降低了入门难度，也更易为人们所接受。同时，部分疾病命名通过山水隐喻进一步结合了病机病位，连带起更多的理论认识，让整个病名变得鲜活丰富、特点明显且便于记忆。

（五）小结

综上所述，山水在《黄帝内经》中，多以形态、性质特征来进行隐喻表达。山形多姿而质坚，水性流动而汇聚，因此，人体百节、腧穴、疾病根据其形态和性质（症状）特征也有不同的名称，而相应的功能阐述也在命名时予以对应。《素问·气血论》的溪谷之说以及《素问·五藏生成篇》所提到的癫疾都是对山峦的形态特征来进行隐喻表述的，而《素问·大奇论》及《灵枢·水胀》里所描述的病证，则是用山石的坚硬之性来隐喻疾病的特征。

水在《黄帝内经》中，表现的形式十分的繁复，不论是“肾藏精”的理论体系，还是“十二经水”的系统构造，都深刻折射出被原始水崇拜及水生万物的思想所影响的结果，这也让《黄帝内经》中各种复杂而专业的表述形成易于感知和理解的可能。人类对自然界之水的流动性、润湿性、溶解性及其用途等相关知识的体察,被中医学家成功地借用隐喻的方法用于人体生理功能、病理变化以及治疗的说明与解释,而中医传统理论是一种隐喻的真。

而山水本身作为相依相存的两个元素,不仅会在隐喻时相互刻画,而且在互相依存之时让对方的隐喻表达显得更为自然亲切。如人之形体百节中的溪谷之会,便以山依水傍来完整体现了二者在隐喻表达中的互生互用。这也从侧面证明了,在我国传统文化中,山水文化已经根植于我们潜意识中;并在思考问题遂而形成理论的过程里,我们顺其自然地将二者并用,同喻于关系紧密的物质中。①与此同时,我们也不能忽视,自然中山水的依存才是一切始源的根本。观山望水后而思山虑水,进而游山乐水,这一切正是在"天人合一"精神中生生不息的中华民族的优良品性。

三　山水隐喻在《黄帝内经》中的意义

隐喻在貌似客观的科学语篇中随处可见,是因为隐喻在科学探索和科学思想传播过程中都发挥了不可或缺的作用②。近年来,隐喻在科学语篇中的发掘颇为丰富,但是中国传统哲学与科学语篇的研究却少之又少。特别是山水文化隐喻这一主题,更是极少被人提及,反而在我们的生活中广泛地存在。并且,《黄帝内经》作为中国最早的医学典籍,透过整体观念来论证并建立医学理论,呈现了自然—生物—心理—社会的整体医学模式,具有巨大的研究价值。剖析其中山水文化的隐喻价值,对中国传统科学中的中医学本身来说,就具有十分深刻的意义③。因此,在研究者甚少的情况下,探求《黄帝内经》中大量山水隐喻存在的意义,将给我们带来解构《黄帝内经》不一样的方式方法。

① 贾春华:《一个以水为始源域的中医概念隐喻认知系统》,《北京中医药大学学报》2012年第35期。

② 董宏乐等:《科学语篇的隐喻性》,复旦大学出版社2005年版。

③ 兰凤利、Friedrich G. Wallner:《取象比类——中医学隐喻形成的过程与方法》,《自然辩证法通讯》2014年第36期。

（一）补充新的文化探索视角

我国文化所具有的“博大精深，源远流长”这一特点，与它本身在进行单学科表达中，习惯性援用多学科视角来观察、解构和表述这一方式是息息相关的。如中医学本身，就掺杂了天文学、阴阳学、占卜学、气象学等多种学科的表达。因此，《黄帝内经》中山水文化以及山水文化隐喻表述的出现，都再次印证了在我国丰富博大而复杂的文化发展背景下，多学科视角共汇是我国文化发展的一大特色。这一新的手段，可在兼顾《黄帝内经》中医学文化的同时，对它所囊括的丰富的文学成就及价值也进行探索。并通过山水文化的视角，正视或反视《黄帝内经》中的医学内容，以求得繁复融合下的《黄帝内经》文化能有更为澄澈的投射。

（二）构建隐晦且亲切的阐述及衍绎

任何一种理论都具备解释性，因此中医理论也是一样。而这里中医的理论解释更偏向于一种基于隐喻认知的理论，主要形式就如“近取譬”一般，即以其所知喻其所不知使知也。这些关乎于我们的身体经验，即以我们用自身所能看到的感觉到的东西来解释我们所看不到的感觉不到的东西①。那么，这种表述方式，就极其含蓄地表达了我们所要阐述的理论或事物规律，并且十分亲切且不俗地叙述我们的想法和思路。与此同时，这种方式促使了我们将本体与喻体结合共通的可能，当我们把这两方面的内容建构起相关通路后，就会以喻体的变化属性来揣测验证本体的变化属性，从而发展了本学科的理论实践可能。在唯象中医学中广泛运用的比喻，是一种“象”的说明，可以“变无形为有形，使陌生为熟悉”。②同时，从真值逻辑的特征上来看，隐喻体现出模糊逻辑的优越性和更为广泛的说服力，对传统二值逻辑进行了有意义的拓展。

（三）提供解构《黄帝内经》的新思路

语言从来不是什么独立于经验、现象、行为的东西，而是一种特殊的工具，它的功能重点不在于反映世界，而在于像使用工具那样对世界做出应对和解构③。所以，对于在医学经典中探求更深层次的人文价值及理念

① 贾春华：《一种以身体经验感知为基础形成的理论——以“六淫”中的风为例分析中医病因的隐喻特征》。

② 安军、郭贵春：《隐喻的逻辑特征》，《哲学研究》2007 年第 2 期。

③ 贾春华：《中医学：一种基于隐喻认知的语言》，《亚太传统医药》2009 年第 5 期。

而非聚焦于医学学术研究的目的，可以借用费侠莉①建构“黄帝的身体”的模型这一方法来规避与对医学本身为主导的理论学术占主要权重的机体功能的研究所可能发生的冲突与碰撞。因此，我们可以建构“山水之躯”这一模型来更好的解读潜藏于《黄帝内经》中山水文化的隐喻表达——一个以山水为始源域的中医概念隐喻复合表达体。拥有了这种解构思路，对我们重新认知《黄帝内经》中的一些富有山水隐喻的概念词汇会有更为清晰的洞察。

① 费侠莉等：《繁盛之阴：中国医学史中的性（960—1665）》，江苏人民出版社 2006 年版。

从中国领导人在中国—东盟领导人会议上的讲话看中国—东盟关系构建、演变和趋势*

朱美琳　王丽琴**

【内容提要】 1997—2017 年间中国领导人参加了历届中国—东盟领导人会议(CAS)并发表讲话。本文以这二十年来中国领导人发表的讲话文本为语料，分析了中国—东盟关系的构建、演变和趋势。对语料进行主题词分析、TF-IDF 历时分析和共现分析，我们发现过去二十年中国领导人构建中国—东盟关系的主题是“合作”与“发展”，同时，可以预测今后中国将继续致力于推进与东盟之间在政治互信和安全方面的合作。

【关键词】 中国领导人，中国—东盟领导人会议，合作，发展，南海

【Abstract】 From 1997 to 2017, Chinese leaders participated in and delivered speeches at the successive China-ASEAN Summits(CAS). Based on the texts of the speeches delivered by Chinese leaders in the past 20 years, the paper analyzes the construction, evolution and trend of China-ASEAN relations. By analyzing the corpus with subject words, TF-IDF diachronic analysis and co-occurrence analysis, we find that the themes of Chinese leaders in building China-ASEAN relations over the past two decades are “cooperation” and “development”. It can be also predicted that in the future China will continue to work to promote political mutual trust and security cooperation between China and ASEAN.

【Key Words】 Chinese Leaders, China-ASEAN Summits, Cooperation, Development, South China Sea

---

* 本文系 2017 年同济大学“中央高校基本科研业务费专项资金—学科交叉类”项目阶段性研究成果。

** 朱美琳，西安外国语大学商学院副教授；王丽琴，同济大学政治与国际关系学院副教授。

1997年亚洲金融危机以来,中国和东盟的双边关系有了突飞猛进的实质发展。中国和东盟在双边层面的交往中,大致每年举行一次的中国—东盟领导人会议是一个重要的合作机制,是中国构建与东盟双边关系的重要舞台。中国领导人在历届中国—东盟领导人会议上的讲话中提出了中国和东盟未来合作的重点和方向,反映了中国和东盟20年来双边关系的演变和趋势。本文以1997—2017年中国领导人在历届中国—东盟领导人会议上讲话的文本语料为主要研究资料,试图从中以小见大地厘清中国—东盟双边关系的构建过程,发现其中的演变和趋势,为未来中国—东盟双边关系的进一步发展作出贡献。

本文的主要研究资料是1997—2017年中国历届领导人在二十次中国—东盟领导人会议上的讲话文本。这些资料有以下四个来源:(1)大多数来源于中国外交部以及外交部驻各国使馆网站。如江泽民主席在第一次(1997年)中国—东盟首脑非正式会晤上的讲话①、朱镕基总理在第四次(2000年)中国—东盟领导人会晤上的讲话②、朱镕基总理在第五次(2001年)③和第六次(2002年)④中国—东盟领导人会议上的讲话、温家宝总理在第九次(2005年)⑤和第十次(2006年)⑥中国—东盟领导人会议上的讲话以及李克强总理在第十七次(2014年)⑦中国—东盟领导人会议上的讲话,以上资料来源于中国外交部网站。还有朱镕基总理在第三次(1999年)⑧中国—东盟领导人非正式会晤上的讲话来自中国驻克罗地亚大使馆网站,温家宝总理在第七次(2003年)⑨和第八次(2004年)⑩中

① http://www.fmprc.gov.cn/zdjn/chn/zywj/ldrjh_cn/t270509.htm, 2018-03-10.

② http://www.fmprc.gov.cn/web/wjb_673085/zzjg_673183/yzs_673193/dqzz_673197/dmldrhy_673213/zyjhywj_673223/t25644.shtml, 2018-03-10.

③ http://www.fmprc.gov.cn/mfa_chn/gjhdq_603914/gjhdqzz_609676/lhg_610158/zyjh_610168/t25643.shtml, 2018-03-10.

④ http://www.mfa.gov.cn/zdjn/chn/zywj/t270541.htm, 2018-03-10.

⑤ http://www.fmprc.gov.cn/zdjn/chn/zywj/t270545.htm, 2018-03-10.

⑥ http://www.fmprc.gov.cn/web/gjhdq_676201/gjhdqzz_681964/dmldrhy_683911/zyjhywj_683921/t288982.shtml, 2018-03-10.

⑦ http://www.fmprc.gov.cn/web/ziliao_674904/zyjh_674906/t1210820.shtml, 2018-03-10.

⑧ http://hr.china-embassy.org/chn/zxxx/t25701.htm, 2018-03-10.

⑨ http://www.fmprc.gov.cn/zdjn/chn/zywj/t270545.htm, 2018-03-10.

⑩ http://www.fmprc.gov.cn/web/gjhdq_676201/gjhdqzz_681964/dmldrhy_683911/zyjhywj_683921/t288982.shtml, 2018-03-10.

国—东盟领导人会议上的讲话分别来自中国驻新加坡大使馆网站和马来西亚大使馆网站，温家宝总理在第十三次（2010年）[①]中国—东盟领导人会议上的讲话来自中国驻印度大使馆网站。(2)还有部分资料来自中国中央人民政府网站。如温家宝总理在第十四次（2011年）[②]中国—东盟领导人会议上的讲话、李克强总理在第十六次（2013年）[③]、十八次（2015年）[④]和十九次（2016年）[⑤]中国—东盟领导人会议上的讲话。(3)少部分资料来自人民网和《人民日报》。如温家宝总理在第十一次（2007年）[⑥]中国—东盟领导人会议上的讲话来自人民网，李克强总理在第二十次（2017）[⑦]中国—东盟领导人会议上的讲话来自《人民日报》。(4)极少量资料来自媒体对讲话的文字报道和视频报道的整理。如温家宝总理在第十二次（2009年）[⑧]中国与东盟领导人会议的讲话来自对中国驻印度尼西亚大使馆网站文字新闻报道的整理，温家宝总理在第十五次（2012年）[⑨]中国—东盟领导人会议上的讲话由中央电视台对其视频报道的文字整理而来。另外，1998年中国国家副主席胡锦涛出席第二次东盟—中国领导人非正式会议，由于未找到任何讲话的文字或视频报道，本文对此不作研究，这是本文一大憾事。

本文主要采用自然语言理解和统计学的方法对中国领导人在历届中国—东盟领导人会议上的讲话文本进行深入解读。首先，对讲话文本进行分词和过滤，统计词频，从过去二十年讲话文本中提取了最重要的二十个主题词，探讨过去二十年中国领导人在讲话中构建的中国—东盟关系的几个主题。其次，使用TF-IDF算法提取每一年中国领导人讲话中的重要词汇，发现每个年度中国领导人强调的、比前一年突出的主题词，进行

---

① http://www.fmprc.gov.cn/ce/cein/chn/zgbd/t765330.htm，2018-03-10.

② http://www.gov.cn/ldhd/2011-11/18/content_1997289.htm，2018-03-10.

③ http://www.gov.cn/guowuyuan/2013-10/10/content_2591018.htm，2018-03-10.

④ http://www.gov.cn/guowuyuan/2015-11/22/content_5015176.htm，2018-03-10.

⑤ http://www.gov.cn/xinwen/2016-09/08/content_5106318.htm，2018-03-10.

⑥ http://politics.people.com.cn/GB/1024/6555038.html，2018-03-10.

⑦ 《人民日报》，2017年11月14日。

⑧ http://id.china-embassy.org/chn/ztbd/chinaaseanrelation/t622451.htm，2018-03-10，作者文字整理。

⑨ http://news.cntv.cn/china/20121120/104429.shtml，2018-03-10，作者文字整理。

中国—东盟关系的年度分析；第三，采用共现分析来探讨这些主题词之间的关联关系，深入探析二十年间中国—东盟关系的演变。第四，运用突变分析来探索随时代发展的主题词变化的情况，以探讨中国—东盟关系的未来发展趋势。针对本文语料库内所有的文本数据，都采用 python 语言编程进行分析，使用 Gephi 进行可视化显示。除此以外，还运用了文献分析法，分析中国领导人在讲话中谈到的关于东盟在地区合作中的作用、中国和东盟合作的重点领域以及中国和东盟的合作方式等几个问题时态度的变化，对中国—东盟关系进行定量分析的基础上再次以定性研究的方式发现其未来的趋势。

本文的结构由以下三部分组成。第一部分根据中国领导人在历届中国—东盟领导人会议上的讲话，追溯二十年来中国—东盟双边关系建构的历程。第二部分根据中国领导人在历届中国—东盟领导人会议上的讲话，发现二十年来中国—东盟双边关系的演变。第三部分，努力预测中国和东盟未来双边关系的趋势，并做出结论。

一 中国—东盟关系构建

对中国国家领导人在历届中国—东盟领导人会议上的讲话中多次使用的词语和与之相关的词丛进行分析，有助于我们发现中国国家领导人如何利用中国—东盟领导人会议这一重要合作机制构建中国—东盟关系。本部分提取了中国国家领导人在历届中国—东盟领导人会议上讲话中的主题词，对这些主题词进行历时分析，并抓取这些主题词词丛进行深入剖析，以发现中国国家领导人在讲话中如何构建了中国—东盟关系。

（一）主题词分析

约翰·弗劳尔迪指出，“一再重复某个词汇并将其模式化，这是建立语料库主要主题的最明显方式。”①因此，为了厘清中国领导人在历届中

① John Flowerdew, “Identity Politics and Hong Kong’s Return to Chinese Sovereignty: Analyzing the Discourse of Hong Kong’s First Chief Executive”, *Journal of Pragmatics*, Vol.36, 2004, p.1565.

国—东盟领导人会议上讲话这个语料库中的主题,我们整合了 1997 年至 2017 年这二十年间中国国家领导人讲话的文本语料,并利用分词模块 jieba 进行分词,过滤了一些停用词和单字词,得到中国领导人讲话文本高频词表,见表 1:

表 1　高频词

序号	词汇	频数	序号	词汇	频数
1	东盟	1 065	11	东盟国家	186
2	中国	851	12	地区	160
3	合作	739	13	领域	151
4	发展	340	14	加强	138
5	双方	315	15	经济	127
6	国家	284	16	贸易	126
7	中方	233	17	和平	124
8	关系	230	18	建设	121
9	我们	206	19	支持	115
10	共同	195	20	建立	100

表 1 列出了过去二十年中国领导人讲话中总频数最高的主题词和频数。由表 1 可以看出,按照频次高低,中国领导人讲话中较多运用的主题词分别是:“东盟”、“中国”、“合作”、“发展”、“双方”、“国家”、“中方”、“关系”、“我们”和“共同”等共二十个。这二十个主题词是中国领导人过去二十年的讲话中运用最多的。根据表中我们可以得出以下几个结论:

首先,表 1 中“东盟”这个词汇的频数最高,高达 1 065 次,远远超出其他主题词,频数第二高的“中国”一词频数达到 851 次。这充分表明在中国领导人历届讲话中对于东盟给予极高的尊重,并赋予极高的地位。

其次,表 1 中“合作”和“发展”的频数分别列第 3 和第 4。这表明中国领导人在构建中国和东盟关系时多次强调了中国和东盟(各自)“发展”和(共同)“合作”。过去的二十年可以说是中国和东盟各自发展的二十年。过去二十年中国一直致力于改革开放和现代化建设,全面建设小康社会。东盟一直致力于东盟内部的工业化、现代化和一体化进程,建设东盟政治安全共同体、经济共同体和社会文化共同体。过去二十年也可以说是中国和东盟共同合作的二十年。自从 1997 年亚洲金融危机以来，中国和东盟以 10＋1 层面的合作为基础共同推进了中国—东盟双边的经济合作以及东亚地区多边的经济合作。合作涉及贸易、投资等多个领域。因此可以说过去的二十年是中国和东盟各自发展却又共同合作的二十年。

最后，表 1 除了提到经贸领域的主题词，还有"和平"一词。可见，中国领导人讲话中对中国和东盟的和平以及东亚地区的和平相当重视，希望在和平的环境中和东盟各自发展、共同合作。

（二）TF-IDF 词历时分析

在重要词语提取的方法中，应用最基础最广泛的就是由杰拉德·索尔顿（Gerard Salton）提出的 TF-IDF①（term frequency-inverse document frequency）词频统计方法。TF-IDF 是一种统计方法，用以评估一个字词对于一个文件集或一个语料库中的其中一份文件的重要程度。如果某个词或短语在一篇文章中出现的频率（TF）高，并且在其他文章中（IDF）很少出现，则认为此词或者短语对于该篇文章比较重要。

为了对二十年中中国领导人的讲话进行历时分析，探讨中国政府构建中国—东盟关系的重点，我们运用 jieba 模块中 TF-IDF 的统计方法，统计了语料库里每年 TF-IDF 频数最高的十个主题词，见表 2。

表 2 按年度列出了 1997—2017 年二十年间中国领导人在历届中国—东盟领导人会议上讲话的前十位重要主题词。

表 2 显示中国和东盟各自发展又相互合作的双边关系可以分为两个阶段。

第一阶段，从 1997—2012 年，也就是江泽民主政时期和胡锦涛主政时期。在这一时期，中国和东盟的关系体现了各自发展、共同合作的特征以外，还凸显了"全面"、"贸易"、"投资"等"经济""领域"的合作。从 1997 年亚洲金融危机开始，中国和东盟展开双边合作，共同对抗金融危机。渡过金融危机后，自 2001 年以来，中国和东盟开始建设中国—东盟自贸区，到 2010 年完成。期间又遭遇了 2008 年全球经济危机，中国和东盟又一道对抗这次经济危机。因此，1997—2012 这个阶段对于中国和东盟的双边关

① G. Salton and C. Buckley, "Term-weighting approaches in automatic text retrieval", *Information Processing & Management*, Vol.24, No.5, 1998, pp.513—523.

表 2　TF-IDF 主题词

年度＼主题词	1	2	3	4	5	6	7	8	9	10
(01)1997	东盟	发展	各国	世纪	合作	双方	社会主义	国家	关系	和平
(03)1999	东盟	合作	国家	和平	地区	我们	加强	秩序	贸易	互利
(04)2000	中国	合作	国家	发展	我们	领域	新世纪	双方	东盟国家	世纪
(05)2001	中国	合作	我们	中方	支持	发展	新世纪	国家	双方	贸易
(06)2002	中国	合作	领域	中方	发展	全面	我们	双方	国家	贸易
(07)2003	合作	中国	双方	中方	关系	我们	发展	加强	共同	地区
(08)2004	东盟	中国	关系	双方	发展	我们	加强	中方	方针	建议
(09)2005	中国	合作	禽流感	流感	关系	发展	双方	我们	致病	全面
(10)2007	中国	中方	合作	双方	青少年	关系	峰会	发展	盟友	举办
(11)2007	中国	合作	双方	主办	协议	中方	明年	发展	加强	共同
(12)2009	中国	合作	自贸区	国家	帮助	东盟国家	生产	保护	区域	农村
(13)2010	中国	合作	国家	东盟国家	双方	中方	发展	金融	农业	投资
(14)2011	中国	合作	国家	发展	金融	东盟国家	双方	领域	中方	建立
(15)2012	中国	合作	发展	危机	东亚	地区	金融危机	反对	团结	国际金融
(16)2013	中国	合作	中方	双方	发展	南海	共同	国家	海上	我们
(17)2014	中国	合作	中方	国家	双方	东盟国家	发展	海上	我们	共同
(18)2015	中国	合作	发展	国家	共同	东盟国家	双方	建设	关系	地区
(19)2016	中国	合作	发展	双方	关系	国家	共同	中方	平稳	南海
(20)2017	中国	合作	发展	中方	国家	双方	关系	东盟国家	创新	准则

系来讲，主要是双方合作对抗经济危机且发展经济合作的阶段。除此以外，中国领导人在构建中国和东盟的关系时还体现了对“和平”的诉求。

第二个阶段，从 2013—2017 年，也就是习近平新一届政府以来。在这一时期里，中国和东盟的关系体现了各自发展、共同合作的特征以外，还凸显了“南海”问题触发的双方在“海上”的合作。这一阶段，双方虽然没有忽略对于“自贸区”升级版的建设，没有忽略对于“贸易”、“投资”等“经济”领域的合作，但是“南海”问题在这一阶段凸显。从 2013 年菲律宾发起“南海仲裁案”开始，一直到 2016 年海牙国际仲裁法庭对南海仲裁案做出“最终裁决”，“南海”一直成为困扰中国和东盟发展和合作的问题。如果说 1997 年以来中国和东盟的关系可以概括为各自发展、共同合作的双边关系的话，那么 1997—2012 年第一个阶段更加凸显了中国和东盟在各领域的经济合作；2013 年以来第二个阶段更加凸显了中国和东盟在“南海”问题上的分歧。

（三）两个阶段的共现分析

在大规模语料中，多个关键词共同出现在同一个句子里，就可以认为这些词在语义上是有关的，这些词就是共现词，也称共词。①为了进一步对两个阶段的讲话进行分析，本文对所有讲话的段落进行拆分，以一个句子为一个窗口，进行词语的共现分析。在词汇的处理上，我们去掉了每篇文章都会出现的平凡词语如“东盟、中国、我们、国际、中方”等，得到下面两个图。图中每一个节点代表 1 个词语，节点越大，说明词频越高，图中任意两个节点之间的连线则代表这两个节点共同出现在一个句子中，边的权重表示这两个节点出现在同一句子的次数，权重越大，连线越粗。

图 1 绘制了第一阶段和第二阶段主题词的共现情况，共现图更加直观，有助于我们一目了然地看清这两个阶段。对比图 1 可以发现两个阶段的异同。可以肯定的一点是，图 1 中“合作”和“发展”是两个阶段的主题，这是图 1 和图 2 的相同之处。同时，图 1 也有两方面不同之处。一方面，对比图 1 我们过滤掉边权重在 20 以下的边和点，可以发现图 1 中出现的主题词约有 30 个。出现的主题词则超过 50 个，这说明中国领导人在第二阶段比第一阶段关注的重点更多。另外，经过计算得出图 1 的图密度

① Callon M., Courtial J.P., Turner W.A., et al., From translations to problematic networks: An introduction to co-word analysis, *Social Science Information*, 1983, Vol.22 (2), pp.191—235.

0.165,图 2 的图密度为 0.076,这说明中国领导人在第二阶段比第一阶段关注的重点更为分散。

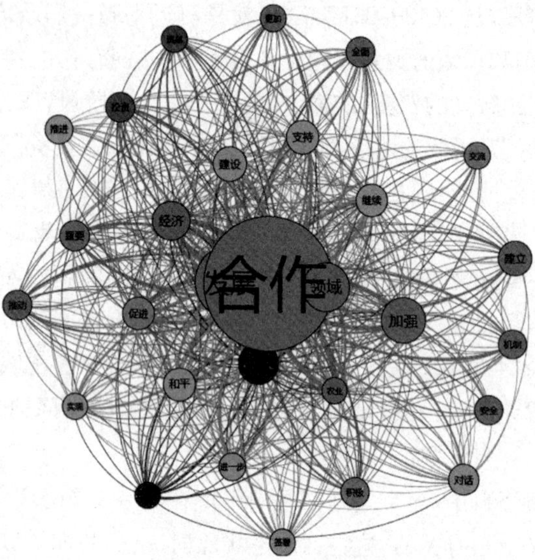

图 1　第一阶段(1997—2012)主题词共现情况

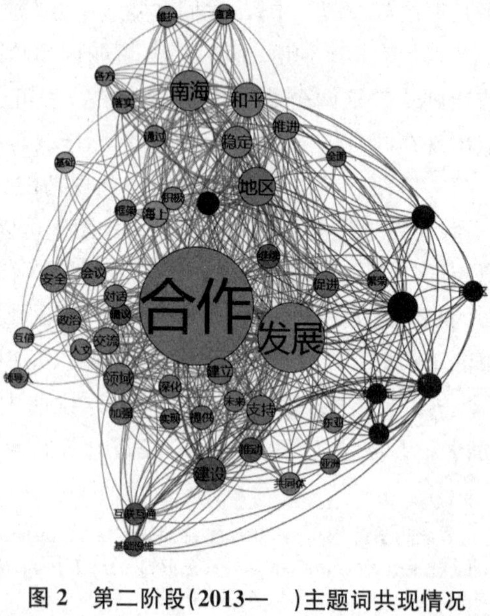

图 2　第二阶段(2013—　)主题词共现情况

另一方面，第一阶段的主题词除了“合作”“发展”，比较突出的还有“加强”“经济”“贸易”“投资”“农业”“和平”“安全”等，这说明中国领导人在第一阶段更加关注经济方面的合作，同时也关注安全方面的问题。第二阶段的主题词除了“合作”“发展”，比较突出的还有“南海”“和平”“稳定”“安全”“政治”“互信”“人文”“领域”“交流”等主题词。这说明中国领导人在第二阶段关注经济合作的同时，更加关注“南海”“政治互信”等问题。

通过对二十年来中国领导人在历届中国—东盟领导人会议上讲话的主题词分析、TF-IDF分析和共现图分析，我们发现，中国政府在过去二十年中试图把中国—东盟的关系构建成一组各自发展、共同合作的双边关系，江泽民主政时期和胡锦涛主政时期更加关注经济合作，同时也关注和平方面的问题；而习近平新一届中央领导则在关注经济合作的同时，更加关注 “南海”“政治互信”等问题的处理和解决。

二　中国和东盟关系的演变

1997年以来，中国三届领导人分别参加了历届中国—东盟领导人会议。其中江泽民主席、胡锦涛副主席和朱镕基总理分别参加了第一、第二和第三至六次中国—东盟领导人会议；温家宝总理参加了第七至十四次会议；李克强总理参加了第十五至二十次会议。每一届政府对于构建中国—东盟关系的政策大致延续，但又有所变化。特别是对于东盟在地区合作中的作用、中国和东盟合作的重点领域和合作方式都发生了变化。

第一，关于东盟在地区合作中的作用。一直以来，中国各届政府都坚决支持东盟在东亚地区合作中发挥重要作用。江泽民主政时期，中国政府领导人的讲话中多次强调支持东盟在地区合作中发挥“积极”①“更大”②“主导”③的作用。胡锦涛主政时期，温家宝总理几乎在每一次参加中国—东盟领导人会议时都在讲话里特别强调中国政府支持东盟一体化

---

① 《江泽民主席在第一次中国—东盟首脑非正式会晤时的讲话》，1997年12月16日。

② 《朱镕基总理在第五次东盟与中国领导人会议上的讲话》，2001年11月6日。

③ 朱镕基总理在第四次（2000年11月25日）中国—东盟领导人会晤上和第六次（2002年11月4日）中国—东盟领导人会议上的讲话。

进程，支持东盟在东亚地区经济合作中发挥“主导”①作用。习近平新一届政府时期，李克强总理在参加第十六次和十七次中国—东盟领导人会议。他在讲话中提到东盟的作用时，基本上延续了上一届政府的说法，就是支持东盟在地区合作中的“主导”②作用。李克强总理在参加第十八次至二十次中国—东盟领导人会议的讲话中，对于东盟的定位发生了变化。他指出中国支持东盟在区域合作中的“中心地位”。③由此，我们可以看出，中国政府对于东盟在地区合作中的地位和作用的定位发生了改变。这既表达了中国对过去二十年来东盟“主导”东亚地区合作的些许失望，也暗含了中国政府愿意在推进地区合作中发挥更大作用的愿望。

第二，关于中国和东盟合作的重点领域。基本上胡锦涛主政时期恰好契合了中国—东盟自贸区建设的时期。中国政府充分考虑了东盟的诉求，将农业、信息通讯、人力资源开发、相互投资和大湄公河次区域开发④等五个领域定位为双方经济合作的优先领域。温家宝总理在参加历年中国—东盟领导人会议上的讲话中多次强调这五个领域，中国政府也一直在包含这五个领域在内的多个领域采取措施推进中国和东盟的经济合作。习近平主政以来，中国政府对于中国和东盟合作的重点领域发生了变化，将基础设施建设定位为中国和东盟经济合作的重点领域。李克强总理在第十六次中国—东盟领导人会议上倡议中国和东盟“加快互联互通基础设施建设”；在第十七次会议上倡议“加快建设互联互通基础网”，鼓励中国基础设施建设领域的优势产能转移到有基础设施建设需求的东盟国家，中国国家开发银行还设立第一期100亿美元的中国—东盟基础设施专项贷款为其提供金融支持；李克强总理在第十八次中国—东盟领导人会议上提议设立100亿美元的第二期中国—东盟基础设施专项贷款，继续为东盟国家的基础设施建设提供融资支持。这充分表明中国和东盟今后

---

① 温家宝总理在第七次（2003年10月8日）、第八次（2004年11月9日）、第九次（2005年12月12日）、第十次（2007年1月14日）、第十二次（2009年10月24日）、第十三次（2010年10月29日）、第十四次（2011年11月18日）中国—东盟领导人会议上的讲话。

② 李克强总理在第十六次（2012年10月9日）和第十七次（2014年11月13日）中国—东盟领导人会议上的讲话。

③ 李克强总理在第十八次（2015年11月21日）、第十九次（2016年9月7日）和第二十次（2017年11月3日）中国—东盟领导人会议上的讲话。

④ 朱镕基总理在第五次（2001年11月6日）中国—东盟领导人会议上的讲话。

的合作重点领域将基础设施建设,这既有利于中国国内的优势产能向东盟国家转移,又回应了东盟国家在一体化过程中优先发展基础设施建设的需求。

第三,关于中国和东盟合作的方式。江泽民主政时期朱镕基总理曾在2001年第五次中国—东盟领导人会议上的讲话里代表中国政府提议建设中国—东盟自由贸易区,此后10年中国和东盟的主要合作方式就是双边自贸区的建设,到2010年全面建成中国—东盟自贸区。之后,李克强总理倡议中国—东盟自贸区升级版谈判,李克强总理还曾在第十六次中国—东盟领导人会议上表示中国—东盟自贸区升级版将为区域全面经济伙伴关系协定(RCEP)奠定基础,在第十七次会议上提议尽早结束RCEP谈判,更是在第二十次会议上直接建议中国和东盟一道共同推进RCEP谈判。如此看来,可以说江泽民主政时期,中国政府推动中国和东盟双边合作的主要方式是中国—东盟自贸区的建设;胡锦涛主政时期,中国政府在推动中国和东盟双边经济合作的同时,还推动“以10+1为基础,10+3为主体,东亚峰会为重要补充”①的东亚地区合作;习近平主持新一届政府以来,2015年中国—东盟自贸区升级版协定完成,可以预见今后中国和东盟的合作除了中国—东盟自贸区升级版的实践,还有亚太地区以RCEP为主要框架的多边经济合作。

为了考察中国政府历届领导人在中国—东盟领导人会议上的讲话对中国—东盟关系定位的变化,本文对这些讲话的文本语料进行了主题词突变分析。

表2根据“主权作用”、“中心地位”“农业”、“基础设施”、“自贸区”和“RCEP”六个主题词,对二十年来中国领导人在历届中国—东盟领导人会议上的讲话进行了突变检测分析,分析的结果进一步印证了我们的结论。突变检测算法(burst detection)是克莱因伯格(Jon Kleinberg)在2003年提出的,用以在一系列的文档序列中发现某些高强度变化的词语②。突变检测算法采用了概率机原理进行建模,词汇状态为词汇出现在每个文档

① 《温家宝总理在第十四次中国—东盟领导人会议暨中国—东盟建立对话关系20周年纪念峰会上的讲话》(2011年11月18日)。

② Kleinberg J., “Bursty and hierarchical structure in streams”, *Data Mining and Knowledge Discovery*, Vol.7, No.4, 2003, pp.373—397.

中的频率，状态转换对应于词汇频率发生显著变化的时间点，即表 3 中第 4列年份中的开始点和结束点。本文使用了针对离散文档的突变检测 python 模块 burst_detection 进行突变检测，计算了六个主题词的状态概率值，得出表 3 给出的突变时段。表中深色的部分表示词汇的高发期，浅色的部分表示词汇低发甚至消失期。

表 3　主题词突变分析

主题词	开始点	结束点	1997—2017 年
主导作用	2000 年	2014 年	
中心地位	2015 年	2017 年	
农　业	1999 年	2002 年	
基础设施	2013 年	2017 年	
自贸区	2001 年	2011 年	
RCEP	2013 年	2017 年	

从表 3 可以看出，“主权作用”从 2000 年开始一直到 2014 年都断断续续地强调；接着在 2015 年发生了变化，“中心地位”开始取代“主权作用”。合作的重点之一以前是“农业”等领域，“农业”在 1999 年就得到关注，一直持续到 2002 年；2013 年以来则更多地强调了“基础设施”。合作的方式以前是中国—东盟“自贸区”，从 2001 年开始得到关注，一直持续到 2011 年；2013 年以来则更加强调“RCEP”。这说明中国以前支持东盟在东亚地区经济合作中发挥“主导”作用，中国和东盟经济合作主要是建设双边的中国—东盟自贸区，经济合作的优先领域是农业、投资等；后来中国对东盟在亚太地区经济合作的主导能力略显担忧，将其定位为东亚合作的“中心地位”，中国和东盟的经济合作方除了共同打造以基础设施建设为重点领域的中国—东盟自贸区升级版，中国和东盟还将一道共同推进 RCEP 多边合作。一方面，这表明中国和东盟经济合作过程中不仅充分考虑东盟国家的需求，还更多地考虑中国国内优势产业转移的需求，另一方面，这

还表明过去二十年中国通过和东盟的经济合作、通过参加东亚地区经济合作积累了丰富的双边和多边的经济合作的经验，可以供其在亚太地区经济合作中发挥更大的作用。

三 中国—东盟关系未来趋势和结论

分析1997年至2017年中国领导人在历届中国—东盟领导人会议上的讲话文本，我们可以看出“合作”和“发展”是过去二十年中国和东盟双边关系的主题。中国领导人在讲话中把过去的二十年构建成了中国和东盟各自发展、共同合作的二十年。过去二十年中国致力于改革开放，在国内全面建设小康社会，在国际上努力融入现有的国际秩序；过去二十年东盟致力于各成员国的发展和东盟地区内的经济一体化，2015年已经完成了三个共同体建设。与此同时，过去二十年也是中国和东盟共同合作的二十年。双方用十年的时间共同完成了中国—东盟自贸区的建设，并完成了中国—东盟自贸区协定升级版的谈判。可以预见，今后中国和东盟的经济合作将着重体现在中国—东盟自贸区升级版的建设。

对1997年至2017年中国领导人在历届中国—东盟领导人会议上的讲话文本进行TF-IDF分析和共现分析，我们可以把过去的二十年分成两个阶段：1997—2012年为第一个阶段，2013年以来为第二个阶段。从TF-IDF分析和共现分析中可以发现第一个阶段中国和东盟的关系着重体现了“贸易”、“投资”等各“经济”“领域”的合作；与此同时，也微量体现了对“和平”的诉求。第二阶段中国和东盟的关系在强调经济合作的同时，更加着重体现了前一阶段不明显的对“南海”、“和平”、“稳定”等“安全”领域合作的强调。

对1997年至2017年中国领导人在历届中国—东盟领导人会议上的讲话文本进行突变分析，我们发现在第一和第二阶段中国领导人对东盟在地区合作中的地位和作用、中国—东盟合作的重点领域以及合作的方式的说法都发生了变化。关于东盟在地区合作中的地位和作用，第一阶段中中国领导人大致形成了对东盟在地区合作中发挥“主导作用”的共同认识，而第二阶段中中国领导人认为东盟在地区合作中处于“中心地位”，这些表示了对东盟过去发挥所谓“主导作用”的失望。关于中国和东盟合作的重点，第一阶段提出了“农业”、“投资”等五个优先领域；第二阶段则凸显了对“基础设施建设”的关注。关于中国和东盟的合作方式，第一阶段更加强调中国和东盟的双边合作，努力实施中国—东盟自贸区的建设；第二阶段则突出中国和东盟一道共同推进地区层面 RCEP 的多边合作。

分析 1997 年至 2017 年中国领导人在历届中国—东盟领导人会议上的讲话，还可以发现中国二十年来在构建中国—东盟关系时一直努力的、今后还会继续努力的方向和趋势。第一，中国会继续强调跟东盟之间的政治互信。朱镕基总理在 2001 年和 2002 年、温家宝总理在 2005 年的讲话中多次强调加强跟东盟的友好互助合作是中国的长期战略。自 2013 年以来李克强总理几乎在他参加的每一次中国—东盟领导人会议上的讲话中都表示中国愿意与东盟国家商谈并签署《中国—东盟国家友好合作互助条约》。可以预见，加强与东盟国家之间的政治互信和合作将是中国今后构建中国—东盟双边关系的一个重要方向。不过，鉴于目前的形势，这个方向的努力可能还有很长的路要走。第二，中国会继续加强与东盟在南海等安全领域的合作。二十年来中国一直重视与东盟国家共同维护南海的和平稳定，一直致力于双方共同签署《南海行为准则》。可以预见，这将是今后中国和东盟关系发展的方向和趋势之一。第三，中国会继续加强跟东盟共同推进东南亚无核武器区的合作。中国是第一个表示愿意加入《东南亚无核武器区条约》的国家，2001 年中国就表示愿意加入该条约议定书并为之付出努力。2016 年李克强总理参加第十九次中国—东盟领导人会议时更是表示，“东盟愿与各有核国分别签订《东南亚无核武器区条约》议定书，中方愿首先签署。”这表明，加强跟东盟推进东南亚无核武器区的合作也是今后中国—东盟关系的方向和趋势之一。不过，相对于中国和东盟已经取得巨大成就的经济合作而言，双方之间在政治和安全领域的合作可能还需要付出更多的努力，也需要更长的时间才能看到成效。

《复旦国际关系评论》稿约

1.《复旦国际关系评论》为学术性与思想性并重的国际政治研究类系列出版物，由复旦大学国际关系与公共事务学院主办，每年出版2辑。《复旦国际关系评论》坚持学术自由之方针，以推动中国国际政治研究的发展为目标。欢迎海内外学者赐稿。

2.《复旦国际关系评论》每辑专题由编辑委员会确立，除专题论文外，还刊载其他中文研究性论文，兼及译稿、研究评论、书评及其他相关撰述。译稿请注明原文语种及出处。稿件需为未在任何报章、刊物、书籍或出版物发表的作品，会议论文以未出论文集为限。

3. 研究性论文一般以一万字至二万字为宜，其他类型的文字可在一万字上下。

4. 来稿可为打印稿，也可为电子文本。来稿须符合《复旦国际关系评论》文稿体例。

5.《复旦国际关系评论》实行匿名审稿制度，由学术委员会审定稿件。收到稿件后三个月内，《复旦国际关系评论》编辑部即通知作者关于稿件的处理意见。文字打印稿恕不退还。

6. 凡在《复旦国际关系评论》发表的文字并不代表《复旦国际关系评论》的观点，作者文责自负。

7. 凡在《复旦国际关系评论》发表的文字，著作权归复旦大学国际关系与公共事务学院所有。未经书面允许，不得转载。

8.《复旦国际关系评论》编辑部有权对来稿按稿例进行修改。不同意修改者请在投稿时注明。由每辑执行主编负责具体工作。

9. 来稿请附作者署名、真实姓名、所属机构、职称学位、学术简介、通讯地址、电话、电子邮箱地址，以便联络。

10. 打印稿请寄：复旦大学国际关系与公共事务学院《复旦国际关系评论》编辑部（邮政编码：200433，地址：上海市邯郸路220号）。电子文本请寄：jxzh@fudan.edu.cn，传真：021-65647267

《复旦国际关系评论》稿例

一、文稿请按题目、作者(以“星号注”形式注明作者单位)、内容提要(200字左右)、关键词(3—5个)、正文之次序撰写。节次或内容编号请按一、(一)、1、(1)……之顺序排列。文后请附英文题目和英文提要。

二、正文每段段首空两格。独立引文左右各缩进两格,上下各空一行,不必另加引号。

三、正文或注释中出现的中、日文书籍、期刊、报纸之名称,请以书名号《》表示;文章篇名请以双引号“”表示。西文著作、期刊、报纸之名称,请以斜体表示;文章篇名请以双引号“”表示。古籍书名与篇名连用时,可用·将书名与篇名分开,如《论语·述尔》。

四、正文或注释中出现的页码及出版年月日,请尽量以公元纪年并以阿拉伯数字表示。

五、所有引注均须详列来源。经典注释可随文夹注,其他注释一律采用“页下脚注”格式,并当页标号,请参考下列附例:

(一) 书籍

1. 中文

(1) 专著:倪世雄等:《当代西方国际关系理论》,复旦大学出版社2001年版,第32—34页。

(2) 编著:倪世雄主编:《冲突与合作:现代西方国际关系理论评介》,四川人民出版社1988年版,第71页。

(3) 译著:罗伯特·吉尔平:《国际关系政治经济学》,杨宇光等译,经济科学出版社1989年版,第207页。

(4) 文集中的文章:黄仁伟:《关于中国和平崛起道路的再思考》,载上海市社会科学界社联合会编:《人文社会科学与当代中国——上海市社会科学界2003年度学术年会文集》,上海人民出版社2003年版,第164—175页。

2. 西文

(1) 专著:Robert Keohane and Joseph Nye, *Power and Interdepend-*

ence: *World Politics in Transition*, Boston, M.A.: Little Brown, 1977, pp.35—44.

（2）编著:Kenneth Oye, ed., *Cooperation under Anarchy*, Princeton, N.J.: Princeton University Press, 1986, p.38.

（3）译著:Nikolai Kondratieff, *The Long Wave Cycle*, trans. Guy Daniels, New York: Richardson and Snyder, 1984, chapter 2.

（4）文集中的文章:Raymond Aron, "War and Industrial Society," in Leon Bramson and George Goethals, eds., *War*: *Studies from Psychology*, *Sociology*, *and Anthropology*, New York: Basic Books, 1968.

（二）论文

1. 中文

（1）期刊论文:阎学通:《中国面临的国际安全环境》,《世界知识》2000年第3期。

（2）报纸文章:丁刚:《多边合作求安全》,《人民日报》2005年3月23日,第三版。

2. 西文

（1）期刊论文:Barry Buzan, "Economic Structure and International Security: The Limits of the Liberal Case," *International Organization*, Vol.38, No.4(Autumn 1984), pp.597—624.

（2）报纸文章:Robin Wright and Glenn Kessler, "Bush Aims for 'Greater Mideast' Plan," *Washington Post*, February 9, 2004, p.A-1.

六、第一次引用应注明全名及出版项,再次引用可以简化为"作者、著作、页码",如与前一引用完全相同,可简化为"同上"(英文用"Ibid."表示)。

七、互联网上下载的资料除应注明作者、题目、时间等信息外,还应注明完整网址。

八、请尽量避免使用特殊字体、编辑方式或个人格式。

复旦大学国际关系与公共事务学院系列出版物已出书目

《复旦国际关系评论》已出版书目

第1辑《世纪之交的国际关系》/徐以骅　主编　蒋昌建　副主编

第2辑《国际关系研究:理论、视角与方法》/包霞琴　苏长和　主编

第3辑《大国外交:理论·决策·挑战》(上、下)/肖佳灵　唐贤兴　主编

第4辑《超越威斯特伐利亚》/陈玉刚　袁建华　主编

第5辑《国际关系与认同政治》/何佩群　俞沂暄　主编

第6辑《多边治理与国际秩序》/潘忠岐　主编

第7辑《环境问题与国际关系》/薄　燕　主编

第8辑《国际责任与大国战略》/潘忠岐　主编

第9辑《国际公共产品与地区合作》/张建新　主编

第10辑《知识社群与主题意识》/唐世平　陈玉刚　主编

第11辑《中国与诸大国关系》/陈玉刚　主编

第12辑《中国话语与国际关系》/苏长和　俞沂暄　主编

第13辑《国际体系变革与新型大国关系》/张建新　主编

第14辑《国际秩序与国际秩序观》/陈玉刚　主编

第15辑《中美贸易:失衡与摩擦》/张建新　主编

第16辑《一带一路与国际合作》/黄　河　主编

第17辑《网络安全与网络秩序》/沈　逸　主编

第18辑《金砖国家与全球经济治理》/朱杰进　主编

第19辑《国际发展合作新方向》/郑　宇　李小云　主编

第20辑《一带一路倡议与国际关系》/宋国友　主编

第21辑《国际法治与全球治理》/秦　倩　主编

第22辑《"一带一路"与区域性公共产品》/黄　河　贺　平　主编

第23辑《医学与国际关系》/秦　倩　徐以骅　主编

《复旦政治学评论》已出版书目

第1辑《革命后社会的政治与现代化》/陈明明　主编

第2辑《制度建设与国家成长》/刘建军　主编

第3辑《执政的逻辑:政党、国家与社会》/刘建军　陈超群　主编

第4辑《权利、责任与国家》/陈明明　主编

第5辑《历史与理性》/洪　涛　主编

第6辑《中国民主的制度结构》/陈明明　何俊志　主编

第7辑《共和国制度成长的政治基础》/陈明明　主编

第8辑《文化与民主》/郭定平　主编

第9辑《转型危机与国家治理》/陈明明　主编

第10辑《集体行动的中国逻辑》/陈周旺　刘春荣　主编

第11辑《中国模式建构与政治发展》/陈明明　主编

第12辑《治理与制度创新》/陈明明　主编

第13辑《比较视野中的现代国家建设》/陈明明　主编

《复旦政治哲学评论》已出版书目

《复旦政治哲学评论　第1辑》/邓正来　主编

《复旦政治哲学评论　第2辑》/邓正来　主编

《复旦政治哲学评论　第3辑》/邓正来　主编

《复旦政治哲学评论　第4辑》/邓正来　主编

《马基雅维利与古人:复旦政治哲学评论　第5辑》/洪　涛　主编

《世俗与后世俗:复旦政治哲学评论　第6辑》/洪　涛　主编

《康德的法哲学:复旦政治哲学评论　第7辑》/洪　涛　主编

《历史境遇中的自由主义:复旦政治哲学评论　第8辑》/洪　涛　主编

《卢梭的难题:复旦政治哲学评论　第9辑》/洪　涛　主编

《寻访马克思:复旦政治哲学评论　第10辑》/洪　涛　主编

《复旦公共行政评论》已出版书目

第1辑《城市治理与公共权力:边界、责任与合法性》/刘　晔　主编

第2辑《公共政策与政府治理》/顾丽梅　主编

第 3 辑《危机、安全与公共治理》/李瑞昌　主编
第 4 辑《公共财政与政府改革》/朱春奎　侯一麟　马　骏　主编
第 5 辑《知识增长与治理创新》/敬乂嘉　主编
第 6 辑《观念与治理》/李春成　主编
第 7 辑《网络时代的公共管理》/敬乂嘉　主编
第 8 辑《政府间关系与管理》/敬乂嘉　主编
第 9 辑《公共管理的未来十年》/敬乂嘉　主编
第 10 辑《公共应急管理:发展与比较》/敬乂嘉　主编
第 11 辑《公共行政发展:寻找决定性力量》/敬乂嘉　公　婷　苏彩足　主编
第 12 辑《科技创新与城市治理》/敬乂嘉　主编
第 13 辑《全球公共行政:发展、趋势与展望》/Jose A. Puppim de Oliveira　敬乂嘉　Paul Collins　主编
第 14 辑《多中心治理:分权、合作与创新》/敬乂嘉　主编
第 15 辑《购买服务与社会治理》/敬乂嘉　主编
第 16 辑《数据治理与政府能力》/刘淑华　敬乂嘉　主编
第 17 辑《金砖国家对治理模式的探索》/敬乂嘉　主编
第 18 辑《公民资产与财政国家》/张　平　敬乂嘉　主编
第 19 辑《公共行政与哲学》/敬乂嘉　主编

《复旦城市治理评论》已出版书目

第 1 辑《世界城市群与大都市治理》/唐亚林　陈水生　主编
第 2 辑《城市公共服务创新研究》/唐亚林　陈水生　主编
第 3 辑《城市精细化治理研究》/唐亚林　陈水生　主编

图书在版编目(CIP)数据

医学与国际关系/秦倩主编.—上海:上海人民出版社,2018
(复旦国际关系评论;第23辑)
ISBN 978-7-208-15593-0

Ⅰ.①医… Ⅱ.①秦… Ⅲ.①医疗保健事业-国际关系-研究 Ⅳ.①R199.1

中国版本图书馆CIP数据核字(2018)第282087号

责任编辑 赵荔红
封面设计 王小阳 夏 芳

·复旦国际关系评论 第二十三辑·
医学与国际关系
秦 倩 主编

出 版 上海人民出版社
(200001 上海福建中路193号)
发 行 上海人民出版社发行中心
印 刷 常熟市新骅印刷有限公司
开 本 635×965 1/16
印 张 23.25
插 页 2
字 数 346,000
版 次 2018年12月第1版
印 次 2018年12月第1次印刷
ISBN 978-7-208-15593-0/D·3329
定 价 78.00元